U0211054

国医大师

刘祖贻论临床

妇儿疾病证治

总主审◎刘祖贻　总主编◎周慎　刘芳

分册主编◎杨维华

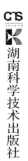
湖南科学技术出版社

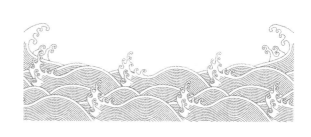

编委会名单

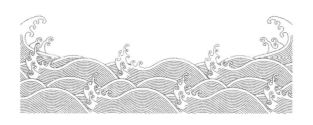

序 言

在我的医学生涯中，有两件心事：一是一大幸事，一是一大憾事。正好借拙著出版的机会，把这两件事说出来。序者，述也，应是说与本书有关的事，而在此处写些心事，似与例有违。实际不然，出版本书的目的和意义就是为了写心事才做的。

先说我的一件大幸事，这与我的家世有关。我出身于中医世家，而写家世情况正是因为这样才能说明白一些事情。

在清朝康熙年间，我先祖继黄公避乱移居安化金门山。他本为儒生，又精于医学，无意仕途，遂以医为业。后与前明避祸来安化的遗老，号嚚嚚子者相识，公慕其医学高深，拜之为师，尽得其真传。从此医名大振，活人无数。往后薪火相传，至今已历十代，共三百余年。其间名医辈出，载于《安化县志》可查者五人，但可惜的是因后人忙于诊务，都未能将医学经验整理成书，仅有些零散记录。我初学医时，尚能见到些珍贵遗墨，虽然是吉光片羽，但我由此而能顺利进入医学之门，并受益无穷，成为我医学生涯的第一幸事。

可是，我的一大憾事也遂由此而来。沐着祖上如鲁灵光殿，我受益匪浅，所以曾立志要将其收集整理出来，使更多的人受益。起先总觉得自己的学养还很不够，想待有能力时再做。但

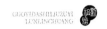
是，到了自己有能力做时，又忙于公务、诊务，抽不出时间来做，总想着会有时间做的。家父到了老迈时，无力应诊，遂随我兄妹居住，到病故时送其归葬故里，此时我下决心要完成此心愿。谁知老家久无人居，家中物件包括所有文物已丧失无余，这使我追悔不已，失父之痛，再加上无可奈何的遗憾，真是情何以堪。

逝者已矣，自己的事又做得如何呢？荏苒光阴，转眼我已是耄耋之年，从医也有六十余年，虽然我早期走的路有些坎坷，下过农村，进过"五七"干校，但一直坚持读书看病，尽了做医生的本分。即使进入了生活较为安定的阶段，诊务、公务仍占用了许多时间，但我始终没有离开过临床第一线。坚持了临床，这也是我做得最正确的事情。我一辈子做的也就这一件事。我曾写了一首《医路》的小诗："遍学诸家求真谛，原来真谛在躬行。""躬行"二字，是从陆游教子诗中借用来的。其诗句是"纸上得来终觉浅，绝知此事要躬行"。不读书不行，是不学无术，学问无根底。但书本上的知识是前人的，要化为自己所用，需要经过转化。转化的方法只有一个，那就是"躬行"，即临床实践。只有如此，才能真正懂得它，也才能得到它，才能站在巨人的肩上前行。现在，自己理论上有些感悟，临床上也积累了点新的经验。这只是沧海一粟，不敢妄自菲薄。虽然所得东西不多，究竟还是有用的东西。能够进入医学殿堂的人，绝非幸致，只有认真地学，老实地躬行，不停地前行，愿望才有可能实现。

上面说了我的幸事与憾事，又因有关先辈的事没有做好，留下了遗憾，虽有工作忙等理由推卸，但又觉得这份责任无可推脱。我能排除各种困难，坚持不脱离临床，这是做对了，但对自己的学术经验整理，虽说做了些，可是做得不够，也不好。理由仍是"忙"，一个"忙"字是否真是可以开脱？学术上有好些大家，应该也是很忙的，仍有不少著作，让我汗颜。反省起来，除了没有下决心挤时间之外，年纪大了，精力不济勉强可以成为理由。可是，为什么不早为之计，是明日复明日的想法误了自己。还好，现在还可以做些弥补，得以稍为安慰。

可以弥补的是，我还是多少写过一些，有一些讲稿、杂记、诊籍，特别要提出的还是有些弟子对我学术经验的继承、整理与应用体会，都是好的资料来源。最关键的是，除小女刘芳之外，还有周慎等学验俱丰的门生，他们尽得我所学，难得的是还非常热心地主动帮助我收集整理成集，因而感到非常庆幸。

这样做，开始还是有些不安，后来想到，我好些老友，也

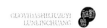

许是一样的原因，亦是靠得力门生完成其学术经验整理成书，得以传之于世的，这样的例子前人也有过。如温病大家叶天士，他对温病学的贡献是无人可比的，他的忙是不言可知，因而自己也未能亲自著述。幸而有其得力弟子将其口传心授的内容记录下来，整理写出《外感温病篇》，成为传颂于世的经典名篇。我辈不敢与之相比，只是前贤如此，后者沿例，可以少些不安，还生了几分庆幸，遗憾终于得以弥补。能有些成果，是因为诸多得力门生不辞辛劳，尽心尽力整理编撰成集，在此衷心感谢他们，同时，也还要感谢好些朋友对本套书籍的出版所给予的帮助。也希望出版的丛书，能有益于后学，对中医学的发展能有所补益。由憾事变成了幸事，再由幸事变成了好事，值此付梓之际，写这几句话，以之代作序言。

刘祖贻

2020 年 6 月　于麓山小舍

前　言

国医大师刘祖贻（1937—　　）是湖南省安化县刘氏医学第九代传人，后又成为全国著名中医学家李聪甫的开山弟子，全国第一批老中医药专家学术经验继承工作指导老师，湖南省首批名中医。刘老从医 60 余年，学术造诣深厚，临床经验丰富，在中医理论、临床与科研等方面都颇有建树。在理论上，刘老主张用哲学思维，即唯物辩证法作为中医研究的指导思想，重点进行了伤寒与温病的溯源澄流及辨析、中医免疫学说等研究。在临床上，刘老精通各科，尤其对疑难杂症的辨治得心应手，许多危急病症的病人在刘老手下起死回生，刘老因此得到了广大病人的好评。在科研中，刘老重视方药的应用与开发研究，已成功获得新药证书 4 种，都已正式生产。

本丛书主要整理刘老的临床经验，全部依据刘老的个人笔记、弟子们的口传心授和临床病案资料，将这些资料按心脑、肝脾、肺系、内分泌、风湿、妇儿等分科结集，完稿后再请刘老亲自修改审定，真实而具体地反映了刘老有关各科疾病的学术思想和临证特色。

全套丛书突出了三大特点，第一是突出刘老的学术思想和临床经验，将这些经验条理化、系统化，利于读者应用。第二

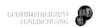
是突出真实性，所有资料完全来源于刘老的临床经验，当然也包括各位传人和弟子对老师经验的应用体会。第三是突出实用性，只收集整理当今临床能够应用到的内容，原则上不进行理论探讨，使读者可以据此指导临床。随着本丛书的发行推广，希冀读者能研读全书，学习借鉴，等于将国医大师刘老"请"到了自己身边来随身指导，必将提高自己的临证能力，同时对研读经典、重视理论联系实践的能力提高，也将大有裨益。从而提高中医临床的整体水平，促进中医学术的发展。

湖南省中医药研究院附属医院 周 慎 刘 芳

2020 年 5 月于岳麓山垠

编写说明

本书是《国医大师刘祖贻论临床》丛书分册之一，主要根据刘老治疗妇儿科疾病的临床经验，以刘老的个人笔记和弟子们的口传心授、临床病案资料为依据整理而成。完稿后再请刘老亲自修改审定，力求真实具体地反映刘老有关妇儿疾病的学术思想和临证特色。

本书分为六章，第一章简述刘老论治妇儿疾病的主要学术思想和临证特色。第二章为证治体系，重点构建刘老治疗妇儿疾病的独特辨证论治体系——七辨九治体系。第三章为常用中药，选择刘老治疗妇儿疾病常用的 53 种药物，按药名分目，每目包含基原、功能主治、用法用量、刘老经验、注意事项等内容。第四章为常用方剂，先选择刘老治疗妇儿疾病常用的古方 22 首，组成"古方应用心悟"，再选择刘老治疗妇儿疾病的自拟方 11 首，组成"经验方集粹"，均按方名分目，每目主要包括方源、处方组成、应用方法、功效主治、处方分析、刘老经验等内容。第五章和第六章分别选择刘老具有独特临证经验的 17 种妇科病、21 种儿科病，按病名标目，每目包含概述、诊断要点、鉴别诊断、刘老经验、论治特色、临证实录等内容。

在编写过程中，主要参考了刘老早期的各种专著，如《刘祖贻医案精华》《刘祖贻临证精华》等书，同时也参考了《中

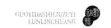

医妇科学》《中医儿科学》《中华人民共和国药典（2015 年版）》《中华本草》等书。对原作者的辛勤劳动，特致以衷心的感谢。

由于对国医大师刘祖贻治疗妇儿疾病的临床经验进行整理研究，本身难度很大，加之这些经验只是刘老广博丰厚临床经验中很少的一部分，挂一漏万之处在所难免，又因我们自身的学术水平有限，对刘老学术经验的理解肯定存在不少错误和疏漏之处，敬请广大读者能不吝指正。

湖南省中医药研究院附属医院　杨维华

2020 年 5 月于湘江之滨

医家传记

刘祖贻，男，湖南省安化县人，研究员、主任医师。1937 年 7 月出身于安化县冷市镇金门山刘氏中医世家，系第九代传人，从医 60 余年，学术造诣深厚，临床经验丰富，在中医科研、医疗、管理方面建树颇多。曾任湖南省中医药研究院第一任院长，历任国家中医药管理局中医药工作专家咨询委员会委员、卫生部及国家药品食品监督管理局药品审评委员会委员、国家中医药管理局及湖南省科技进步奖评审委员、加拿大中医针灸学会名誉顾问、中华中医药学会理事及中华中医内科学会委员、湖南省中医药学会副理事长、湖南省抗癌协会副理事长、湖南省中医药学会内科专业委员会主任委员、湖南省中医专家委员会副主任委员、湖南省中医药学会终身常务理事及资深委员会主任委员、湖南省新药审评委员会主任、《中国中医药年鉴》资深编委、《湖南中医杂志》主编、《中医药导报》主编等职，为首批全国老中医药专家学术经验继承工作指导老师、首批湖南省名中医，于 1992 年起享受国务院政府特殊津贴。

一、幼承庭训继家学

刘祖贻先生出身于湖南省安化县金门山刘氏中医世家。安

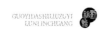

化县地处湖南中部,雪峰山脉蜿蜒其间,资水穿流而过。这里山水灵秀,人文历史悠久,是古老而神奇的梅山文化的发祥地。安化金门山的刘氏家族以中医、诗书传家已历300余年。刘氏中医不仅在安化县境内,而且在周边县城如桃江、桃源等地亦颇负声望,延医求治者接踵而至,拜师求学者甚众,其医名之著可见一斑。

据族谱记载,刘老家中自清康熙年间起以行医为业,先祖继黄公由儒而通医,后师从"嚣嚣子和尚",得其真传,医术益精,遂成为当地名医。《安化县志》曾载:"继黄公精岐黄术,施药救人积年弗止,诚一时名士。"其子孙薪火相传,历数百年,其间名医辈出,在当地享有盛名,《安化县志》中亦屡有记载。

刘老自幼聪颖好学,才思敏捷。5岁入学,完成启蒙教育后,即开始学习"四书""五经"。12岁时的一个夏月,塾师呼诸生于庭中乘凉,月送清辉,沁凉宜人,师轻摇蒲扇,丝袖摆动,欣然命学生即景吟诗。先生率先吟成一首绝句:"纳凉桐影里,摇扇意从容;清风生袖底,明月落怀中。"塾师听后,甚是欣喜,因常以"诗书满腹,两袖清风"自诩,此诗有甚得我心之感。

先时刘老尊翁曾要求塾师开讲医书,但其认为为时尚早,自闻此诗后,即欣然答应为先生开讲医经,从此,刘老即步入岐黄之门,开始了学习中医的历程。他由诵读"四小经典"(《医学三字经》《四言药性》《汤头歌诀》《濒湖脉诀》)开始,继而精读《内经知要》《伤寒论》《金匮要略》《温热经纬》等经典名著。文是阶梯医是楼,他开始研习中医经典时,国文已有了相当根底,可以说手握着一把金钥匙,为深入理解、掌握古籍精髓打下了良好基础。

13岁时,刘老在父亲永康公的指导下,边临证,边读书。

最初为侍诊，父亲出诊时，他从旁协助，观察并体会诊治方法。由此，来自书本的知识在实践中体会，领悟得更加深刻。时值新中国成立前夕，社会动荡，民生凋敝，急重症病人甚多。永康公以擅治伤寒热病及内、妇、儿科等杂病著称。他胆大心细，用药如神，屡起沉疴急症。如某县长，一日感寒后引发吐血旧疾，吐血盈盆。医治无效，甚危殆，急延永康公出诊。察其恶寒发热、舌苔白而脉反沉细，诊为太阳、少阴两感，永康公力排众议，急投麻黄附子细辛汤，一剂而热退血止，知者无不惊服。屡次目睹父亲成功救治危重、疑难病症，刘老深感医为仁术，立志要成为父亲那样的良医。侍诊之余，在父亲的指导下，刘老开始研读家传医书《医学一串珠》，掌握了内、妇、儿科临证辨治要点。从此，由侍诊转而襄诊，学识日进，至15岁时已可独立应诊。

数十年之后，有感于家学渊源对自己从医打下的良好根基，刘老深情赋诗一首："束发承庭训，蔡阁书香浓；薪传历十代，医学境无穷；纸上得来浅，实践始能通；春回生意满，花映杏林红。"

二、矢志岐黄求大成

苏轼曾云："古之立大事者，不惟有超世之才，亦必有坚韧不拔之志。"刘老受父亲言传身教的影响，立志成为一名优秀的中医师。因为心中树立了目标，眼光就放得更长远。乡村学堂给予了刘老良好的中国传统文学教育和思想启蒙，但在接触到现代科学知识后，他深感有学习的必要，因此，下决心去新学堂求学，然而刘老为家中独子，父亲因世代家传之故，不愿其外出求学。刘老向父亲表明志向，做好了父亲的思想工作后，于1952年春季顺利考入安化县黄江中学学习。读书期间，刘老学习成绩优异，总是名列前茅。刘老认为新学已打下基础，欲将更多时间用于中医的学习，且一直任学生会主席，显示了

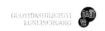

较强的能力，故毅然于 1955 年春节后回乡行医。

返乡后，刘老联络同仁组织了安化县龙塘区中心联合诊所，兼任主任。次年被保送至常德地区中医班进修半年，1957 年秋由组织推荐参加考试，刘老以第一名考入湖南省中医进修学校。在校期间，刘老深入地研习了《内经》《伤寒论》《温病条辨》等中医经典文献，并系统学习了中医内科学、中药学等中医学知识。此外，学校还开设了西医解剖学、生理学、病理学等西医学课程。

1958 年，刘老以第一名的优异成绩毕业，当时著名中医学家李聪甫担任学校校长，兼任湖南省中医药研究所所长、省立中医院院长，因工作繁忙，授课之外，难得一见。毕业前夕，教务处通知刘老说李校长将要约见。见面时，李校长说："你还如此年轻，将来肯定有出息。我授课以来，考试从没有打满分的学生，你是第一个。"接着又说："我已与组织商量，要你参加研究毕业学生的分配工作。"由待分配的学生转变为参加研究分配工作，这是绝无仅有的，可见当时李老对他的器重，其后李老把他留在身边做助手。不久，组织决定让他拜李老为师，成为李老亲自传授的第一名弟子。

李老是全国中医界屈指可数的大家，对刘老的影响甚为深远。他是幸运的，不仅继承了刘氏家族 300 余年的医脉，而且经过学校的系统学习，有了深厚的根底，又得遇名师口传心授，其学术水平迅速提升到一个新的高度，渐至成就一代名医，1991 年刘老成为国家两部一局遴选的首批全国老中医药专家学术经验继承工作指导老师，是 500 名导师中较为年轻的。中医界称他"年纪轻、辈分高"，就是由此而来。刘老在中医辨治脑病及杂病等方面颇具特色，弟子周慎总结其学术经验，论文被选载入《中国名老中医药专家学术经验集》中。因其对中医学传承做出的卓越贡献，湖南省政府给刘老记三等功。

三、精思博学广临证

刘老受到家庭、老师的影响，笃信中医，经过系统学习后，尤感中医学的深奥广博，更加热爱中医。他认为，中医学源远流长，想要掌握其真谛，必须重视对经典著作的学习，这也是传承中医学的重要方法。刘老在青年时期勤奋好学，如饥似渴地阅读了大量医籍。如精读《黄帝内经》《伤寒论》《金匮要略》《脾胃论》《温热经纬》《医学心悟》等经典著作，泛读《外台秘要》《丹溪心法》《注解伤寒论》《伤寒贯珠集》《医林改错》等。精读经典为其打下了深厚的中医基础，而泛读历代医家著作则使他对各家学说有了全面了解，尤其是以"家"为纲，对历代医家学术思想的梳理，使其对中医学发展脉络有全面而深刻的认识。

除阅读医籍外，刘老在这一时期还对哲学产生了浓厚兴趣，广泛浏览了西方哲学名著，并对中国古典哲学、哲学与中医学的关系进行深入思考。这对刘老世界观、人生观的形成产生了重大影响，乃至对学习中医也有很大帮助。在众多哲学思想中，刘老尤为推崇辩证唯物主义哲学，认为其对中医学体系的形成与发展影响深远。刘老认为，无论是进行中医学现代化研究，还是临床实践，都不能脱离辩证唯物主义的指导，这样才能正确处理继承与发扬的辩证关系，缩短中医学的现代化进程。

刘老学验俱丰，又掌握了哲学思辨的方法，故临证治疗疾病思路独特，常别出机杼。他治外感热病，力主祛邪为先：一是给邪以出路，伤寒在表固当汗解，即虽病已入气营，犹求清透；二是料敌机先，先机而治，可以阻其传变。"机"者指传变的病机，伤寒在表，温病在卫分，虽未见入里之候，却有传变之潜机存在。其潜机的实质为毒邪，热由毒生，毒解则热自清。故温病在卫分即可加苦寒之品，如黄芩、黄连之属以解毒；

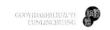
伤寒则加轻凉之药如金银花、连翘等解毒，毒解热清，则无传变之虞。刘老曾治一温病病人，初时某医见其有恶寒，投麻黄汤，随即出现壮热、口渴、脉洪数。又误用白虎汤，热势愈炽，且出现神昏谵语。急延刘老往诊，察其无汗，诊其为误治，已入气营，方宜清透，急予银翘散加石膏，一剂汗出，热退神清而解。

刘老擅治杂病，主张辨证与辨病相结合，临证不拘泥于前人之方，师其意而化裁，圆机活法，拟定多个效验方。如对于脑病，提出六辨七治的体系，对中风、痴呆、头痛、脑震荡、癫痫等，每获佳效。临证常运用基础方辨证加减，并寻找治疗专病专症的特效药物。如治疗带状疱疹，于清热解毒方中加雄黄，常二日左右可获愈；治疗梅毒用三仙丹；治麻风用醉仙散；治疗间质性肺炎久咳，重用七叶一枝花；治疗化疗所致的白细胞减少，不用补肾、补血之法，而以石韦等排毒，白细胞每于7天左右升至正常。此外，用升麻治热毒而不忌其升阳之说，治血小板减少常用凉血活血法而无虑于出血之患；治银屑病、荨麻疹，行活血化瘀之法而少用祛风之药；治癌症骨转移之剧痛，于大剂通络方中加入制南星等，常收意外之效。刘老于寻找有效药物的同时，尤重于辨证，查其"藏奸"之所，则疑难诸症亦随之而解。如刘老曾会诊一例重症药物性肝炎病人，入院时即用茵栀黄注射液，但黄疸不退，总胆红素仍由 100 mmol/L 左右升至 400 mmol/L，医院连下两次病危通知。刘老会诊时，察其肤色虽黑，然尚有光泽，且舌苔黄白相间，白多于黄且润，认为仍属阳黄，但湿重于热，遂用茵陈四苓散加白蔻仁、薏苡仁。用药 1 周后，其总胆红素即下降至 100 mmol/L 左右，1 个月后基本恢复正常。

刘老临证的另一特点是重视顾护脾胃。有虚证者，尤重补脾；无明显虚证者，不忘助化消导，且用药不伤脾胃。如刘老曾诊治一肺结核病人,用抗结核药后致药物性肝炎,西医束手无策。刘老察其纳呆、便溏、形削骨立,此脾虚已极,故用补土生金之法,不治结核而结核竟愈。对肿瘤不能手术化疗的病人,常主留人治病,如治一肺癌多处转移病人,因出现严重的不良反应而终止化疗,医院告知仅能生存1个月,举家彷徨。急至刘老处,视其面黯黑无华、神疲乏力,治以健脾助化为主,渐纳开神旺,形体丰腴,至今已3年,病情稳定。

四、融会新知启新说

刘老不仅善于继承前人学术经验,亦注重融会新知。刘老学识渊博,于文史哲均有好的学养。他认为中国传统文化与中医学是一体的,文理与医理相通,学好了传统文化,也就易于学好中医。他对哲学尤为关注,认为中医学的源头是中国哲学。中医学的哲学基础是整体论,有别于西方分析还原论思维。分析还原论重在"分",而整体论重在"合",所以在世界观与方法论上大相径庭。整体观的"合",体现为天人合一,形神合一,体用合一。"合一"是整体关联,动态平衡,如阴阳的互根消长,五行间的生克乘侮,其亢害承制无不体现其上述特征。

因而,他认为不能用西方的分析还原论解读中医,否则导致中医体系的解构。这种主张,绝不是固步自封,中医学要不断发展,要走向现代化。但现代化不是西化,现代化与西化不是同一概念,南辕北辙绝对不可。不能西化,也不是不能向西方学习,两种医学各有所长,学其长处是应该的。不过要有一个前提,那就是要坚持中医学的主体性,汲其所长,为我所用。做到如柳宗元所说"通而同之"是同化,不能成为异化,这是从传统走向现代化的正确途径。

刘老在学术研究中敢于创新,不落窠臼。20世纪80年代初,被聘为硕士生导师,承担研究所研究生班及全国中医内科

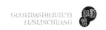
医师培训班的教学工作。刘老深入研究了中医热病学说的发展沿革，撰成《温病源流论》一书。刘老在书中系统阐述了温病学发展沿革的历程，厘清了伤寒、温病之争的诸多问题。书中提出的许多观点，即使在今天亦十分新颖，具有重要的学术价值。

1985年刘老协助李聪甫，承担了国家中医药管理局中医古籍整理重点课题"《中藏经》的整理研究"，首次提出了《中藏经》以脉证形气决死生、以脏腑辨证为中心的学术思想，完成了《中藏经校注》《中藏经语译》，填补了《中藏经》整理研究的空白，该研究获国家中医药管理局科技进步奖二等奖。该书的研究，对刘老形成以脏腑经络为基础的辨证思维方法有较大影响。

五、励精创业开新篇

刘老热爱中医，不仅致力于中医药研究与临床实践，而且十分关注中医药事业的发展。如"文革"后期，湖南省中医药研究所被撤销，所有干部职工都集中到省"五七干校"总校学习。临近学习结束时，刘老获悉所有学员如无单位接收则将被重新分配。当时刘老闻此消息，心急如焚，因研究所已撤销，如职工分散，没有技术人员，研究所的重建将如同无米之炊，更加渺茫。因此，刘老连夜向生产指挥组卫生组组长提出保留研究所技术骨干，其建议被组织上采纳。虽然组织上并未下文恢复研究所，但于当年8月，首批技术骨干已回研究所工作。

研究所的业务骨干得以保留，为研究所建制的恢复打下了基础，此后，刘老受命担任研究所领导小组组长，他带领大家进行中草药资源普查，20世纪60年代至70年代，先后出版《湖南药物志》1~3辑，其中《湖南药物志》第1、第2辑1978年获卫生部药学大会奖。另外，刘老还开展民间老中医经验继承工作，派人员跟随省内各地名老中医学习。

原省中医药研究院，与中医学院合并，发展受到影响，1972年决定分开，其间，省卫生厅两次下调令要刘老到卫生厅工作，刘老不愿意离开临床，改从行政工作，加之考虑到刚恢复建所，因而只是代表卫生厅选择新址，协助搬迁，未去卫生厅报到，故而也未作正式安排，只是保留了党委委员，任临床研究室（即医院）主任。

刘老任临床研究室主任期间，带领同事开展了中医药防治肿瘤、慢性支气管炎、免疫性疾病等多项研究工作，同时着力拓展临床研究室的业务工作，原来临床研究室仅有内科一个医疗科室，检验科、放射科等辅助科室的条件亦极为简陋。在刘老和全体同事的努力下，在短短的数年内，研究室已拥有内科、外科、骨伤科、妇科、眼科、针灸科等多个临床医疗科室，具备了较强的临床实力，病床由50张增至100张，业务人员由20余人增至百余人，并更新了药房、检验科、放射科设备，为成立附属医院打下了坚实的基础，亦可见刘老对中医临床工作的重视。

在担任临床研究室主任8年后，刘老被任命为研究所副所长，至1983年起任所长。当时正值改革开放初期，国家经济建设蓬勃发展，各行业现代化建设也在加速进行。作为一个临床机构，研究所虽有李聪甫、欧阳锜、刘炳凡等在全国有影响的名中医为学术带头人，具有突出的中医临床人才优势，但尚无门诊，且病房亦少，急需扩大规模。

适值时任省长因心脏病经西医治疗未效，刘老将其接来研究所接受中医治疗，住院未及半月，取效明显。省长亲身感受到中医的临床优势，提出帮研究所建设老干病房。刘老说，确有建设老干病房的必要，但目前研究所基础条件尚差，全面改扩建是当务之急，但单位小、经费不足，制约了发展，如由研

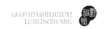

究所升格为研究院，将获得更多便利条件。

在刘老的多方争取下，1985 年 9 月，经湖南省委批准，研究所改为研究院（处级）；同年 10 月 1 日挂牌后，在李聪甫的支持下，刘老再三向省委请求升格，于当年年底获得批准，改为省直属正厅级科研事业单位，计划单列，成为除央属研究院外的第一家省直属中医药研究机构，在全国中医界产生极大影响。从此，研究院每年获得了数百万元的基建经费。有了省领导的大力支持，加上充足的资金供给，研究院相继进行了门诊楼、住院部及中药所等基础建设，迎来了飞速发展的全新阶段。

1985 年，刘老被任命为研究院第一任院长，提出"一体两翼"的发展战略：以科研为主体，临床研究与药物研究开发为两翼；下设基础、临床、药物、信息四个研究所，建设南北两院。刘老锐意进取，按照既定方针，紧锣密鼓地实施改革方案，极力推进研究院的建设。在湖南省长沙市岳麓区征地 60 亩，新建药物研究所，并于高新开发区内开办了第一家合资制药企业，紧接着又将附属医院建设成为三级甲等中医医院。

在刘老担任研究院"一把手"的十年间，在全体职工的努力下，研究院得到长足发展，在中医临床研究、中药研究等方面均走在全省乃至全国前列，获得了国家自然科学基金、国家科技攻关项目等多项国家级、省部级资助项目；在国家中医药管理局主持的国家科研基地评选中脱颖而出，成为国家七大中医药科研基地之一。此后，又成为我省第一家国家临床药物研究基地及国家中医药文献检索分中心。因其雄厚的中医临床、科研实力，在 1993 年全国开展的省属中医药科研机构综合实力评估中，湖南省中医药研究院名列全国第一。

刘老也十分关心湖南省中医药事业的发展。在"衡阳会议"之后的一次"医学辩证法学术会议"上，以欧阳锜为首的多位德高望重的中医界人士上书，要求省政府落实贯彻中医政策，并推刘老为代表向主管文化卫生的王向天副省长进行汇报。当时我省绝大多数县市都有中医院，但大多为集体所有制，且人员少、设备条件差、规模很小，而县人民医院多为全民所有制，基础条件优于当地中医院。刘老三次面见时任副省长，反复陈述落实中医政策应当中西医并重，落实当前存在各县市中医院建设经费不足、中医工作者待遇低下等问题，落实中医院改为全民所有制等问题十分必要。了解刘老反映的情况后，时任副省长采纳了刘老的建议，将全省各县市中医院改为全民所有制。这一举措，使全省各地中医院的建设纳入了国家计划，与西医人民医院享有同等地位，为中医院的发展创造了良好条件，且所有职工改为全民所有制编制，更是大大提高了中医从业人员的积极性，对湖南中医药事业的发展可谓影响深远。

1993 年，刘老被选为第八届全国人大代表。在参加第一次全会时，刘老得悉国家中医药管理局可能在被精简之列，十分焦急，遂连夜会同时任中国中医研究院副院长的高德代表约会董建华常委，请其牵头提交保留国家中医药管理局的提案。最终，国家中医药管理局未被精简，虽说不完全是提案所起作用，但充分体现了他和中医界代表对中医事业的关切。

六、情深不老杏林心

刘老除完成大量医疗科研工作之外，行政及社会活动也十分繁忙，但学术研究并未放松。刘老编著《神经系统疾病的中医辨治》《中国历代名医名术》《三湘医粹》等 5 部学术专著，参编 30 余部著作，发表论文数十篇；获省部级科技进步奖 4 项，其中二等奖 1 项。"非典"期间刘老任湖南省专家组组长，荣立省政府一等功。

刘老为人豁达大度，勇于任事，且宽厚仁慈，乐于助人。他常言："医为仁术，医道即人道，怀博爱之心，精研医术，

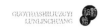

方可以为医。"刘老医术精湛、医德高尚，深得病人爱戴，享誉四方，慕名前来求诊的病人极多，医院考虑刘老年高，采取限号等措施，但病人仍应接不暇，半天时间常需诊治30余人次。来诊病例各科杂症均有，且多为久治不效的疑难病症，辨证用药颇费心神，但刘老对每位病人都细心询问病情，仔细斟酌处方，力求取得满意疗效。刘老体恤病人疾苦，处方力求价廉而效宏；考虑病人挂号困难，有时会开具两张处方，一张治疗急症，一张调治之用；有时病人远道前来求治，到达诊室时已近下班时间，即使十分疲倦，刘老仍为病人悉心诊治，让病人、学生都感动不已。刘老不仅"博极医源，精勤不倦"，且待病人"皆如至亲之想"，"一心赴救"，诚为苍生大医。

刘老淡泊名利，常说做事要有"入世"之心，做人更要有"出世"之态。这也是他的人生态度。刘老在工作之初，不问回报、职位，全心投入临床、科研工作，并数次因不舍临床、科研而放弃升职机会；从事管理工作后，其工作重心转为单位建设，但仍是一心为公，矢志不移地推进单位发展。可见，刘老对待事业锐意进取、全力以赴，是抱"入世"之心做事；为官公正严明、两袖清风，为医德艺双馨，是以"出世"之心做人。

如今刘老虽年逾八旬，但仍思维敏捷，更怀赤子之心，一如既往地关心着中医药事业的发展，并以"不用扬鞭自奋蹄"的精神，继续在诊病疗疾、科研探索、传道授业等工作中无私奉献。

目 录

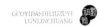

第四章　妇儿疾病常用方剂　　　　　　　　／103

第一节　古方应用心悟／105

第二节　刘老经验方集粹 / 135

第五章　常见妇科疾病证治　　　/ 149

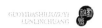
第六章　常见儿科疾病证治　　　　/ 255

第一章

刘老妇儿疾病临证特色

国医大师刘祖贻精于临床，对妇儿科疾病的辨治有丰富的临床经验，形成了独特的辨治体系，在这一体系中，充分体现了刘老妇儿疾病临证的三大特色。

一、遵从以脾胃为主的脏腑辨证

刘老治疗妇儿科疾病，通常从脏腑辨证，尤其是遵从以脾胃为主的脏腑辨证。盖因脾为后天之本，胃为水谷之海，脾胃健运，则气血生化有源，五脏六腑皆可得到滋养而能发挥正常功能，故刘老治疗妇儿疾病特别注重调脾胃以安五脏，而脾胃疾病正集中表现在气、食、郁等方面（详见第二章）。刘老通常选用健脾气、清胃火、运脾阳、养胃阴及化积滞、解抑郁等药物。

二、重视妇人之兼郁，小儿之夹风夹食

妇儿疾病，妇人易兼郁，小儿易夹风夹食，郁、风、食都是妇儿疾病病变过程中最容易产生的病理变化，同时也是妇儿疾病的致病因素和加重因素，这些病理因素也导致妇儿疾病的缠绵难愈，甚至出现危象。因此刘老在妇儿疾病的辨治过程中，非常重视妇人之兼郁，小儿之夹风夹食，这在以后各章处处可见。

三、强调形神相关，注重调神以安形体

形体与精神是生命活动整体不可分割的两个方面。明代张景岳在《类经·针刺类》中说："形者神之体，神者形之用；无神则形不可活，无形则神无以生。"形与神二者相互依存，形健神旺是正气充沛、身体健康的标志，《素问·上古天真论》将这种关系称为"形与神俱"，并提出了要达到形与神俱的许多具体法则。刘老尊崇《内经》之旨，颇为重视形神学说，认

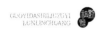
为形与神在生理上相互依存，在病理上相互影响，在治疗上相互促进。在妇儿疾病的临证时，经常在辨证论治的基础上，选加宁心安神药物，如酸枣仁、远志、首乌藤、合欢花等，通过调养神志来促进妇儿形体疾病的康复。

刘老的以上经验已广泛应用于妇儿疾病的门诊与病房之中，取得了很好的临床疗效，并传授于弟子及学生，培养了大批中医人才，已培养出主任医师 5 人，博士研究生 4 人。同时湖南省中医药研究院妇儿科也在传承刘老的这一辨治体系的基础上，创建了妇儿专科临床研究平台，取得了很好的社会效益。

第二章

刘老妇儿疾病证治体系

国医大师刘祖贻在临床上对妇儿科疾病的辨治进行了丰富的经验积累，不断探索与总结，提出妇儿科疾病的七辨九治体系。认为妇儿疾病病因主要是禀赋、外感、饮食、情志、外伤、医源、体质七个方面，辨证宜从辨别这七个方面的临床表现着眼；治疗重在从治外邪、治食、治痰、治瘀、治脾、治肺、治心、治肾、治肝九个方面，配伍组合，构成妇儿科疾病的各种治法及处方。

第一节　七辨妇儿疾病病因

妇儿科疾病的病因颇多，刘老将其常见因素概括为禀赋、外感、饮食、情志、外伤、医源、体质七个方面。七因之中又需细分，如外邪分风、寒、火（暑）、湿之殊；食伤有伤乳、伤食之别；气郁有郁滞、郁热之分；痰浊有痰湿、痰热之异；正虚有气虚、血虚、阴虚、阳虚、神虚之分。

一、禀赋因素

小儿先天因素即胎产因素，指小儿出生前已形成的病因。

婴儿的先天畸形、生理缺陷或代谢异常大多为遗传因素所致，而环境污染，可导致新的致畸、致癌与致突变可能。怀孕之后，若不注意养胎护胎，也易于造成先天性疾病。如孕妇营养不足、饮食失节、情志失调、劳逸不当、感受外邪、接触污物、遭受外伤、房事不节、患有疾病、用药犯忌等，都可能损伤胎儿。分娩时难产、窒息、感染、产伤等，也会成为许多疾病的病因。胎养因素与小儿健康的密切关系，《格致余论·慈幼论》的阐述颇为明了："儿之在胎，与母同体，得热则俱热，

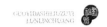
得寒则俱寒，病则俱病，安则俱安。"小儿先天禀赋不足者，出生后五迟、五软、解颅、遗尿、尿频、水肿等肾系疾病在临床上常常可见。

妇女若先天禀赋不足，或早婚、房事不节，产多乳众，都可损伤肾气，耗伤气血。肾气不足，气血失调，能引起月经病、带下病、胎动不安、堕胎、小产等。

二、外感因素

小儿因于外感因素致病者最为多见。外感因素包括风、寒、暑、湿、燥、火六淫和疫疠之气。

小儿肺常不足，藩篱薄弱，最易为风邪所伤，发生肺系疾病。而风为百病之长，常与他邪合而为患。风寒、风热外袭，常见外感表证，外风引动内风，则出现眨眼、努嘴、耸肩等抽动症状。暑为阳邪，其性炎热，易伤气阴；暑多夹湿，常困遏脾气，致病情缠绵难解。风寒湿或风湿热三气杂至，又可合为痹证。燥性干涩，化火最速，易伤肺胃阴津。火为热之极，六气皆从火化，小儿感受外邪后易于化火，故小儿所患热病最多。六淫犯人，不管从口鼻而入还是从皮毛而入，均先犯于肺，所以，儿科感冒、咳嗽、肺炎喘嗽、哮喘等肺系疾病占儿科发病率的首位。

疫疠是一类有着强烈传染性的病邪，具有发病急骤、病情较重、症状相似、易于流行等特点。小儿形气未充，抗病力弱，加之气候反常、环境恶劣、食物污染，失于预防隔离等原因，均可造成疫病的发生。如邪从鼻入，肺卫受邪，易于发生流行性感冒、麻疹、痄腮、水痘等时行疾病；邪从口入，脾胃受邪，易于发生痢疾、霍乱、肝炎、脊髓灰质炎等时行疾病。时行疾病一旦发生，又易于在儿童中互相染易，导致流行。

六淫皆能导致妇产科疾病，但因妇女以血为本，寒、热、湿邪更易与血相搏而导致妇产科诸证，而机体内在的寒、热、湿邪系脏腑功能失常所致。

寒邪所伤：若感受寒邪，冒雨涉水，或过食生冷，则血为寒凝而涩滞不行，阻滞胞脉，可出现月经后期、痛经、癥瘕等；若机体阳气不足，寒自内生，脏腑功能失常，影响冲任、胞宫功能，可出现痛经、带下病、妊娠腹痛、宫寒不孕等。

热邪致病：热为阳邪，易耗气伤津、迫血妄行，如外感热邪、五志过极化火、过服辛辣助阳之品，都可导致阳热内盛；"热之极为毒"，故热极可成为热毒重证；如若素体阴虚，阳气偏盛，可致阴虚而生内热；无论实热、虚热，都可损伤冲任经脉，迫血妄行，出现月经先期、崩漏、经行吐衄、胎漏、胎动不安、恶露不绝、产后发热等。

湿邪为患：湿为阴邪，重浊黏腻，易阻塞气机，若感受水湿，冒雨涉水，或久居阴湿之地，以致湿邪内侵，是为外湿；若脾阳素虚，运化失职，或肾阳不足，气化失常，都可导致水湿停聚，则为内湿；湿为有形之阴邪，可随人体的阴阳盛衰以及湿浊停留之久暂而发生从化的转变，从阳化则为湿热，从阴化则为寒湿；湿气蕴结或从阴部感染又可成为湿毒。湿邪重浊趋下，下注冲任，带脉失约，可致带下病、阴痒、不孕症、妊娠呕吐、妊娠水肿等。

三、饮食因素

脾常不足是小儿生理特点之一，若因其乳食不节或不洁，抑或家长喂养不当，皆易被乳食所伤，出现脾胃病证。

小儿乳贵有时，食贵有节。因小儿乳食不能自调，挑食偏食，造成偏嗜之疾，饮食营养不均衡，或过寒伤阳、过热伤阴、过辛伤肺、甘腻伤脾、肥厚生痰，少进蔬菜成便秘，某些食物致过敏等。又或因生活失常度，饮食不按时，饥饱不均匀，如

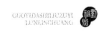
乳食质、量的过度，可致其脾胃不能耐受而伤损；或乳食质、量的不足，则致其气血生化无源而虚怯。又或因婴儿期未哺母乳，或未按时添加辅食，或恣意纵儿所好，皆易引起脾气不充甚至受损，运化失常，发生脾胃病证。故呕吐、泄泻、腹痛、食积、厌食、疳证等脾系疾病目前占儿科发病率的第二位。脾胃既病，进一步导致气血生化乏源，又可引起肺、肾、心、肝诸脏不足而生病。

饮食失节亦是妇女致病的重要原因。若暴饮暴食、过食肥甘、饮食偏嗜，或寒温失宜，都可损伤脾胃而致病，如过食辛辣煎炸助阳之品，可致月经先期、月经过多、经行吐衄、胎动不安等；若过食寒凉生冷食物，可致痛经、闭经、带下病等。

四、情志因素

小儿思想相对单纯，受七情六欲之伤较少，但情志失调亦可导致儿童精神行为障碍性疾病发生，如婴幼儿乍见异物、骤闻异声，易惊伤心神导致夜卧惊惕不安而啼哭，或使已有的肝风惊厥发作加剧；所欲不遂，思念伤脾，脾运失职，会造成食欲下降，导致厌食或食积；学习负担过重，家长期望值过高，儿童忧虑、恐惧，可产生头痛、疲乏、失眠、厌食，或精神行为异常；家庭溺爱过度，社会适应能力差，造成心理障碍；父母离异、再婚，亲人丧亡，教师责罚，同伴欺侮等，都可能使儿童精神受到打击而患病。

内伤七情之中，以怒、思、恐对妇科病证影响较著。妇女受到过度的精神刺激，情志发生变化，开始引起气分病变，继而引起血分病变，使气血不和，以致机体阴阳失调、脏腑功能失常而发病。如抑郁忿怒，常使气滞、气逆而致血分病变，出现痛经、闭经、月经后期、经行吐衄、缺乳、癥瘕等；忧思不解，气郁而结，血行瘀滞，可致闭经、月经不调、癥瘕等；惊恐过度，常使气下、气乱而血失统摄和调控，可致月经过多、崩漏、胎动不安、堕胎、小产等。

五、外伤因素

小儿缺少生活经验和自理能力，对外界的危险事物和潜在的危险因素缺乏识别与防范，加之生性好奇，常轻举妄动，因而容易遭受意外伤害。婴儿蒙被受捂，或哺乳时乳房堵住口鼻，可造成窒息；小儿碰翻热汤热水，或误触火炉水瓶，会被水火烫伤；家用电器安装不当，可能被小儿误摸触电；小儿在水边玩耍，或儿童无人保护下水游泳，容易溺水；幼儿学步摔倒，或遇交通事故，或小孩互相打斗，可造成创伤骨折；蛇咬、虫螫、猪狗咬伤，造成意外伤害；误食有毒的植物、药物，发生中毒；误将豆粒、小球放入口鼻，因气道异物而呼吸道梗阻。凡此种种，在儿童均比成人更为常见。

妇女在经期、孕期登高持重，或跌扑闪挫，易致崩漏、胎动不安等。

六、医源因素

儿童、妇女的医源性损害所致疾病时有所见，刘老认为亦应受到重视。小儿气血未充，脏腑柔嫩，易为药物所伤。凡察儿病，需询问有无使用大苦、大寒、大辛、大热之品，以及攻伐、峻烈、毒性药物，有无失治、误治、过治，有无服用某些毒副作用较多的西药，如服用糖皮质激素造成的库欣综合征；一些抗生素的胃肠道反应、抑制造血功能、肝肾功能损害、神经系统损害等毒副作用；长期使用广谱抗生素造成二重感染、肠道菌群失调等；免疫抑制药导致脏器损害、骨髓抑制、生殖毒性等。

妇女在月经期、妊娠、产后、哺乳期用药各有慎用或禁用，

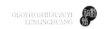

如若误用，亦可导致医源性损害，如妊娠期间，凡峻下、滑利、祛瘀、破血、耗气、散气以及一切有毒药品，都宜慎用或禁用，如确属病情需要，则须严格掌握剂量，并"衰其大半而止"，以免动胎、伤胎；哺乳期妇女乳少，当询有无误服麦芽等回乳药；妇女产后因有亡血伤津、瘀血内阻、多虚多瘀的特点，需注意产后多虚应用大补气血之品时有无滞邪、助邪之弊；产后多瘀应用活血行瘀之法时有无祛邪伤正、化瘀伤血之虞；产后用药是否触犯三禁，如大汗恐亡阳，峻下恐亡阴，通利小便恐亡津液等。

七、体质因素

人体的体质决定抗病能力的强弱，即正气存内，邪不可干，邪之所凑，其气必虚。体质因素不仅决定着各致病因素能否损伤机体导致疾病，而且决定着导致疾病的种类、程度、转归和预后，同时，不同类型的体质因素，可能影响机体对某种致病因素的易感性。吴德汉《医理辑要》说："要知易风为病者，表气素虚；易寒为病者，阳气素弱；易热为病者，阴气素衰；易伤食者，脾胃必亏；易劳伤者，中气必损。须知发病之日，即正气不足之时。"可见在同样的生活环境中，体质强健者在致病因素作用下可以不病，而体质虚弱者经受不了致病因素的攻击而发生疾病。

小儿脏腑娇嫩，形气未充，藩篱疏薄，卫外力弱，肺脾不足，肾常虚，具有发病容易、传变迅速的病理特点。其发病突出表现在易于发生肺、脾、肾三系疾病及时行疾病方面，年龄越小，发病越容易，体质差者，发病较体质强者容易。既病之后又因于体质的不同和病邪的盛衰，出现寒热虚实的迅速转化，即易虚易实、易寒易热。易虚易实，指小儿邪气易盛而呈实证，正气易伤而呈虚证，因正不敌邪或素体正虚而易于由实转虚，因正盛邪却或复感外邪又易于由虚转实，也常见虚实夹杂之证。如小儿不慎冒受外邪而患感冒，可迅速发展而成肺炎喘嗽，皆属实证，若邪热壅盛，正气不支，可能产生正虚邪陷、心阳虚衰的虚证变证。又如阴水脾肾阳虚证，若是不慎感受外邪，可在一段时间内表现为阳水实证证候，或者本虚标实的虚实夹杂证候等，均属临证常见。易寒易热，指小儿由于"稚阴未长"，易见阴伤阳亢，表现为热证；又由于"稚阳未充"，易见阳气虚衰，表现为寒证。寒热和虚实之间也易于兼夹与转化。例如，风寒外束之风寒实证，可迅速转化成风热伤卫之风热实证，甚至邪热入里之实热证；若是正气素虚，又易于转成阳气虚衰的虚寒证或者阴伤内热之虚热证。湿热泻之暴泻不止易于产生热盛阴伤之变证，迁延不愈又易于转为脾肾阳虚之阴寒证等。刘老认为，认识小儿体质，明了小儿易虚易实、易寒易热的病理特点，掌握小儿发病后证情易于转化和兼夹的特性，熟悉常见病证的演变转化规律，特别是早期预见和发现危重病证的出现，防变于未然，有助于提高诊断的正确率与治疗的有效率。

妇女由于先天禀赋的不同，后天营养状态和生活习惯的影响，可以形成不同类型的体质。有素禀阳盛者，会经常便秘、手足心热；而素禀阴盛者，则经常便溏、畏寒肢冷。再如同样是先天不足、早婚多产、房事不节，损伤肾气，但因伤阴伤阳之异而结果不同。若是损伤了命门真火，会出现肾阳虚证，常见于经行泄泻、带下、子肿、不孕等病；如果耗伤了阴精真水，则出现肾阴虚证，常见于崩漏、闭经、经断前后诸证、胎动不安等病。又如同样是感受湿邪，如从阳化热，可出现湿热证，常见于带下、阴痒等病；若从阴化寒，则出现寒湿凝滞证，常见于痛经、闭经等病。这就是因体质阴阳盛衰的不同而患病有异。此外，体质强健者，病轻而易治；体质虚弱者，病重而

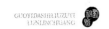
难愈。

可见，体质因素在疾病的发生、发展、转归和预后的整个过程中起着决定性的作用，临证须予详辨。

第二节　七究妇儿证候

刘老指出，妇儿疾病症状虽然错综复杂，在辨证之中，正确辨别外邪、食伤、气郁、瘀血、痰饮、内风、正虚七类证候，是提高妇儿疾病辨证准确度的关键，也是提高妇儿疾病治疗效果的基础。

一、辨外邪之证

外邪之象，指由感受风、寒、火（暑）、湿、时疫之邪侵犯肌表所出现的发热、咳嗽、头痛、皮疹、痉厥、抽搐等症状。由于外邪有风、寒、火（暑）、湿、时疫之别，并常互相兼夹，小儿更易夹惊、夹痰、夹食，因此在辨别时，一要注意确定是否属于外邪，辨别是哪一种外邪，二要辨别有无兼夹，属哪几种病邪兼夹。

1. 风寒证　症见恶寒发热，无汗，头痛，鼻塞流涕，喷嚏，咳嗽，喉痒，舌质偏淡、苔薄白，脉浮紧。

2. 风热证　症见发热重，恶风，有汗或无汗，头痛，鼻塞流浊涕，喷嚏，咳嗽，痰黄黏，咽红或肿，口干而渴，舌质红、苔薄白或黄，脉浮数。

3. 暑湿证　症见暑月发热无汗，头痛鼻塞，身重困倦，咳嗽不剧，胸闷泛恶，食欲不振，或有呕吐泄泻，舌质红、苔黄腻，脉数。

4. 时疫证　症见全身症状较重，壮热嗜睡，汗出热不解，目赤咽红，肌肉酸痛，或有恶心呕吐，或见疹点散布，舌质红、苔黄，脉数。

5. 兼证

（1）夹痰：兼见咳嗽较剧，咳声重浊，喉中痰鸣，舌苔滑腻，脉浮数而滑。

（2）夹滞：兼见脘腹胀满，不思乳食，呕吐酸腐，口气秽浊，大便酸臭，或腹痛泄泻，或大便秘结，舌苔垢腻，脉滑。

（3）夹惊：兼见惊惕啼叫，夜卧不安、磨牙，甚则惊厥抽风，舌质尖红，脉弦。

二、辨食伤之证

乳食致病，指由乳食内伤、脾胃虚弱所致的呕吐、腹痛、泄泻、厌食、食积，或脾胃受损，气液耗伤所致的疳证，多见于小儿。辨别时，着重在于确定是实证还是虚实夹杂证。

1. 实证

（1）乳食积滞证：不思乳食或拒食，伴呕吐或泻下酸馊，或腹痛拒按，口臭腹胀，或伴低热，哭闹不安，舌质红、苔厚腻。

（2）胃热气逆证：呕吐频繁，食入即吐，吐物热臭气秽，舌质红、苔黄。

（3）胃肠结热证：腹部胀满拒按，便秘，舌质红、苔黄燥。

2. 虚实夹杂证　多见于小儿伤食泻迁延较久、食积病程较长而伴腹胀痛拒按者，或疳证见食少烦闹之疳气或明显消瘦伴肚腹膨胀之疳积阶段。

三、辨气郁之证

气郁致病，指由脏腑、经络气机郁滞所引起的证候。多见

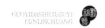
于妇女。当气滞于胞宫、胞脉、胞络、冲任督带诸脉时，可出现月经周期延后，月经量少，色暗或有块，经行小腹胀痛，经行乳房胀痛，妊娠肿胀，下腹部肿块等妇科病证；可导致月经后期、月经过少、闭经、癥瘕、不孕症、子肿等妇科疾病；若气机不调，升降失常，可引起恶阻等气逆之证。辨别时，着重在于确定是否属气郁之象，其次是辨别气郁是否化热。

1. 气郁证　症见月经先后无定期，经量时多时少，色暗有血块，行经前后乳房胀痛，孕后小腹胀痛，产后乳少或全无，下腹部肿块，婚后不孕，常伴精神抑郁，默默寡欢，善太息，不思饮食，舌质淡红、苔薄白，脉弦。

2. 郁热证　症见月经先后无定期，经量时多时少，色暗有血块，行经前后乳房胀痛，孕后小腹胀痛，产后乳少或全无，下腹部肿块，婚后不孕，常伴口苦便干，舌质红、苔薄黄，脉弦数。

四、辨瘀证

瘀象指瘀血阻滞小儿心脑脉络或扰动心神或郁闭脑窍所引起的胸痛、心悸、头痛、眩晕、痴呆、猝倒等症状；或阻滞于妇女胞宫、胞脉、胞络导致经期不定、经血色紫有块、经行不畅、痛经、闭经、崩漏、癥瘕、产后腹痛、恶露不下或恶露不绝、胞衣不下等症状。辨别时，重点在于确定是否为瘀象。

瘀血证：症见头胸腹部疼痛日久不愈，痛如锥刺，痛处固定；或心悸、眩晕、猝倒，多有外伤史；或妇女经期不定、经血色紫有块、经行不畅、痛经、闭经、崩漏、癥瘕、恶露不下或恶露不绝、胞衣不下。舌质紫黯，边有紫点或瘀斑，脉涩。

五、辨痰（饮）证

痰象指痰邪痹阻于肺，或痰邪上扰、蒙蔽清窍所致的小儿咳嗽、气喘、胸痛、心悸、多动症、抽动秽语综合征、眩晕、头痛等症状；或妇女因痰湿阻滞中焦或胞宫，出现经行泄泻、带下、子肿、不孕、经行后期、闭经、恶阻等症状。痰邪包括痰浊（饮）与痰热，辨别时，既要着重确定是否属痰象，又要注意辨别是痰湿还是痰热为患。

1. 痰浊证　症见小儿咳嗽、哮喘、多动症、抽动秽语综合征、癫痫、头胸闷痛，或心悸、眩晕。妇女经行泄泻、带下、子肿、不孕、经行后期、闭经、恶阻。可伴痰涎壅盛，吐涎，恶心，舌苔腻，脉滑。

2. 痰热证　症见小儿咳嗽、哮喘、抽动秽语综合征、癫痫、头胸闷痛，或心悸、眩晕、不寐。妇女带下、不孕、经行后期、闭经、恶阻。可伴喜骂詈，时作口苦，舌苔黄腻，脉滑数。

六、辨内风之证

"内风"即肝风内动，指由于风气内动，出现以眩晕、抽搐、惊痫等类似风之动态症状为主的表现。如《素问·至真要大论》所说："诸风掉眩，皆属于肝"，"诸暴强直，皆属于风"。辨别时，一是确定是否为肝风内动，二是辨别什么原因引起的肝风内动。

1. 肝风内动证　症见多发性抽动，癫痫，子痫，产后发痉，眩晕头胀，目胀烦躁，或突然昏厥，不省人事，手足搐搦，角弓反张，舌质淡红、苔薄，脉弦有力。

2. 热盛动风证　症见四肢抽搐，伴痉厥高热，头痛烦躁，口渴，大便干结，舌质红、苔黄，脉数。

七、辨正虚之证

妇、儿科疾病的虚象多由气、血、阴、阳与精、神的不足

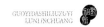

所引起，常见于小儿反复上呼吸道感染、厌食、腹痛、腹泻、多汗、心悸等症状，妇女经、带、胎、产及其他妇科杂证。辨别时，首先确定是否属虚象，再辨何种类型及何处脏腑之虚象。

1. 气虚证　症见小儿自汗畏风，反复感冒，咳嗽无力，面目浮肿，心悸，厌食，食后作泻，脱肛，遗尿。妇女经行先期、量多色淡、质稀，崩漏，恶露不绝，阴挺，胞衣不下。伴面色㿠白，精神疲乏，气少懒言，舌质淡、苔薄，脉细弱。

2. 血虚证　症见小儿疳积，贫血，心悸。妇女月经后期、量少、色淡、质稀，经闭，经后腹痛，胎动不安，不孕，缺乳，月经先期，崩漏，脏躁。伴面色无华，唇甲色淡，舌质淡、苔薄，脉细。

3. 阴虚证　症见小儿干咳痰少，夜间盗汗，鹅口白屑稀散、周围不红，口疮散淡不痛、反复发作，泻下无度、目陷囟凹。妇女经行后期或先期，经血量少、色鲜红，闭经，崩漏，经行衄血，妊娠咳嗽，眩晕，经断前后诸证，胎动不安，不孕，脏躁，阴痒。伴五心烦热，口干咽燥，大便偏干，舌质红、苔少，脉细数。

4. 阳虚证　症见小儿久泻不止、完谷不化或五更泄泻，睡时露睛，心悸怔忡，水肿以腰腹下肢为甚，遗尿。妇女经行泄泻，带下量多、清稀，子肿，不孕，崩漏，胎动不安。伴头胸冷痛，或遇寒冷而加重，形寒肢冷，腰酸腿软，头晕耳鸣，口不渴，舌质淡胖、苔白，脉沉迟。

5. 精虚证　症见小儿五迟（立迟、行迟、语迟、发迟、齿迟），五软（头项软、口软、手软、足软、肌肉软）。妇女头部空痛，或眩晕（在性生活后出现），健忘，腰膝酸软，夜间小便频。舌质淡、苔薄，脉沉细。

6. 神虚证　症见头晕、头痛、心悸、不寐，均在用脑或看书后出现，伴健忘，注意力难以集中，舌质淡红，脉细弱。

刘老认为，妇儿科疾病的辨证要从辨别外邪、食伤、气郁、瘀血、痰饮、内风、正虚等七类证候入手，再根据这七类各个证候因子的兼夹组合，形成妇儿科疾病证候。

第三节　九治妇儿科病症

刘老指出，妇儿科疾病治法虽多，但均可从治外邪、治食、治痰、治瘀、治肺、治脾、治肾、治心、治肝九个方面变化而出。因此，这九类治法，是妇儿科疾病各种治疗方法的基础。

一、治外邪

治外邪，指祛除外邪，治疗外邪为患的一种治法，包括疏风、散寒、清热（暑）、化湿等法。

1. 疏风法　用于风证。常选用荆芥、防风、紫苏叶、白芷、薄荷、蝉蜕、浮萍、蔓荆子等药。

2. 散寒法　用于寒证。常选用麻黄、桂枝、细辛、生姜、干姜、吴茱萸等药。

3. 清热法　用于热证。常选用金银花、连翘、板蓝根、蒲公英、重楼、大青叶、黄芩、水牛角、羚羊角等药。

4. 化湿法　用于湿证。常选用苍术、茯苓、薏苡仁、广藿香、佩兰、石菖蒲、豆蔻、法半夏、厚朴等药。

二、治食

治食，指消乳化食、通导积滞，治疗乳食积滞为患的一种治法。常选用山楂、神曲、莱菔子、麦芽、陈皮、香附、砂仁、鸡内金等药。一般食积停滞，常用山楂、神曲；症情较重者宜

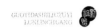

用鸡内金，轻者多用麦芽、谷芽等。若油腻肉积，宜用山楂；米面食积，宜用麦芽。食积郁而化热者，可加连翘；腹胀者，加导滞宽中的厚朴、枳实，理气导滞的木香、槟榔；伴腹痛便秘者，加通腑去积的大黄；兼脾胃虚弱者，配健脾药。

三、治痰（饮）

治痰（饮），指祛除痰饮，治疗痰饮病的一种治法，包括温化寒痰（饮）、清化热痰两类。

1. 温化寒痰（饮）法　温化寒痰用于痰浊证，常选用法半夏、天南星、白芥子、白附子、石菖蒲、生姜、干姜等药；温化寒饮用于痰饮或水饮证，常选用茯苓、茯苓皮、猪苓、车前子、葶苈子、防己、川木通、泽泻、滑石等药。

2. 清化热痰法　用于痰热证，常选用瓜蒌、浙贝母、竹茹、青礞石、昆布、海藻、天竺黄、竹沥等药。

四、治瘀

治瘀，指以通行血脉、消散瘀血，治疗瘀证为主要作用的一种治法。常选用川芎、丹参、茜草、益母草、桃仁、红花、郁金、延胡索、莪术、蒲黄、三七、全蝎、土鳖虫等药。

五、治肺

治肺，指以宣肺、肃肺、清肺、益肺气、滋肺阴等为主要作用的一类治法。

1. 宣肺法　用于伴外感咳喘者。常选用麻黄、紫苏叶、苦杏仁、薄荷、前胡、生姜等药。

2. 肃肺法　用于伴外感喘促者。常选用紫苏子、葶苈子、桑白皮、白前、前胡等药。

3. 清肺法　用于肺热证。常选用黄芩、金银花、连翘、鱼腥草、重楼、芦根等药。

4. 益肺气法　用于肺气虚证。常选用黄芪、党参、百合、人参、五味子等药。

5. 滋肺阴法　用于肺阴虚证。常选用沙参、麦冬、生地黄、百合、川贝母、玉竹等药。

六、治脾

治脾，指以健脾气、助脾运、养脾阴、温脾阳等为主的一类治法。

1. 健脾气法　用于脾气虚证。常选用黄芪、党参、白术、茯苓、黄精、莲子、山药、仙鹤草、炙甘草等药。

2. 助脾运法　用于脾运失职而伴脘腹胀满者。常选用陈皮、青皮、大腹皮、莱菔子、隔山消、佛手、化橘皮、厚朴等药。

3. 养脾阴法　用于脾阴虚证。常选用沙参、麦冬、石斛、太子参、白扁豆等药。

4. 温脾阳法　用于脾阳虚证。常选用干姜、附子、肉桂、红参等药。

七、治肾

治肾，指以益肾精、滋肾阴和温肾阳为主的一类治法。

1. 益肾精法　用于精虚证。常选用枸杞子、沙苑子、菟丝子、紫河车、鹿角胶、鹿角霜等药。

2. 滋肾阴法　用于肾阴虚证。常选用桑椹、女贞子、墨旱莲、熟地黄、山茱萸、枸杞子、龟甲胶等药。

3. 温肾阳法　用于肾阳虚证。常选用淫羊藿、巴戟天、肉苁蓉、仙茅、锁阳、鹿角霜、鹿角胶等药。

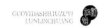
八、治心

治心，指以清心火、通心络、补心气、养心血、滋心阴、温心阳及安心神药物为主，治疗心系疾病的一类治法。

1. 清心火法　用于心经郁热证。常选用黄连、灯心草、栀子、莲子心等药。

2. 通心络法　用于心脉瘀阻证。常选用丹参、葛根、川芎、山楂、当归、三七等药。

3. 补心气法　用于心气虚证。常选用黄芪、党参、白术、茯苓、五味子、炙甘草等药。

4. 养心血法　用于心血虚证。常选用熟地黄、当归、阿胶、鸡血藤、龙眼肉、酸枣仁等药。

5. 滋心阴法　用于心阴虚证。常选用生地黄、天冬、麦冬、玉竹、柏子仁、五味子、阿胶等药。

6. 温心阳法　用于心阳虚证。常选用肉桂、桂枝、附子、黄芪、红参、炙甘草等药。

7. 安心神法　用于神志不宁、窍闭神昏证。心神不宁者，常选用酸枣仁、首乌藤、合欢花、五味子、琥珀、小麦、莲子、大枣、炙甘草等养心安神药；不寐心悸者，常选用珍珠母、龙齿、磁石、龙骨、牡蛎等重镇安神药；高热神昏者，常选用牛黄、水牛角、黄连、生地黄等清热开窍药；昏迷谵妄者，常选用石菖蒲、远志、冰片等开窍醒神药。

九、治肝

治肝，指以疏肝理气、平肝熄风为主的一类治法。

1. 疏肝理气法　用于肝气郁结证。常选用柴胡、白芍、枳壳、郁金、香附、乌药、陈皮、木香、佛手、小麦等药。

2. 清泄郁热法　用于郁热证。常选用龙胆、生地黄、黄芩、牡丹皮、白芍、栀子、黄连等药。

3. 潜阳熄风法　用于阳亢风动证。常选用天麻、钩藤、石决明、珍珠母、白芍、蒺藜、全蝎、蜈蚣等药。

4. 滋阴熄风法　用于阴虚风动证。常选用何首乌、白芍、女贞子、蒺藜、钩藤、桑椹、鳖甲、龟甲、牡蛎、全蝎等药。

5. 养血熄风法　用于血虚生风证。常选用熟地黄、当归、白芍、川芎、鸡血藤、木瓜、钩藤、蒺藜、全蝎等药。

6. 清热熄风法　用于热盛动风证。常选用羚羊角、全蝎、生地黄、牡丹皮、白芍、钩藤、重楼等药。

由上可知，刘老治疗妇儿科疾病，主要从治外邪、治食、治痰、治瘀、治肺、治脾、治肾、治心、治肝九类三十四法中组合变化而出，诸法灵活组合，变化多样，由此形成刘老治疗妇儿科疾病的辨治体系，可供临床选用。

第二章

妇儿疾病常用中药

【基　原】

本品为薯蓣科植物薯蓣的干燥根茎。

【功能主治】

味甘，性平。归肺、脾经。补脾养胃、生津益肺、补肾涩精。主治小儿厌食、泄泻、肺虚久咳、肾虚遗尿、小便频数、糖尿病等，亦用于妇女白带。

【用法用量】

内服：煎汤，3~30 g；或入丸、散。外用：捣敷。

【刘老经验】

刘老认为山药性平不燥，作用和缓，为平补脾胃之要药，在消化系统疾病中应用广泛，尤其对于小儿厌食体倦、脾虚泄泻的疾病，更有其独到之处，因其补而不滞，不热不燥，既能补脾气，又能益胃阴，故不论脾阳亏或胃阴虚，皆可应用。临床上常与党参、白术、白扁豆等补脾胃之品配伍，治疗脾胃虚而大便虚泻难愈、四肢疲乏无力、食少倦怠、脉虚等症，如参苓白术散；治疗脾虚湿浊下渗之妇女白带，常与人参、白术、苍术、车前子等同用，如完带汤。山药益肺气、养肺阴是通过培土生金、补脾胃以益肺气的作用实现的，故可用于肺虚痰嗽久咳之症，如有肺阴不足症状者，可与沙参、麦冬等同用。山药又能益肾涩精止遗，故又与益智仁、桑螵蛸等同用治疗小儿肾虚小便频数，如缩泉丸。

山药主要含有脂肪酸、蛋白质、氨基酸、酯类、多糖类、微量元素等成分，具有抗氧化、抗肿瘤、抗衰老、降血糖、降

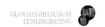
血脂、肾缺血再灌注损伤的保护，免疫调节等多种药理作用。同时刘老发现山药有刺激小肠运动、促进肠道内容物排空、增强小肠吸收、增强机体免疫等作用。这一作用又最适宜于小儿脾虚厌食、腹泻者，这类患儿多有免疫功能不足，这时应用山药既能治病，又能增强免疫，可以取得治病强体的双重效果。

对于山药的配伍经验，刘老认为：小儿脾虚食少、泄泻者，配党参、白术、白扁豆；小儿久痢伤阴烦渴者，配人参、乌梅；小儿肺阴虚久嗽者，配五味子、麦冬；小儿肾虚遗尿者，配乌药、益智仁、桑螵蛸；妇女白带者，配芡实、白术、茯苓；合并糖尿病者，配黄芪、知母、葛根、五味子、天花粉。

【注意事项】

湿盛中满，或有积滞、有实邪者忌服。

【基　　原】

本品为蔷薇科乔木或大灌木山里红、山楂或野山楂的成熟果实。前两者均称山楂，后者称南山楂。

【功能主治】

味酸、甘，性微温。归脾、胃、肝经。消食化积，活血化瘀。主治食积停滞、妇女产后瘀滞腹痛、恶露不尽。

【用法用量】

内服：煎汤，9~12 g；或入丸、散。刘老常用 10~30 g。

【刘老经验】

《本草纲目》云：山楂"消肉积癥瘕，痰饮痞满，吞酸，滞血痛胀"，故刘老认为山楂主要有消食化积和活血化瘀两大功能。其能健运脾胃，促进消化，尤其能消肉食和油腻积滞。其色红入血，可活血化瘀。其消胀、化痰、止痛、止泻痢等功用都是通过以上两大功能发挥的。对于肉食积滞，常配合炒鸡内金、神曲、麦芽、莱菔子等同用。在脾胃虚弱或用药滋腻滞胃的情况下，刘老常用神曲加炒麦芽、焦山楂（三药合称谓"焦三仙"），以保护脾胃功能、防治伤脾碍胃。对中焦痰湿阻滞、久生积块者，常配白术、枳实、法半夏、陈皮、神曲等同用。《医学衷中参西录》言："山楂，若以甘药佐之，化瘀血而不伤新血，开郁气而不伤正气，其性尤和平也。"对于妇女产后下腹部瘀血疼痛、恶露不尽等症，常与桃仁、红花、川芎、当归等配伍同用。

关于用量用法，刘老指出：开胃消食、活血化瘀，需用生山楂，消食导滞则需炒焦用，消食止泻宜用山楂炭。山楂药性酸甘，与食物相近，为更好地发挥疗效，用量可不拘于药典，一般可用 10~30 g，随年龄大小增减。

对于山楂的配伍经验，刘老认为：食积停滞而腹胀腹痛者，配麦芽、神曲、莱菔子；婴幼儿乳食积滞者，配香附、砂仁、麦芽；小儿食积泻者，配苍术、神曲；消化不良者，配陈皮、枳实、麦芽、厚朴；妇女产后瘀滞腹痛、恶露不尽者，配当归、川芎、益母草；合并高血压者，配豨莶草、天麻、地龙；合并高脂血症者，配橘皮、槐角。

现代药理研究指出：山楂主要含有黄酮类、三萜类、维生素类化学物质，具有降血脂、强心、扩张冠状动脉血管、抗心律失常、降血压、抗氧化等作用。刘老在辨证论治的前提下，结合现代医学研究成果，并与辨病相结合，常将山楂用于小儿乳食积滞、妇女产后瘀滞腹痛、恶露不尽，疗效满意。

【注意事项】

脾胃虚弱而无积滞者或胃酸分泌过多者慎服。

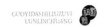

【基　　原】

本品为山茱萸科植物山茱萸的干燥成熟果肉。

【功能主治】

味酸、涩，性微温。归肝、肾经。补益肝肾，涩精，敛汗。主治妇儿因肝肾不足所致眩晕耳鸣、腰膝酸痛、遗尿尿频、崩漏带下、月经过多、大汗虚脱、内热消渴等病证。

【用法用量】

内服：煎汤，5~10 g，急救固脱 20~30 g；或入丸、散。

【刘老经验】

刘老指出：山茱萸酸微温质润，其性温而不燥，补而不峻，补益肝肾，既能益精又可助阳，为平补阴阳之要药，如《药性论》记载："治脑骨痛，止月水不定，补肾气，兴阳道，添精髓，疗耳鸣，除面上疮，主能发汗，止老人尿不节。"所以，对于妇儿科肝亏肾虚诸症临床运用广泛。如《备急千金要方》中的补肝汤，取山茱萸配伍肉桂、细辛等，以补益肝气、温通止痛，主治心腹痛、视物模糊、四肢厥冷、两胁下满、妇人心痛及乳痛等症；临床治疗肝肾不足所致头晕目眩、耳鸣、腰酸，常与熟地黄、枸杞子、菟丝子、杜仲等配伍；治疗肾阳不足引起的小儿尿频，常与熟地黄、菟丝子、沙苑子、补骨脂等同用。此外，山茱萸又能固经止血，可用治妇女体虚、月经过多等症状，可与熟地黄、当归、白芍等配伍应用。

刘老认为山茱萸既能补益肾精，又能固精缩尿，于补益之中又具有封藏之功，为固精止遗之要药。常与覆盆子、金樱子、桑螵蛸等同用，治疗小儿肾虚膀胱失约之遗尿尿频者；与熟地黄、白芍等配伍，治疗妇女肝肾亏损，冲任不固之崩漏及月经过多。另外，山茱萸能收敛止汗，固涩滑脱，为防止元气虚脱之要药。常与人参、附子、龙骨等同用，治疗妇儿大汗欲脱或久病虚脱者。

【注意事项】

素有湿热而致小便淋涩者忌服。

【基　　原】

本品为百合科植物川贝母、暗紫贝母、甘肃贝母或棱砂贝母的干燥鲜茎。前三者按性状不同分别称"松贝"和"青贝"，后者习称"炉贝"。

【功能主治】

川产者味甘、淡，土产者味苦、辛，性微寒。归肺、心经。清热化痰，润肺止咳，散结消痈。主治妇儿肺热燥咳、干咳少痰、阴虚劳嗽、痰中带血、瘰疬、乳痈、肺痈等病证。

【用法用量】

内服：煎汤，3~10 g；研末入丸、散，1~2 g。

【刘老经验】

刘老认为，本品专入肺，兼入心，辛苦微寒，为清热化痰，润肺止咳之要药，并能散结消痈，疗乳闭难产，恶疮不敛，正如《景岳全书》记载："善解肝脏郁愁，亦散心中逆气，祛肺痿肺痈、痰脓喘嗽。研末，砂糖为丸，含咽最佳。降胸中因热结胸，及乳痈流痰结核。若足生人面诸疮，烧灰油调频敷。产

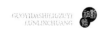

难胞衣不出，研末用酒和吞。亦除痕疝、喉痹、金疮，并止消渴烦热，赤眼翳膜堪点，时疾黄疸能驱。"又如《本草新编》所云：贝母"消热痰最利，止久嗽宜用，心中逆气多愁郁者可解，并治伤寒结胸之症"。故刘老临床上对小儿喉痹、肺炎喘嗽、支气管炎、肺痿肺痈等症见肺热燥咳、干咳少痰者常配伍用之；用其治喉痹者，因大肠之脉，其正者上循喉咙，火发于标，乃患喉痹，痹者闭也，其药味辛气平，能解大肠之热结；小儿患疮痈久不收口，单用本品烧灰油调敷，敛疮收口之效甚佳，乃取其降火之功，火降邪散，疮口自敛；刘老亦用本品治疗妇女妊娠排尿困难，乳闭难产。

关于此药的配伍，刘老临床上用此药治疗小儿肺热咳嗽，属气机上逆者，配桔梗以下气止嗽，配厚朴以化痰降气；属痰气郁结者，配瓜蒌以开结祛痰；对小儿疮痈肿痛者，配白芷以消痈散结止痛；妊娠排尿困难者，配苦参、当归，取贝母润肺令水道通而津液足；瘰疬瘿瘤，可配连翘以散结消瘿。对于妇女难产与胞衣不下，则用人参汤调服；产后缺乳，用海藏祖方下乳三母散，以牡蛎、知母、贝母三物为细末，猪蹄汤调下。

另外，刘老指出：妇儿若有寒痰停饮，恶心冷泻者，禁用本品。

现代药理研究指出：贝母有镇咳、祛痰、松弛肠管平滑肌、抗菌、耐缺氧、加速气管纤毛黏液流动、抗血管收缩、营养心肌、扩张冠状动脉等作用。刘老在辨证论治的前提下，结合现代医学研究成果，并与辨病相结合，广泛地运用川贝母治疗妇儿科肺热燥咳、喉痹、瘰疬、疮痈、妊娠尿难、乳闭难产等病症。

【注意事项】

不宜与川乌、制川乌、草乌、制草乌、附子同用。

川芎

【基　　原】

本品为伞形科植物川芎的干燥根茎。

【功能主治】

味辛，性温。归肝、胆、心包经。活血行气，祛风止痛。主治月经不调、闭经痛经、产后瘀阻块痛、癥瘕腹痛、胸胁刺痛、跌仆肿痛、风湿痹痛等病证。

【用法用量】

内服：煎汤，3~9 g，或入丸、散；外用：研末撒或调敷。

【刘老经验】

刘老认为川芎辛味善行，通达周身，正如张元素谓之"上行头目，下行血海"，为"血中气药"之典型，举凡上、下、中、外诸种疼痛，皆可应用。在上之头目疼痛，在下之月经不调，在中之胸腹胁肋诸痛，在外之痹痛身痛、跌打瘀痛、疮痈肿痛，凡属血瘀、气滞、风邪者，皆可用以止痛。

刘老指出，早在《神农本草经》中就有对川芎的记载："主中风入脑头痛，寒痹，筋挛缓急，金创，妇人血闭无子。"而临床上，刘老常以川芎为主药，配合辨证之药治疗血瘀气滞而造成的各种固定不移的疼痛。

女子以血为用。肝主藏血，以气为用，血郁、气郁都可影响肝经气血的调畅而致胸闷、胁痛、偏头胀痛等症，所以刘老常用川芎辛散解郁，配伍芍药疏肝散浊，配合香附、柴胡、川楝子、当归、紫苏梗、枳壳等疏肝理气。川芎加入补血剂中，能行血滞，并能行血中湿气。例如配伍当归，可养血行气，临

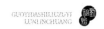
床常用的四物汤（熟地黄、白芍、当归、川芎），便是利用川芎的行血散湿气以防止熟地黄、白芍的黏腻滞碍，而促使补血药物能更好地发挥补血作用。

川芎尚以活血调经为长，刘老常用于经产瘀血之证，如与当归、芍药、红花、益母草、熟地黄、香附、艾叶等配伍，治疗血中气滞而血行不畅导致的月经不调、闭经、行经腹痛、难产、胞衣不下等，且指出无论胎前、临产、产后皆可应用并随症加减，为妇科常用的药物。

川芎可入血行气，气行则血活，血行则风寒可散，并且能燥血中的湿邪。故如属产后血虚而风寒湿凝阻，血滞而运行失畅引致肢体关节疼痛、麻木不仁或手足拘挛等痹证，也同样可应用，如独活寄生汤（独活、寄生、秦艽、防风、细辛、川芎、当归、白芍、生地黄、肉桂、茯苓、杜仲、牛膝、党参、甘草）治疗妇女产后身痛；川芎配伍乌药，可调理血气，可治疗女子气盛型头痛。

现代药理研究表明：川芎含有苯酞类、萜烯类、有机酸、生物碱等化学成分，具有改善血管内皮功能、保护神经、增加心排血量、增加冠状动脉血流量、抗心肌缺血、降低血流阻力及血压、抗血小板聚集、抗血栓形成、改善微循环等作用。刘老结合辨病及现代药理研究成果，临床广泛运用川芎配伍治疗妇儿科各种气滞血瘀所致病证。

【注意事项】

阴虚火旺、肝阳上亢、上盛下虚及气弱之人忌服。

广藿香

【基　　原】

本品为唇形科多年生草本植物广藿香或藿香的干燥地上部分。

【功能主治】

味辛，性微温。归脾、胃、肺经。化湿醒脾，辟秽和中，解暑，发表。主治胃肠型感冒、细菌性食物中毒、病毒性腹泻、中暑、水土不服、鼻窦炎等。

【用法用量】

内服：煎汤，1.5~10 g，鲜者加倍。

【刘老经验】

刘老认为广藿香为醒脾胃止吐逆之要药，在消化系统疾病中应用广泛。其气芳香而不猛烈，性温煦而不燥热，能祛除阴霾湿邪，而助脾胃正气，湿困脾阳，怠倦厌食，舌苔浊垢者用之，其效最捷；又能辟秽恶，解时行疫气，感受秽浊、呕吐泄泻者服此，其功堪夸；还能散表寒，祛暑邪，外感风寒兼有湿阻中焦，或暑月感冒夹湿，不论偏寒偏热，皆可配伍运用。

现代药理研究表明广藿香能扩张微血管，略有发汗作用，又有促进胃液分泌，增强消化力，解除胃肠平滑肌痉挛、收敛止泻等作用。这一作用又最适宜于胃肠型感冒、细菌性食物中毒、病毒性腹泻、中暑、水土不服的病儿，这些病儿本身与感受寒湿、秽浊有关，同时主要症状一般存在脘闷纳呆、呕吐腹泻，这时配用广藿香更是切合病机，可以取得良好疗效。故刘老对于患此类病证的病儿常在辨证方药中配伍，如加减正气散、不换金正气散、藿香正气散等。

广藿香又能治小儿鼻渊，临床用此配猪胆汁，颇有良效。

对于广藿香的配伍经验，刘老认为：脘闷纳呆者，配佩兰；感受秽浊、呕吐泄泻者，配紫苏叶、法半夏、厚朴、陈皮。呕吐因胃寒者，配姜半夏；因胃热者，配黄连、竹茹；因脾胃虚弱者，配党参、甘草。妊娠呕吐者，配砂仁。感冒风寒夹湿者，配紫苏叶、陈皮。

【注意事项】

阴虚火旺、邪实便秘者禁用。

【基　　原】

本品为禾本科植物青皮竹、薄竹等秆内分泌液干燥后的块状物质。

【功能主治】

味甘，性寒。归心、肝、胆经。清热化痰，凉心定惊。主治小儿惊风、癫痫、中风痰迷、热病神昏以及痰热咳喘等病证。

【用法用量】

内服：煎汤，3~9 g；或入丸、散；研末，0.6~1 g。外用：适量，研末敷患处。

【刘老经验】

刘老认为天竺黄性寒，既清心、肝之热，又能豁痰利窍，为清热化痰、凉心定惊之良药，《开宝本草》就有"镇心明目"的论述。天竺黄味甘力缓，儿科用之尤宜。治小儿痰热急惊抽搐，常配胆南星、朱砂、青黛等药以清热化痰，熄风定惊；治痰热癫痫，常配郁金、白矾、僵蚕等药，共奏清热化痰、定痫止痉之功；治中风痰热上壅，喉中声如曳锯者，可配石菖蒲、胆南星、牛黄等药，奏清心豁痰、开窍醒神之效。天竺黄具清心凉肝之功，又可治小儿热病神昏谵语，常配犀角（水牛角代）、生地黄、金银花等药，以清心凉血解毒。

【注意事项】

无湿热痰火者慎服，脾虚胃寒便溏者、孕妇以及灰指甲、鹅掌风等皮肤病病人禁服。服药期间忌食萝卜、酸辣。

【基　　原】

本品为木兰科植物五味子或华中五味子的干燥成熟果实。

【功能主治】

味酸、甘，性温。归肺、心、肾经。收敛固涩，益气生津，补肾宁心。主治小儿自汗盗汗、久嗽虚喘、遗尿尿频、久泻不止等病证。

【用法用量】

内服：煎汤，1.5~6 g；或入丸、散。外用：研末掺或煎水洗。

【刘老经验】

《神农本草经》提出五味子有益气补虚强阴等作用。历代文献记述五味子补虚劳、壮筋骨，专补肺肾，兼补五脏，益气生津。对小儿肺肾虚损之咳喘、气虚自汗、阴虚盗汗，均有治疗作用。刘老常将五味子与罂粟壳同用，治疗小儿肺虚久咳；与山茱萸、熟地黄、山药等配伍，治疗小儿肺肾两虚之喘咳；

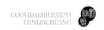

配伍麻黄、细辛、干姜等，治疗小儿寒饮咳喘；与麻黄根、煅牡蛎等同用治疗小儿自汗盗汗；与麦冬、山茱萸、山药等同用，治疗小儿梦遗；与补骨脂、肉豆蔻、吴茱萸同用，治疗小儿脾肾虚寒之久泻不止。

现代药理研究指出：五味子主要含有挥发油、有机酸、木脂素、五味子甲素等化学物质，具有抗惊厥作用。五味子醇提取液对半乳糖致实验小鼠脑神经细胞损伤具有保护作用。刘老在辨证论治的前提下，结合现代医学研究成果，并与辨病相结合，将五味子用于小儿自汗盗汗、久嗽虚喘、遗尿尿频、久泻不止，取得了较好疗效。

【注意事项】

外有表邪，内有实热，或咳嗽初起、痧疹初发者忌服。

牛 膝

【基　　原】

本品为苋科植物牛膝的根。

【功能主治】

味苦、酸，性平。归肝、肾经。补肝肾，强筋骨，活血通经，引火（血）下行，利尿通淋。主治头痛眩晕、足痿筋挛以及经闭癥瘕、胞衣不下、痛经、跌打伤痛、风湿腰膝疼痛、淋证、水肿、小便不利、口舌生疮、吐血衄血等病证。

【用法用量】

内服：煎汤，5~15 g；浸酒或入丸、散。

【刘老经验】

早在《神农本草经》就有牛膝"主寒湿痿痹，四肢拘挛，膝痛不可屈，逐血气"的论述。刘老认为牛膝活血祛瘀力强，性善下行，长于活血通经，尤多用于下肢瘫痪麻木以及妇科经产诸疾。治瘀阻经闭、痛经、月经不调，常配伍当归、桃仁、红花；治胞衣不下，可与当归、瞿麦、冬葵子同用。

刘老指出：牛膝宜与川牛膝鉴别。两者均能活血通经，补肝肾，强筋骨，引火（血）下行，利尿通淋。但川牛膝长于活血通经，牛膝长于补肝肾，强筋骨。

现代药理研究指出：牛膝具有降压，镇痛，抑制心脏等作用。刘老在辨证论治的前提下，结合辨病及现代药理研究成果，常用于瘀阻经闭、痛经、月经不调等疾病。

【注意事项】

凡中气下陷，脾虚泄泻，下元不固，梦遗失精，月经过多及孕妇均忌服。

丹 参

【基　原】

本品为唇形科草本植物丹参的根及根茎。

【功能主治】

味苦，性微寒。归心、心包、肝经。活血祛瘀，凉血清心，养血安神。主治小儿病毒性心肌炎、紫癜、肝脾大，妇女月经不调、闭经痛经、子宫外孕、产后心烦不眠、烦躁神昏、瘀滞腹痛、癥瘕积聚等，亦用于神昏发斑、心悸失眠、胸胁痛、风湿痹痛、疮疡肿痛、跌仆伤痛、产后瘀痛等。

【用法用量】

内服：煎汤，9~15 g；或入丸、散。外用：熬膏涂，或煎

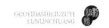
水熏洗。刘老常用量为 6~30 g。

【刘老经验】

丹参色赤入血，古云"一味丹参，功同四物"，故刘老认为丹参为养血活血之要药，在心脑血管疾病及妇科月经病中应用广泛，尤其对于各种血虚、血瘀并见的疾病，更有其独到之处，如小儿病毒性心肌炎，因其以气虚血瘀为基础病机，治宜益气活血、通络止痛，遂取丹参为主药之一，取其活血而不伤血、补血而不留瘀的特点。丹参又为女科要药，因其养血活血，生新血，行宿血，故能安生胎，落死胎；血崩带下可止，经脉不匀可调，故刘老在妇科疾病中亦广为应用。

临床上刘老对于血虚兼瘀者，常用丹参配伍补肝养血之品，以收祛瘀生新之功；但若为纯虚无瘀之证，则不宜应用。又因丹参性凉，可清心凉血以除烦安神，宜用于血分有热、心神不安之证。对于气血两虚而无热象者，刘老常用炒丹参，以改善其凉之性。如小儿温病热入营血而致血热心烦、昼静夜躁、斑疹等症，则用丹参配生地黄、玄参、赤芍、牡丹皮、地骨皮、广犀角等同用。小儿胸痛心悸者，配黄芪、砂仁、檀香。小儿丹毒、痈肿，可配牡丹皮、赤芍、天花粉、金银花、连翘等同用。月经不调、经闭经痛者，可配合当归、赤芍、熟地黄、川芎、桃仁、红花、香附、蒲黄、牛膝、茜草等同用。癥瘕积聚，可配合炙鳖甲、生牡蛎、枳实、当归尾、桃仁、红花、白术、茯苓、三棱、莪术、山楂核、苍术、香附、桂枝等同用。如痛处固定不移，病久，舌上有瘀斑或瘀血腹痛，可配合当归、赤芍、白芍、红花、桃仁、木香、乌药、吴茱萸、五灵脂、蒲黄、刘寄奴等同用。

现代药理研究发现，丹参中提取的主要成分丹参酮类具有扩血管、改善动脉粥样硬化、保护心肌、抗凝、抗血栓、改善微循环、促进组织修复再生、抗氧化等药理作用。正因为丹参能加速心肌缺血或损伤的修复，减轻急性心肌缺血的程度，故刘老在小儿心脑血管疾病中善用此药，如刘老自拟的治疗小儿病毒性心肌炎的芪丹护心饮，丹参即为主药之一。此外丹参对肺纤维化、肺损伤亦有保护作用，还可减轻呼吸窘迫综合征症状，因此刘老对哮喘恢复期患儿常用之，如在七味都气丸中常配伍丹参，疗效颇佳。

【注意事项】

无瘀血者及孕妇慎服。反藜芦。

【基　　原】

本品为豆科植物甘草、胀果甘草或光果甘草的干燥根。

【功能主治】

味甘，性平。归心、肺、脾、胃经。补脾益气，清热解毒，祛痰止咳，缓急止痛，调和诸药。主治心律失常、心动悸、脉结代及小儿脾胃虚弱、食少、腹痛便溏、劳倦发热、肺痿咳嗽、咽喉肿痛、消化性溃疡、痈疽疮疡、药毒及食物中毒等病证。

【用法用量】

内服：煎汤，2~10 g；或入丸、散。外用：研末掺或煎水洗。

【刘老经验】

刘老认为，甘草性味甘平，虽最具甘缓之性，但能缓能急、能补能清，在临床治疗中应用最为广泛。刘老认为甘草功能分为以下五大方面。

第一功能是通过补脾土益中气治疗各种虚弱证。体虚或久

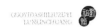
病而致中焦气虚，如小儿四肢无力、气短、少言、饮食不香、消化不良、大便溏泄等，常用本品配合党参、白术、茯苓、白扁豆、陈皮等以健脾益气。

第二功能是缓和药性。甘草药性和缓，通行十二经，可升可降，取小剂量用于复方之中，能降低或缓解药物的偏性或毒性，与补、泻、寒、热、温、凉等各类药物配合应用，有调和药性的作用。例如与当归、白芍、地黄、川芎、党参、白术、茯苓等补药同用，可使补药作用和缓持久而不疾；与大黄、芒硝、枳实等泻下药同用，可缓和泻药之性，使泻而不速，充分发挥药力而不伤胃气；与生石膏、知母等寒性药同用，可缓和寒性药之寒，以防其伤胃；与附子、干姜等热性药同用，可缓和热性药之热，以防其伤阴；与麻黄、桂枝、苦杏仁等辛温发散药同用，可使药性和缓，并保护胃气，以防汗后伤津液等。甘草在各类药方中，能使各药互相和谐而无相争之弊，所以前人称它能"调和百药"。

第三功能是清热解毒，正如《用药法象》云"去咽痛"，《本草纲目》谓"降火止痛"。甘草生用有清热解毒作用，常用于痈疽疮疡的治疗。例如对小儿痈疡、化脓性咽扁桃体炎，常与金银花、连翘、赤芍、牡丹皮、紫花地丁、蒲公英等同用。对各种阴疽，常与熟地黄、麻黄、肉桂、鹿角胶、白芥子、桂枝等同用，也有解毒作用。近代研究证明，甘草对番木鳖、水合氯醛、白喉毒素、破伤风毒素、河豚毒、蛇毒等，有解毒作用。前人经验中也有"解百毒"的记载。

第四功能是缓急止痛。《药性论》云"主腹中冷痛……主妇人血沥腰痛"，即为此意。"急"含有紧张、痉挛、收缩等意义。刘老认为大剂量甘草具有缓急之用。对妇儿虚寒性的腹中急痛者，常配白芍、饴糖、桂枝、大枣、生姜等同用，如小建中汤。近人研究证明，甘草有缓解胃肠平滑肌痉挛的作用，这对甘草的缓急作用，有了进一步的认识。如炙甘草 10 g 配白芍 30 g 同用，名"芍药甘草汤"，可用于阴血不足之肢体厥逆、脚挛急不伸等症。

第五功能是化痰止咳。甘草入肺能润肺、祛痰止咳，与他药配伍应用能治疗妇儿的各种咳嗽。近代研究也证明其为润滑性祛痰药，口服后能使咽喉黏膜减少刺激，适用于咽喉炎症。还证明甘草有抑制结核分枝杆菌的作用，配合抗结核药，可用于肺结核。治风寒咳嗽，可配麻黄、苦杏仁，如三拗汤；治风热咳嗽，可配桔梗、桑叶、牛蒡子等；对痰湿咳嗽，可配陈皮、法半夏、茯苓等；对痰热咳嗽，可配苦杏仁、贝母、枇杷叶、瓜蒌、知母、黄芩等。

刘老运用甘草强调用法用量的差别。用炙甘草（蜜炙），适用于补中益气；生甘草适用于清热解毒；生甘草梢能治尿道中疼痛，适用于淋证；生甘草节适用于消肿毒、利关节；粉甘草（生甘草去皮），适用于清内热、泻心火。用量一般为 1.5～6 g，缓急止痛则用 10 g。脾胃有湿而中满呕吐者忌用。长期大量服用可因水钠潴留引起水肿、高血压，可配伍薏苡仁 30 g 利水渗湿以预防之。配伍时注意本品反大戟、甘遂、芫花、海藻。

现代药理研究指出：甘草主要含有甘草酸、甘草酸苷、甘草次酸、甘草黄酮、甘草苷、甘草素等化学物质，具有抗惊厥、镇痛、镇咳、降血脂，抗动脉粥样硬化，抑制血小板聚集，抗心律失常、抗炎等作用。有实验结果显示，甘草总黄酮提取部位对慢性不可预测应激引起的实验大鼠抑郁行为具有良好的抗抑郁药理活性，且在较大剂量下能对应激引起的海马神经再生损害起到保护作用。刘老在辨证论治的前提下，结合现代医学研究成果，并与辨病相结合，广泛地运用甘草治疗妇儿心悸、神疲乏力、腹痛等病证。临床上，刘老还常将甘草与红花、苦参制成浸膏片治疗心律失常。

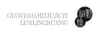

【注意事项】

实证中满腹胀者忌服。不宜与甘遂、大戟、芫花、海藻同用。大剂量可导致水钠潴留，引起水肿。

【基　　原】

本品为菊科植物艾的干燥叶。

【功能主治】

味辛、苦，性温。有小毒。归肝、脾、肾经。散寒止痛，温经止血，安胎。主治肢体痹痛麻木以及少腹冷痛，经寒不调，宫冷不孕，吐血衄血，崩漏经多，妊娠下血，胎动不安等病证。

【用法用量】

内服：煎汤，3~9 g；入丸、散或捣汁。外用：捣蓉作炷或制成艾条熏灸，捣敷、煎水熏洗或炒热温熨。

【刘老经验】

《本草汇言》载："艾叶，暖血温经，行气开郁之药也。开关窍，醒一切沉涸伏匿内闭诸疾。"刘老认为艾叶气香味辛，温可散寒，为温经止血要药，适用于虚寒性出血病证，尤宜于崩漏。

艾叶可与不同中药联合应用，具有不同的功效，治疗多种疾病。如艾叶与芍药、干地黄配伍，可治疗下元虚冷之崩漏下血；与生荷叶、生柏叶等药配伍治疗血热妄行所致的吐血、咯血等多种出血证。小腹冷痛，日久不孕者，可与香附、吴茱萸、当归、肉桂等配伍，以散寒止痛，养血调经；产后感寒腹痛或老人脐痛腹冷痛者，可用熟艾入布袋兜于脐部；寒湿泻痢不止者，可与干姜同煎；若痢下赤白、血多、痛不可忍者，则须与黄连、木香、肉豆蔻等同用，以清热行气止痛。刘老指出艾叶为妇科安胎要药，临床多与阿胶、桑寄生等同用治疗妊娠胎动不安。刘老提示，在大队寒凉药中配用艾叶，可防止凉遏留瘀之弊。

【注意事项】

阴虚血热者慎用。

石菖蒲

【基　　原】

本品为天南星科植物石菖蒲的干燥根茎。

【功能主治】

味辛、苦，性温。归心、胃经。化湿开胃，开窍豁痰，醒神益志。主治小儿耳鸣耳聋、健忘、痴呆、遗尿、神昏、癫痫等疾病，还可治疗脘痞、胀闷疼痛、噤口痢等病证。

【用法用量】

内服：煎汤，3~10 g，鲜品加倍；或入丸、散。外用：适量，煎水洗；或研末调敷。

【刘老经验】

刘老指出，石菖蒲的功效，《本草从新》做了全面的总结，其云："辛苦而温，芳香而散，开心窍，利九窍，明耳目，发声音，去湿除风，逐痰消积，开胃和中，疗噤口毒痢。"《本草新编》中也有载："味辛而苦，气温，无毒。能开心窍，善通气，止遗尿，安胎除烦闷，能治善忘。"刘老认为其最主要的功能为开脑窍醒脑神，以上的心窍实为脑窍，开心窍、利九窍、

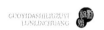

明耳目、发声音等功能均为醒脑开窍所统。因心主神明，脑为神明之府，脑髓元神又为五官九窍之司，目之视物、耳之听音、鼻之嗅闻、舌之司味等五官和九窍的生理功能都是脑神生理功能的外在表现。《日华子本草》中载："除风下气，丈夫水藏，女人血海冷败，多忘，长智，除烦闷，止心腹痛，霍乱转筋，治客风疮疥，涩小便，杀腹藏虫及蚤虱。"

临床刘老对于小儿热入心包和痰迷心窍而致的神志昏迷、神明失常、昏愦不语，甚或抽搐等症，常与远志、胆南星、天麻、全蝎、天竺黄、郁金等配伍同用。对于因痰浊、气郁影响心神而致小儿心悸、善忘、惊恐、精神不安、癫痫、癫狂等病症，常与远志、香附、郁金、琥珀、僵蚕、全蝎、胆南星、龙齿、茯神等配伍同用。对于小儿遗尿，常与桑螵蛸、益智仁、麻黄、金樱子等配伍同用。此外，石菖蒲气味芳香，具有化湿和胃功能。

现代药理研究证实，石菖蒲的主要成分为生物碱、细辛醚、挥发油类等化学物质。细辛醚具有抗惊厥、镇静、改善小鼠学习记忆障碍等作用。刘老在辨证论治的前提下，结合现代医学研究成果，并与辨病相结合，广泛地运用石菖蒲治疗小儿遗尿、耳鸣、耳聋、癫痫等病症。

【注意事项】

阴虚阳亢、烦躁汗多、咳嗽、吐血、滑精者慎服。

龙 齿

【基　原】

本品为古代哺乳动物如象类、犀牛类、三趾马等牙齿的化石。

【功能主治】

味甘、涩，性凉。归心、肝经。宁心安神。主治小儿惊痫癫狂及妇儿烦热不安、心悸怔忡、失眠多梦等疾病。

【用法用量】

内服：煎汤，10~15 g，打碎先煎；或入丸、散。外用：适量，研末撒或调敷。刘老一般用 10~30 g。

【刘老经验】

刘老指出龙齿为宁心安神之要药，在《神农本草经》有载："治小儿大人惊痫，癫疾狂走，心下结气，不能喘息，诸痉。"《药性论》曰："镇心，安魂魄。"《日华子本草》言："治烦闷，癫痫，热狂。"

刘老临证擅于通过不同的配伍发挥龙齿的功效。龙齿功擅镇心安神，治疗小儿因惊成痫、癫狂谵语，可配铁粉、凝水石、茯神等；若惊痫兼痰实壮热者，可与大黄、枳壳、朴硝等导热化痰之品同用。治小儿天钓，手脚掣动，眼目不定，有时笑啼嗔怒，可配钩藤、蝉蜕、朱砂等；龙齿与白芍、大黄等同用，可用于小儿惊啼、烦热、夜卧不安。

【注意事项】

畏干漆、蜀椒、理石。

龙 骨

【基　　原】

本品为古代哺乳动物如象类、犀牛类、三趾马等的骨骼化石。

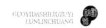
【功能主治】

味甘、涩，性平。归心、肝、肾经。镇惊安神，敛汗固精，平肝潜阳，止血涩肠，生肌敛疮。主治妇儿惊痫癫狂、怔忡健忘、失眠多梦、崩漏带下，并治肝阳眩晕、自汗盗汗及遗精淋浊、吐衄便血、溃疡久不收口等病证。

【用法用量】

内服：煎汤，10~15 g，宜先煎；或入丸散。外用：研末撒或调敷。刘老常用量为 10~30 g。

【刘老经验】

龙骨始载于《神农本草经》，列为上品："龙骨味甘，主心腹鬼疰，精物老魅，咳逆，泻痢脓血，女子漏下，小儿热气惊痫。主治小儿惊痫癫疾而走。"《本草述》中也有："龙骨可以治疗阴阳乖离之病，如阴之不能守其阳，或为惊悸，为狂痫，为谵妄，为自汗盗汗。"

刘老认为龙骨其质最黏涩，具有翕收之力，故能收敛元气，镇安精神，平肝潜阳，固涩滑脱。凡妇儿惊痫癫狂、怔忡健忘、失眠多梦、眩晕头痛、多汗淋漓、吐血衄血、二便下血、大便滑泄、小便不禁及女子崩带，皆能治之。龙骨尤善重镇安神。刘老指出龙骨与菖蒲、远志等同用，治疗心神不宁、心悸失眠、健忘多梦等；与钩藤、胆南星等药同用，治疗痰热内盛，癫狂发作；与赭石、生牡蛎、生白芍同用，治疗子痫；与桑螵蛸、茯神等配伍，治疗心肾两虚之小便频数、遗尿；与黄芪、海螵蛸等同用，治疗冲任不固之崩漏；与浮小麦、五味子等同用，治疗自汗盗汗。

现代药理研究证实：龙骨中含有碳酸钙、磷酸钙及某些有机物，具有镇静催眠、抗惊厥、促进血液凝固、降低血管通透性、减轻骨骼肌兴奋性等作用。刘老在辨证论治的前提下，结合现代医学研究成果，并与辨病相结合，广泛地运用龙骨配伍治疗妇儿科疾病如神经衰弱、惊痫癫狂、怔忡、健忘、失眠、多梦、眩晕、自汗、盗汗等病症，临床收效良好。

【注意事项】

有湿热、实邪者忌服。

白 术

【基 原】

本品为菊科植物白术的根茎。

【功能主治】

味苦、甘，性温。归脾、胃经。补脾燥湿，利水，止汗。主治小儿脾胃虚弱之厌食、消化不良、泄泻、支气管炎、水肿、表虚自汗；亦可治疗妊娠足肿、胎动不安。

【用法用量】

内服：煎汤，6~12 g；熬膏或入丸、散。

【刘老经验】

刘老认为白术味甘能补脾，性温可和中，为脾脏补气第一要药，在小儿消化系统疾病中应用广泛，尤其对于脾胃虚弱、食少胀满、倦怠乏力、泄泻等证，更有其独到之处。脾常不足本为小儿的生理特点之一，若饮食不节、过食生冷、肥甘厚味，则更伤脾气，从而出现厌食、腹胀、泄泻等症，久则导致营养不良、小儿疳积等。此皆因于脾弱，用白术健脾，则诸疾自去。故刘老擅用的治疗小儿厌食的异功散，治疗小儿泄泻的藿香正气散、七味白术散，方中皆配有白术。

刘老临证应用注意根据不同的需要，酌情选取生用、炒用、

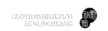

土炒、炒焦之白术。生白术适用于益气生血；炒白术适用于健脾燥湿；焦白术适用于助消化、开胃口，散癥癖。根据刘老经验，无论是泄泻还是便秘均可用白术治疗，运用关键在于掌握正确用法，泄泻需用土炒白术，白术土炒后其健脾渗湿作用增强而止泄泻；便秘需用生白术（用量宜重，可至 30~60 g），生白术健脾益气作用不减，而且质润，适用于气虚便秘，据现代实验研究，生白术可使胃肠分泌旺盛，蠕动增速；入血可使血循环增快。这可能是生白术治疗便秘的现代机制之一。

白术苦温燥湿，能补脾阳。因脾司运化，喜燥而恶湿，得阳始运，能升则健。如脾阳不振，运化失职，必致里湿不化，水湿停留，而发生痰饮、水肿。白术既能燥湿，又能利水，可用于水湿内停之痰饮或水湿外溢之水肿。故刘老对于小儿土不生金所致咳嗽肺脾气虚证，常用白术配党参以培土生金，燥湿化痰，方如六君子汤（党参、白术、茯苓、甘草、陈皮、法半夏）；若脾虚不能制水，则水湿外溢而为水肿，补脾则能制水，水不外溢，水肿自消，故刘老治疗小儿水肿、妊娠足肿，亦擅用白术配合健脾利水药，如防己黄芪汤（防己、黄芪、白术、甘草、生姜、大枣）、五苓散（白术、泽泻、茯苓、猪苓、桂枝）、参苓白术散（党参、白术、茯苓、白扁豆、陈皮、山药、甘草、莲子、砂仁、薏苡仁、桔梗、大枣）等。

白术又可止气虚自汗。脾虚者，肺气亦虚，卫表不固，则多汗，补脾则土能生金，肺卫自固，虚汗自止。故刘老对小儿气虚自汗，亦擅用白术配合黄芪、防风，如玉屏风散。

脾胃为后天之本，是人体气血生化之源。白术能健脾益气，培补中焦，中焦运化旺盛，则气血自生，故能益气生血，常与党参、茯苓、甘草、当归、白芍、熟地黄、川芎等配伍应用（如八珍汤、人参养荣汤）。刘老根据这些经验和理论，常用来治疗各种贫血，取得了较好疗效。妊娠以后，需要更多的血液养胎，血液来源于中焦，所以增加了中焦脾胃的负担，容易导致中焦运化失常，出现胃失和降、胃气上逆而为呕逆、眩晕、胸闷、不食等"恶阻"症状，可用白术健脾化湿，和中安胎，常与陈皮、竹茹、紫苏梗、茯苓、广藿香、生姜等配伍同用；兼有思冷饮食、烦热、舌苔黄、脉数等胎热表现者，与黄芩、栀子、白芍等配伍同用；兼面色萎黄、唇舌色淡、爪甲苍白、心悸气短、脉细等血虚表现者，与当归、白芍、生地黄等配伍应用；表现为腰酸腹坠、腿软无力、容易滑胎、小产、尺脉弱等肾虚胎元不固者，与桑寄生、续断、山药、山茱萸、熟地黄、黄芪、党参等配伍同用，脾气旺，肝肾气血得以充足，胎元自然安固。

药理实验证实白术主要含有挥发油、内酯类化合物、多糖、苷类成分、氨基酸等各类化学成分，其对肠管运动有明显的调节作用，有显著而持久的利尿作用，升白细胞、增强免疫、强壮等作用。故刘老以此为依据，擅用白术止泻、利尿、健运小儿脾阳、开胃助食、强肌健体，每能取得良好疗效。

【注意事项】

阴虚燥渴，气滞胀闷者忌服。

【基　　原】

本品为伞形科植物白芷或杭白芷的干燥根。

【功能主治】

味辛，性温。归胃、大肠、肺经。解表散寒，散风除湿，通窍止痛，止带，消肿排脓。主治小儿头痛、眉棱骨痛、齿痛

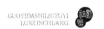
鼻渊、额窦炎、寒湿腹痛、风湿痹痛、肠风痔漏、痈疽疮疡、皮肤瘙痒等病证及女子赤白带下。

【用法用量】

内服：煎汤，3~9 g，或入丸、散；外用：研末撒或调敷。

【刘老经验】

刘老指出，《名医别录》云白芷"治两胁满，风痛头眩，目痒"，故用白芷配伍防风、羌活、细辛，治疗小儿风寒头痛；《本草纲目》言其"治鼻渊鼻衄，齿痛，眉棱骨痛"，故可单用或配川芎、辛夷、苍耳子、防风，治疗小儿阳明经头痛、眉棱骨痛、齿痛；《日华子本草》言其"治目赤胬肉……止痛生肌"，故配金银花、赤芍、天花粉，用于小儿疮疡肿痛；配瓜蒌、贝母、蒲公英，用于乳痈肿痛；《药性论》指出其能"疗妇人沥血，腰腹痛"，故配白术、苍术、海螵蛸，治疗寒湿带下之妇女腰腹痛；配伍黄柏、椿根皮，治疗湿热带下之妇女腰腹痛。

现代药理研究指出：白芷主要含有挥发性成分、香豆素类、欧前胡素等化学物质，具有解热、解痉、镇痛等药理作用。刘老在辨证论治的前提下，结合现代医学研究成果，并与辨病相结合，常运用白芷配伍其他药物治疗小儿头痛鼻渊、额窦炎及女子赤白带下等病证。

【注意事项】

阴虚血热者忌服。

白 果

【基　　原】

本品为银杏科植物银杏的种子。

【功能主治】

味甘、苦，性平、涩。有小毒。归肺经。敛肺平喘、收涩止带。主治小儿支气管哮喘、喘息性支气管炎、婴幼儿哮喘痰鸣、小便频数等，亦用于小儿白浊及妇女带下等。

【用法用量】

内服：1~9 g，或2~5个，水煎服。

【刘老经验】

刘老认为白果的功效，生熟有别，生食降浊痰，杀虫；熟食敛肺益气，定哮喘，缩小便，止带浊。

首先，白果为敛肺气、定痰喘之要药，故在小儿肺系疾病中应用广泛。刘老认为此药因有小毒，临床不可多用，而小儿又最宜用之。因白果不仅入肺经，能祛痰止咳平喘，又入心经，通任、督之脉，至于唇口，因小儿过餐水果，必伤脾胃，损任、督之脉，当是之时，宜遵《本草新编》所言，"五日内，与十枚熟食"，则"永不饱伤之苦，并不生口疳之病"。故刘老对小儿哮喘痰鸣之症，常选用含有白果的定喘汤化裁，即是取白果少量服用则益于任督，涤胃中饮食积滞之功效。

其次，因白果有收涩止带作用，故刘老对妇女带下病，常配伍白果，疗效满意，如治疗黄带的易黄汤，即是取其性涩收敛止带之功。

现代药理研究证实白果具有祛痰止咳、抗菌、抗过敏、提高应激反应等药理作用，刘老认为这一作用又最适宜于哮喘的小儿，这些小儿的发病本身与过敏有关，同时主要症状一般存在咳喘痰鸣，这时应用白果更是相得益彰，可以取得很好的疗效。

对于白果的配伍经验，刘老认为：小儿咳嗽气急明显者，配麻黄、甘草；咳喘痰黄者，配麻黄、桑白皮、黄芩；小便频

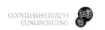
数、白带、白浊者，配芡实、莲子。

【注意事项】

本品有小毒，忌生食。熟食一日不得超过 4~5 颗。食时应去除果仁中的绿色胚芽，避免接触核仁和肉质外皮。出现恶心呕吐、腹痛腹泻等中毒症状，可用白果壳 30 g 煎水服。

【基　　原】

本品为十字花科植物白芥的种子。

【功能主治】

味辛，性温。归肺、胃经。利气豁痰，温中散寒，通络止痛。主治小儿痰饮咳喘、胸胁胀满疼痛、悬饮等病证。

【用法用量】

内服：煎汤，3~10 g；或入丸、散。外用：适量，研末调敷；治喘咳宜敷贴背部肺俞、心俞、膈俞。

【刘老经验】

刘老认为白芥子辛温，能散风寒，利气机，通经络，化寒痰，逐水饮，正如《本草求真》记载："白芥子专入肺，气味辛温，能治胁下及皮里膜外之痰，非此不达，古方控涎丹用之，正是此义。盖辛能入肺，温能散表，痰在胁下皮里膜外，得此辛温以为搜剔，则内外宣通，而无阻隔窠囊留滞之患矣……"临床上治疗小儿咳喘胸闷、寒痰壅肺、痰多难咯者，可与紫苏子、莱菔子等配伍；治悬饮咳喘胸满胁痛者，可配甘遂、大戟等以豁痰逐饮；治小儿冷哮日久，可配伍细辛、甘遂等研末，外敷肺俞、膏肓等穴位。

现代药理研究指出：白芥子苷水解物刺激胃黏膜，能反射性地引起支气管分泌增加，即具有祛痰作用。刘老在辨证论治的前提下，结合现代医学研究成果，并与辨病相结合，常使用白芥子配伍其他药物治疗小儿痰饮咳喘，疗效满意。

【注意事项】

本品辛温走散，耗气伤阴，肺虚久咳及阴虚火旺者禁服，皮肤过敏或溃破者忌用。用量不宜过大。

半 夏

【基　　原】

本品为天南星科植物法半夏的干燥块茎。

【功能主治】

味辛，性温。有毒。归脾、胃、肺经。燥湿化痰，降逆止呕，消痞散结；外用消肿止痛。主治眶上神经痛、面肌痉挛、痰饮眩晕、痰厥头痛、梅核气、痰蒙神昏等疾病及痰多咳喘、呕吐反胃、胸脘痞闷、结胸、痈肿痰核、瘰疬、毒蛇咬伤等病症。

【用法用量】

内服：煎汤，1.5~9 g；入丸、散。外用：适量，生品研末，水调敷，或用酒、醋调敷。

【刘老经验】

《神农本草经》中记载："半夏主伤寒，寒热，心下坚，下气，咽喉肿痛，头眩，胸胀，咳逆，肠鸣，止汗。"刘老认为半夏辛温而燥，化痰力强，既可祛有形之痰，又可化无形之痰。刘老临证巧于配伍，广泛应用其治疗妇儿科的多种外感和内伤

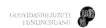

疾病。治寒痰，宜与白芥子、生姜等同用；治热痰可与瓜蒌、黄芩等配伍；治风痰，宜与天麻、天南星等同用。痰湿内阻、胸脘痞闷者，可配陈皮、茯苓等同用；如寒热互结，可配黄芩、黄连、干姜等。此外，又常用于胸痹疼痛，配瓜蒌、薤白等同用；治结胸，可与瓜蒌、黄连等同用；治瘿瘤瘰疬痰核，与海藻、昆布、贝母等配用；用治梅核气，可配厚朴、紫苏等；治疗痰湿壅滞、咳嗽气逆等，与陈皮、茯苓等配伍；治痰多咳嗽，又常与贝母配伍应用；治胃寒呕吐，可配合生姜或广藿香、丁香等品；治胃热呕吐可配合黄连、竹茹等药；治妊娠呕吐，可配合伏龙肝等品；治胃虚呕吐，可配人参、蜂蜜同用。本品辛散温燥有毒，主入脾胃兼入肺，能行水湿，降逆气，而善祛脾胃湿痰。水湿去则脾健而痰涎自消，逆气降则胃和而痞满呕吐自止，故为燥湿化痰、降逆止呕、消痞散结之良药。既主治脾湿痰壅之痰多咳喘气逆，如二陈汤、小青龙汤，又治湿痰上犯之眩晕心悸失眠，如半夏白术天麻汤。本品善燥湿降逆止呕，又性温兼散寒，主治胃寒及痰饮呕吐，如小半夏汤。若治疗其他原因所致的呕恶，当据情配伍他药。半夏又善治胃气上逆之恶心呕吐，痰湿中阻之胸脘痞闷，气郁痰结咽中如有物阻之梅核气，如半夏厚朴汤。若痰热互结之心下痞，用小陷胸汤。还可治痰湿凝滞经络或肌肉所致的瘿瘤痰核及痈疽肿毒，未化脓者，可单用生品为末，醋调外敷。此外，取该品和胃之功，治疗胃不和卧不安，与秫米合用，如半夏秫米汤；取该品行湿润燥之功，治疗老人火衰便秘，与硫黄合用，如半硫丸。

刘老认为姜半夏长于降逆止呕，半夏长于燥湿且温性较弱，半夏曲则有化痰消食之功，竹沥半夏能清化热痰，主治热痰、风痰之证，生半夏质重性沉，善降胃气，治疗顽固性呕吐效果极佳。

刘老指出，临床使用应当注意，半夏使用不当可引起中毒。

具体表现为口舌咽喉痒痛麻木，声音嘶哑，言语不清，流涎，味觉消失，恶心呕吐，胸闷，腹痛腹泻，严重者可出现喉头痉挛，呼吸困难，四肢麻痹，血压下降，肝肾功能损害等，最后可因呼吸中枢麻痹而死亡。

现代药理研究指出：半夏具有抗心律失常、抑制心功能、降低血压、抗惊厥、镇痛、镇吐等作用。刘老在辨证论治的前提下，结合现代医学研究成果，并与辨病相结合，广泛应用其治疗妇儿科的多种外感和内伤疾病，疗效满意。

【注意事项】

阴虚燥咳、津伤口渴、血证及燥痰者禁服，孕妇慎服。反乌头。

当 归

【基　　原】

本品为伞形科植物当归的干燥根。

【功能主治】

味甘、辛，性温。归肝、心、脾经。补血活血，调经止痛，润肠通便。主治头痛、头晕、血虚血滞、月经不调、闭经痛经、虚寒腹痛、肠燥便秘等。

【用法用量】

内服：煎汤，6~12 g；浸酒、熬膏或入丸、散。

【刘老经验】

刘老指出：当归甘补辛散，温通滋润，归心、肝、脾经而有补血、活血之功，兼能行气，为血病之要药。心主血、肝藏血、脾统血，又妇人以血为本，所以妇人用之补血调经，是治

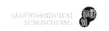
疗妇科病最常用的药物，能使血各归其所，凡月经不调、闭经腹痛、胎产诸证，不论血虚、血滞，皆为主药。其与黄芪配伍（名当归补血汤），常用于失血后血虚、气血不足、产后流血过多等症。配熟地黄、白芍、川芎（名四物汤），是最常用的补血药方，运用本方随证加减，可用于各种血虚证。当归与熟地黄、赤芍、川芎、红花、桃仁、茜草、香附等同用，可用于气血凝滞而致的经闭。与白芍、香附、延胡索、炒川楝子等同用，可用于行经腹痛。与生地黄、白芍、白术、艾叶炭、阿胶珠、棕榈炭等同用，可用于月经过多、崩漏等证。总之，当归能调理冲、任、带三脉，善能补血、和血，故为妇科调理经血最常用之药，前人把它称之为"妇科专药"，无论胎前、产后各病，都常随证加减采用。

刘老指出要更好地发挥当归的疗效，需注意炮制与药用部位的选择。当归头和当归尾偏于活血、破血；当归身偏于补血、养血；全当归既可补血又可活血；当归须偏于活血通络。酒当归（酒洗或酒炒）偏于行血活血；土炒当归可用于血虚而又兼大便溏软者；当归炭用于止血。

现代药理研究指出：当归主要含有挥发油、有机酸、多糖、黄酮类等化学物质，具有镇痛、造血、抗血小板聚集、抗心律失常、抗辐射、抗肿瘤等作用。动物实验表明，当归及其阿魏酸钠有明显的抗血栓作用，其抗血栓作用可能与抑制血小板聚集和降低血液黏滞性有关，藁本内酯可能是其有效成分之一。此外，当归尚具有抗心肌缺血，扩张冠脉，降血脂，抗氧化等作用。刘老在辨证论治的前提下，结合现代医学研究成果，并与辨病相结合，广泛地运用当归调治妇科胎前产后经血疾病，每获良效。

【注意事项】

湿阻中满及大便溏泄者慎服。

【基　原】

本品为钳蝎科动物东亚钳蝎的干燥体。

【功能主治】

味辛，性平。有毒。归肝经。熄风镇痉，攻毒散结，通络止痛。主治小儿惊风、抽搐痉挛、坐骨神经痛、中风口㖞、半身不遂、破伤风、偏正头痛等疾病，还用于风湿顽痹、疮疡瘰疬等病证。

【用法用量】

内服：煎汤，1.5~5 g；研末入丸、散，每次0.5~1 g；蝎尾用量为全蝎的1/3。外用：适量，研末掺、熬膏或油浸涂敷。

【刘老经验】

刘老认为，本品主入肝经，性善走窜，既平熄肝风，又搜风通络，有良好的熄风止痉之效，为治痉挛抽搐的要药，正如《开宝本草》记载："疗诸风瘾疹，及中风半身不遂，口眼㖞斜，语涩，手足抽掣。"临床上可治各种原因之惊风、痉挛抽搐，常与蜈蚣同用；如用治小儿急惊风高热，神昏、抽搐，常与羚羊角、钩藤、天麻等清热、熄风药配伍；用治小儿慢惊风抽搐，常与党参、白术、天麻等益气健脾药同用；用治痰迷癫痫抽搐，可与郁金、明矾各等份，研细末服；若治破伤风痉挛抽搐、角弓反张，又与蜈蚣、天南星、蝉蜕等配伍，或与蜈蚣、钩藤、朱砂等配伍。刘老认为，全蝎味辛，有毒，故有散结、攻毒之功，多作外敷用。如用全蝎、栀子，麻油煎黑去渣，入黄蜡为膏外敷，治疗诸疮肿毒。刘老指出，《医学衷中参西录》

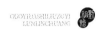

有载：以全蝎焙焦，黄酒下，消颌下肿硬。《经验方》中也有以全蝎配马钱子、法半夏、五灵脂等，共为细末，制成片剂用于治流痰、瘰疬、瘿瘤等证。近代用全蝎配伍蜈蚣、地龙各等份，研末或水泛为丸服，以治淋巴结结核、骨与关节结核等。亦有单用全蝎，香油炸黄内服，治疗流行性腮腺炎。刘老认为，全蝎善于通络止痛，对风寒湿痹久治不愈，筋脉拘挛，甚则关节变形之顽痹，作用颇佳。可用全蝎配麝香少许，共为细末，温酒送服，对减轻疼痛有效；临床亦常与川乌、白花蛇、没药等祛风、活血、舒筋活络之品同用。刘老还指出，全蝎搜风通络止痛之效较强，用治偏正头痛，单味研末吞服即有效；配合天麻、蜈蚣、川芎、僵蚕等同用，则其效更佳。

另外，刘老指出：全蝎用量过大可致头痛、头昏、血压升高、心慌、心悸、烦躁不安；严重者血压突然下降、呼吸困难、发绀、昏迷，最后多因呼吸麻痹而死亡。若过敏者可出现全身性红色皮疹及风团，可伴发热等；此外，还可引起蛋白尿、神经中毒，表现为面部咬肌强直性痉挛，以及全身剥脱性皮炎等。刘老认为全蝎中毒的主要原因：一是用量过大，二是过敏体质者出现过敏反应。所以要严格掌握用量，过敏体质者应忌用。

现代药理研究指出：全蝎中含有蝎毒、三甲胺、甜菜碱、核苷类等化学物质，具有镇痛、抗癫痫、抗惊厥、抗血栓、抗凝、促纤溶等药理作用。有实验表明，蝎毒中分离出的多肽具有较强的抗癫痫活性。刘老在辨证论治的前提下，结合现代医学研究成果，并与辨病相结合，广泛地运用全蝎治疗小儿惊风、抽搐痉挛、癫痫等病症。

【注意事项】

本品有毒，用量不宜过大。血虚生风者及孕妇禁服。

红花

【基　　原】

本品为菊科植物红花的干燥花。

【功能主治】

味辛，性温。归心、肝经。活血通经，散瘀止痛。主治闭经痛经、恶露不行、瘀滞肿痛等病症。

【用法用量】

煎汤，3~9 g；入散剂或浸酒，鲜者捣汁。外用：研末撒。

【刘老经验】

刘老指出红花辛温，活血力强，为逐瘀通脉之要药，应用广泛，除用于心脑血管疾病外，在妇科经带胎产病证方面运用亦颇为常见。《本草纲目》言其"活血，润燥，止痛，散肿，通经"，较为全面地指出了其功能。无论是妇科经带胎产病，还是瘀血阻滞而产生的头痛、胸痛、肢体瘫痪麻木、口舌㖞斜、言语謇涩等病证，皆可选用。最常与当归、白芍等配伍，诚如《药品化义》云："佐归、芍，治遍身或胸腹血气刺痛。"

刘老还指出：红花有南红花、番（藏）红花的区别，二者功用相似。但南红花祛瘀活血的作用较强，而养血作用较差。西红花性质较润，养血作用胜于祛瘀作用。处方上只写"红花"时药房中即调配南红花。西红花价格较贵，多不入汤药同煎，常用 1.5~3 g，泡茶或浸酒服。此外，前人有"过用能使血行不止"的经验记载，故不可过用。

现代药理研究指出：红花含有黄酮、生物碱、有机酸等化学物质。红花注射液静脉注射能使冠状动脉流量增加。还有实验表明红花注射剂能明显减轻由脑卒中引起的脑水肿，改善实验大鼠肢体功能评分和神经电生理指标。另外，红花亦具有抗心肌缺血和心肌梗死、降压、抗凝血、抗血栓形成等作用。刘老在辨证论治的前提下，结合辨病及现代药理研究成果，常运用红花治疗妇女经闭痛经、恶露不行、瘀滞肿痛等病证。

【注意事项】

无瘀血者及孕妇忌用。有出血倾向者慎用。

【基　　原】

本品为禾本科一年生草本植物大麦的成熟果实经发芽后低温干燥而成。

【功能主治】

味甘、咸，性平。归脾、胃经。行气消食，健脾开胃，回乳消胀。主治米、面、诸果食积，乳汁郁积等，亦用于妇女断乳。

【用法用量】

内服：煎汤，3～15 g，大剂量可用至 30～120 g；或入丸、散。

【刘老经验】

刘老认为麦芽为消食化谷之要药，在消化系统疾病中应用广泛，能消米麦果所致之积，尤其对谷食积功专效良，并治一切宿食冷气、心腹胀满、霍乱、烦满、痰饮、癥结等证。对于小儿消化不良症情较轻者，可单用本品煎服，或炒焦、研细末，用开水调服；病情较重，症见食积不化、脘闷腹胀者，可配伍其他消食化积药，如焦三仙；如遇脾胃虚弱、食欲不振者，则宜配伍补气健脾药同用。因其能消化一切饮食积聚，故可为补助脾胃药之辅佐品，与补脾胃药并用，能运化其补益之力，不至胀满。

麦芽善于消化，微兼破血之性，妇人之乳汁为血所化，故善回乳，能治妇人乳滞成痈。因其有化癥破血之性，故又能催生，孕妇勿服，多用恐堕胎元。

现代药理研究表明，麦芽煎剂对胃酸与胃蛋白酶的分泌似有轻度促进作用；药理实验表明麦芽所含的淀粉酶不耐高温，故将麦芽炒黄、炒焦或制成煎剂效力明显减低。因此，刘老一般用生品或微炒研粉冲服。

对于麦芽的配伍经验，刘老认为：食积腹胀者，配山楂、神曲；脾虚厌食者，配党参、白术。

【注意事项】

脾虚无积者不宜用；痰火哮喘者、孕妇及哺乳期妇女禁用。

苏 木

【基　　原】

本品为豆科植物苏木的干燥心材。

【功能主治】

味甘、咸、辛，性平。归心、肝、脾经。行血祛瘀，消肿止痛。主治闭经痛经，产后瘀阻，胸腹刺痛，痈肿疮毒，跌打损伤，骨折筋伤，瘀滞肿痛等病证。

【用法用量】

内服：煎汤，3～10 g；研末或熬膏。外用：研末撒。

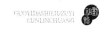
【刘老经验】

《本草经疏》记载："苏方木，凡积血与夫产后血胀闷欲死，无非心、肝二经为病，此药咸主入血，辛能走散，败浊瘀积之血行，则二经清宁，而诸证自愈。"

临床上，刘老认为苏木味辛能散，咸入血分，能活血祛瘀，消肿止痛，常配伍乳香、没药、自然铜等。苏木亦能活血消瘀，通经止痛，为妇科瘀滞经产诸证及其他瘀滞病证的常用药。苏木配当归、红花等药，治疗血瘀经闭，痛经，产后瘀滞腹痛；治疗心腹瘀痛，常配丹参、川芎、延胡索等；若配合金银花、连翘、白芷等，又可治疗痈肿疮毒。

【注意事项】

血虚无瘀者不宜，月经过多和孕妇忌服。

【基　原】

本品为杜仲科植物杜仲的干燥树皮。

【功能主治】

味甘，性温。归肝、肾经。补肝肾，强筋骨，安胎。主治妊娠漏血、胎动不安、习惯性流产、高血压病、坐骨神经痛及肾虚腰痛、筋骨无力等病证。

【用法用量】

内服：煎汤，10~15 g；或浸酒；或入丸、散。

【刘老经验】

刘老指出，杜仲为补肝肾、强筋骨之良药，尤以治疗肾虚腰痛为宜。正如《神农本草经》记载"主腰脊痛，坚筋骨，除阴下痒湿"。杜仲常与核桃仁、补骨脂同用，治疗肾虚腰痛，足膝痿弱；与独活、桑寄生、细辛等同用，治疗风湿腰痛冷重；与川芎、肉桂、丹参等同用，治外伤腰痛；与当归、芍药等同用，治疗妇女经期腰痛；与鹿茸、菟丝子、山茱萸等同用，治疗肾虚阳痿、精冷不固。杜仲能补肝肾、固冲任以安胎。以杜仲为末，枣肉为丸，治胎动不安，如《圣济总录》杜仲丸；与续断、山药等同用治疗习惯性堕胎。《傅青主女科》中有载，炒杜仲配伍炒白术、巴戟天、人参等，治疗宫寒阳虚、小腹寒冷所致的不孕症。

现代药理研究指出：杜仲主要含有木脂素类、环烯醚萜类、黄酮类、苯丙素类、萜类、多糖类等化学物质，具有镇静镇痛、降血压、降血糖、降血脂、扩血管、抗菌、抗肿瘤、抗炎、抗氧化、抗骨质疏松、促进代谢、防止衰退的功能。刘老在辨证论治的前提下，结合现代医学研究成果，并与辨病相结合，用来补肝肾，强筋骨，安胎，疗效甚好。

【注意事项】

阴虚火旺者慎服。

连 翘

【基 原】

本品为木犀科植物连翘的干燥果实。

【功能主治】

味苦，性微寒。归肺、心、小肠经。清热解毒，消肿散结，疏散风热。主治妇儿科中枢神经系统感染性疾病、病毒性心肌

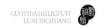

炎以及风热感冒、温病初起、温热入营、痈疽瘰疬、乳痈丹毒、热淋尿闭等病证。

【用法用量】

内服：煎汤，6~15 g，或入丸，散。外用：煎水洗。

【刘老经验】

连翘性凉味苦，轻清上浮，可治上焦诸热，尤能解毒消痈而散结，故为妇儿疮家之要药。如《神农本草经》曰："主寒热，鼠瘘，瘰疬，痈肿恶疮，瘿瘤，结热。"刘老常以连翘配金银花、薄荷、荆芥、甘草散风清热，治疗小儿风热感冒、病毒性心肌炎；配玄参、麦冬、青莲心、竹叶卷心清心泄热，治疗小儿温热入营；配金银花、蒲公英、紫花地丁、赤芍解毒消痈，以治小儿乳蛾肿痛、疮疖及妇人乳痈；配玄参、夏枯草、贝母散结消瘰，疗小儿淋巴结肿大。连翘兼有清心利尿之功，多与车前子、白茅根、木通等药配伍，治疗小儿热淋尿闭。

刘老指出：连翘有青翘、老翘及连翘心之分。青翘，其清热解毒之力较强；老翘，长于透热达表，疏散风热；连翘心，长于清心泻火，常用治邪入心包的高热烦躁、神昏谵语等症。

现代药理研究指出：连翘主要含有苯乙醇苷类、木脂体类、五环三萜类、挥发油类化学物质，具有抗菌、抗炎、解热、镇痛、镇吐、利尿强心、抗肝损伤、降血压、抗内毒素等药理作用。有实验表明，连翘所含成分齐墩果酸有轻微强心作用。刘老在辨证论治的前提下，结合现代医学研究成果，并与辨病相结合，常用连翘治疗小儿病毒性脑炎、流行性脑脊髓膜炎、病毒性心肌炎、咽炎等病证。

【注意事项】

脾胃虚弱，气虚发热，痈疽已溃，脓稀色淡者忌服。

牡 蛎

【基　　原】

本品为牡蛎科动物长牡蛎、大连湾牡蛎或近江牡蛎的贝壳。

【功能主治】

味咸，性微寒。归肝、胆、肾经。重镇安神，潜阳补阴，软坚散结，收敛固涩。主治自汗盗汗、惊悸不寐、眩晕耳鸣、癫痫、瘰疬痰核、癥瘕痞块、遗精淋浊、尿频、崩漏带下等病证。

【用法用量】

内服：煎汤，15～30 g，打碎先煎；或入丸、散。外用：适量，研末干撒或调敷。

【刘老经验】

牡蛎质重能镇，有安神之效，用治小儿心神不安、惊悸怔忡、睡卧不宁等症，常与龙骨相须为用，亦可配伍朱砂、琥珀、酸枣仁等药。牡蛎有平肝潜阳、益阴之功。用于治疗水不涵木、阴虚阳亢、烦躁不安、耳鸣者，常与龙骨、龟甲、白芍等药同用；真阴被灼、虚风内动、四肢抽搐者，与生地黄、龟甲、鳖甲等养阴、熄风止痉药同用。牡蛎软坚散结，可用治痰火郁结之痰核、瘰疬、瘿瘤等，常与浙贝母、玄参等配伍；用治气滞血瘀之癥瘕积聚，常与鳖甲、丹参、莪术等同用。牡蛎通过不同配伍可治疗滑脱诸证。与麻黄根、浮小麦等同用，治疗自汗、盗汗；与金樱子、益智仁同用，治疗尿频遗尿；与海螵蛸、山茱萸等同用，治疗崩漏、带下。

刘老指出，牡蛎分为生牡蛎、煅牡蛎、酒制牡蛎。生牡蛎

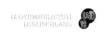
善于软坚散结，历代多灵活运用，如《医学心悟》中的消瘰丸，《温病条辨》中的大定风珠，《医学衷中参西录》中的镇肝熄风汤；又能补阴，正如《神农本草经读》中记载"补阴则生捣用，煅过则成灰，不能补阴矣"。煅牡蛎收敛固涩和制酸止痛之力强，如《太平惠民和剂局方》中的牡蛎散，《医方集解》中的金锁固精丸，《医学衷中参西录》中的固冲汤。研细粉外用可治金创出血，有止血止痛之功。酒制牡蛎长于固涩止带，如《景岳全书》中治妇人赤白带下、虚滑带浊的克应丸。

现代药理研究证实：牡蛎中含有丰富的糖原、蛋白质、氨基酸、微量元素及维生素等。牡蛎具有镇静、催眠、抗惊厥、解热镇痛、抗氧化等作用。刘老在辨证论治的前提下，结合现代医学研究成果，并与辨病相结合，常运用牡蛎治疗小儿癫痫、多汗症、遗尿及女子崩漏带下、子痫等病证。

【注意事项】

本品多服久服，易引起便秘和消化不良。

【基　　原】

本品为龟科动物的腹甲及背甲。

【功能主治】

味咸、甘，性平。归肝、肾、心经。滋阴潜阳，补肾健骨。主治小儿囟门不合、驼背鸡胸及肺痨咳嗽咳血、骨蒸劳热、盗汗、筋骨痿弱、腰酸腿软等病证。

【用法用量】

内服：煎汤，15～40 g；熬膏或入丸、散。外用：烧灰研末敷。

【刘老经验】

刘老认为，龟甲咸平入肾，味甘补益，质重下沉，能大补肝肾之阴而潜纳浮阳，平熄虚风，并入心经而降火。指出凡阴虚火旺、阴虚阳亢、阴虚风动之证，皆可应用龟甲，但临证需注意配伍。肝主筋、肾主骨，对肝肾不足所致的筋骨痿弱、腰酸腿软、不能行走、小儿囟门不合、驼背鸡胸等，常配合狗骨、牛膝、山药、山茱萸、补骨脂、核桃仁、杜仲、续断、地黄等同用，以补肾强骨、滋肝荣筋。若肝肾阴虚、肝阳上浮而出现头晕、目眩、耳鸣、烦躁易怒、烘热、偏头痛等症者，常配合白芍、生地黄、生牡蛎、生石决明、菊花、黄芩等同用，以滋阴潜阳而收降肝热。对于阴虚而致的骨蒸劳热、盗汗、肺痨咳嗽、咳血等症，常配合熟地黄、生地黄、知母、黄柏、猪脊髓、天冬、麦冬、玄参、沙参等同用，滋阴养血以清虚热，滋补肝肾以壮根本。温热病高热经久不退，阴液耗伤而致阴虚液燥，虚风内动，症见手足轻微抽动、舌干无津、午后低热、夜间烦躁、脉细而弦数等，可用龟甲配麦冬、白芍、阿胶、钩藤、鳖甲、生牡蛎等滋阴养液、潜阳熄风，常用的方剂如三甲复脉汤。

中药龟甲分为生龟甲和制龟甲，生龟甲质地坚硬，有腥气，功善滋阴潜阳，用于治疗肝风内动、肝阳上亢等证。如治疗肝肾阴虚、肝阳上亢的镇肝熄风汤及治疗虚风内动的大定风珠。制龟甲以补肾健骨，滋阴止血力胜，常用于劳热咯血，脚膝痿弱，潮热盗汗，痔疮肿痛。如治疗阴虚发热，骨蒸盗汗的大补阴丸及治疗经行不止或崩中漏下的固经丸。

现代药理研究指出：龟甲具有抗高脂血症、抗动脉粥样硬化、镇静等作用。刘老在辨证论治的前提下，结合现代医学研究成果，并与辨病相结合，广泛地运用龟甲治疗因肝肾亏虚所致小儿囟门不合、妇女崩中漏下等病证，灵活配伍他药，疗效

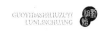

满意。

【注意事项】

孕妇或胃有寒湿者忌服。

【基　　原】

本品为马科动物驴的皮经煎煮、浓缩制成的固体胶。

【功能主治】

味甘，性平。归肺、肝、肾经。补血滋阴，润燥，止血。主治血虚诸证、崩漏下血、妊娠尿血、血热吐衄、便血吐血、肺阴虚燥咳等病证。

【用法用量】

内服：烊化兑服，3~10 g；炒阿胶可入汤剂或丸、散。滋阴补血多生用，清肺化痰蛤粉炒，止血蒲黄炒。

【刘老经验】

刘老认为阿胶为血肉有情之品，甘平质润，为补血要药，多用治妇儿科血虚诸证，尤以治疗出血而致血虚为佳，常与熟地黄、当归、芍药等药同用；配伍桂枝、甘草等治疗气虚血少之心动悸，脉结代。阿胶亦为止血要药，可单用阿胶炒黄为末服，治疗妊娠尿血；治疗阴虚血热吐衄，常与蒲黄、生地黄等同用；治肺破嗽血，与人参、麦冬、白及等配伍；与伏龙肝、白术等同用，治疗血虚血寒之崩漏下血；与白术、伏龙肝、附子等同用，治疗脾气虚寒之便血或吐血。阿胶滋阴润肺，常与马兜铃、牛蒡子、苦杏仁等药同用，治疗肺热阴虚，燥咳痰少，咽喉干燥；也可与桑叶、苦杏仁、麦冬等药同用，治疗燥邪伤肺，干咳无痰，痰中带血；阿胶养阴以滋肾水，常与黄连、白芍等药同用，治疗热病伤阴，痰中带血，心烦不得眠等；亦可与龟甲、鸡子黄等养阴熄风药同用，治疗温热病后期，真阴欲竭，阴虚风动，手足瘈疭等。

现代药理研究指出：麻醉猫股动脉放血造成严重出血性休克，然后静脉注射阿胶溶液，可使其极低的血压恢复到正常。此外，动物实验表明，本品有扩张静脉和扩容的作用，可抑制因用油酸后毛细血管收缩和减少微血流量，改善器官血液供给，增强抗炎力，减轻病变。刘老在辨证论治的前提下，结合现代医学研究成果，并与辨病相结合，常常运用阿胶治疗妇儿科血虚诸证。

【注意事项】

本品黏腻，有碍消化，脾胃虚弱、消化不良者慎服。

陈 皮

【基　　原】

本品为芸香科植物橘及其变种的干燥成熟果皮。

【功能主治】

味辛、苦，性温。归脾、肺经。行气健脾，降逆止呕，调中开胃，燥湿化痰。主治胸腹胀满、便溏泄泻、痰多咳嗽、厌食、消化不良、恶心呕吐等。

【用法用量】

内服：煎汤，1.5~10 g；或入丸、散。

【刘老经验】

刘老认为陈皮为行气健脾、燥湿化痰之要药，在小儿消化

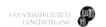

系统、呼吸系统疾病中应用广泛。小儿脾常不足，肺常虚。脾为运化水谷之脏，脾虚气滞则不能消化水谷，出现厌食、积滞、呕吐、泄泻、脘腹痞胀等证，治以陈皮苦温以燥脾家之湿，使滞气运行，诸证自瘳；肺主气，气常则顺，失常则逆，逆则邪聚于胸中而成痞满郁闷，呕吐咳嗽，治用陈皮辛散、苦泄、温通，则逆气下，呕咳止，胸中痞满消。小儿脾胃虚弱、气机不畅，其治疗宜运不宜补，而运脾要药，非陈皮莫属。故刘老对于小儿脾虚气滞诸症，常配伍陈皮，如治疗脘腹胀满之平胃散，治疗风寒吐泻之藿香正气散、脾虚泄泻之参苓白术散，治疗厌食之异功散，治疗脾虚痰咳之六君子汤等。其健脾而不碍胃、行滞而不耗气的作用特点广为中医学临床家所称赞。

同时刘老发现陈皮可促进消化液的分泌，有解痉、祛痰、平喘等药理作用。这一作用又最适宜于脾虚失运而出现消化不良以及肺壅气逆而出现胸痞痰咳的患儿，治疗这些病证时，在辨证论治方药中加入陈皮更是相得益彰，可以取得良好疗效。

对于陈皮的配伍经验，刘老认为：胸闷脘腹胀满者，配木香、枳壳；脘腹胀闷、便溏苔腻者，配苍术、厚朴；咳痰稀白者，配法半夏、茯苓；脾虚厌食、吐泻者，配人参、白术、茯苓；胃热呕吐者，配竹茹、黄连；胃寒呕吐者，配生姜、紫苏梗。

【注意事项】

气弱阴虚及孕妇慎服。

鸡 内 金

【基　　原】

本品为雉科动物家鸡的干燥砂囊角质内膜，俗称鸡肫皮。

【功能主治】

味甘，性平。归脾、胃、小肠、膀胱经。消水谷，除酒积，止遗尿，通经水。主治食积不化，脘腹胀满及小儿疳积、遗尿、口疮、泄痢、酒积、胆结石、尿路结石等，亦用于室女闭经。

【用法用量】

内服：研末，1~3 g；煎汤，3~10 g；或入丸、散。

【刘老经验】

刘老认为鸡内金为运脾消食之要药，在消化系统疾病中应用广泛。此药有运脾之功，而消食作用较弱。对于小儿消化不良症情较轻者，可单用本品炒焦后研成细末，开水调服；病情较重，症见食积不化、脘闷腹胀者，可配伍其他消食化积药；如遇脾胃虚弱、食欲不振者，则宜配伍补气健脾药同用。鸡内金不但能消脾胃之积，还能消诸脏腑之积，故男子痃癖、女子癥瘕，久久服之皆有良效。又一般虚劳之证，其经络多瘀滞，加此药于滋补药中，以化其经络之瘀滞，不仅能促进补药吸收，又可使补而不滞。至于治疗室女月经不初潮者，尤为要药，因其既能助归、芍以通经，又能运脾令多进饮食以生血之故。

鸡内金又能缩尿止遗，治小儿遗尿及小便频数，可与补肾缩尿之品相伍；生用可用于胆结石、尿路结石；将其炒炭，研末可敷治口疮。

现代药理研究表明炙鸡内金粉末可使胃液的分泌量增加，使胃蠕动增强，这亦为此药运脾消食之功效提供了实验基础。

对于鸡内金的配伍经验，刘老认为：食积不化、脘闷腹胀者，配山楂、神曲、麦芽；脾虚厌食者，配党参、白术、山药；兼呕吐泄泻者，配法半夏、广藿香；小儿遗尿者，配桑螵蛸、牡蛎、覆盆子；小便淋漓疼痛、尿中有砂石者，配金钱草、海金沙、川牛膝、冬葵子；胆囊结石者，配金钱草、郁金、木香；

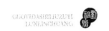
室女年至十五月经不通者，用生鸡内金 1.5 g，以山药 30 g 煎浓汁送服；妇女经闭者，配黄芪、山药、三棱、莪术。牙疳口疮者，配枯白矾外敷；小儿鹅口疮者，配人乳调服；痈疽溃烂，久不收口者，配炉甘石、冰片。

【注意事项】

脾虚无积者慎服。

鸡血藤

【基　原】

本品为豆科植物密花豆（大血藤、血风藤、三叶鸡血藤、九层风）的干燥藤茎。

【功能主治】

味苦、微甘，性温。归肝、肾经。活血化瘀，调经通络，养血安神。主治手足麻木瘫痪等气血不荣病证及风湿痹痛、月经不调、痛经、血虚萎黄等病症。

【用法用量】

煎汤，10~30 g；或浸酒。

【刘老经验】

刘老指出，古代多种本草论著中都记载其有"去瘀血，生新血"的功效，称之为"血分之圣药"，并且温润不燥，且少有散血伤阴之弊，有记载单剂用量达 250 g，也未发现明显毒副作用。

刘老指出鸡血藤行血养血，舒筋活络，为治疗经脉不畅、络脉不和病证的常用药。治产后血虚不养筋之肢体麻木及血虚萎黄，多配益气补血之黄芪、当归等同用。又用于妇女月经不调等，有活血镇痛之效。因其苦而不燥，温而不烈，行血散瘀，调经止痛，性质和缓，同时又兼补血作用，凡妇人血瘀及血虚之月经病证均可应用。治血瘀之月经不调、痛经、闭经，可配伍当归、川芎、香附等同用；治血虚月经不调、痛经、闭经，则配当归、熟地黄、白芍等同用。

现代药理研究指出：鸡血藤含有黄酮类、木脂素类、蒽醌类等化学物质。有实验表明鸡血藤生药水煎醇沉制剂在 100 mg/kg 浓度时，在试管内对二磷腺苷诱导的大鼠血小板聚集有明显抑制作用。另外，鸡血藤还具有抗炎、抗病毒、抗肿瘤、对酪氨酸酶双向调节等作用。刘老在辨证论治的前提下，结合辨病及现代药理研究成果，常利用鸡血藤治疗妇人血瘀及血虚之月经病证，疗效满意。

【注意事项】

阴虚火亢者慎用。

【基　　原】

本品为蔷薇科植物山杏、西伯利亚杏、东北杏或杏的干燥成熟种子。

【功能主治】

味甘、苦，性温。有小毒。归肺、大肠经。止咳化痰，润肠通便。主治咽炎、气管炎、支气管炎、支气管哮喘，亦用于肠燥便秘。

【用法用量】

内服：煎汤，1~6 g。

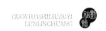
【刘老经验】

刘老认为苦杏仁能散能降，为降气止咳平喘之要药，在呼吸系统疾病中应用广泛，对于咳嗽气逆、喘促之症，不论风寒、风热、体虚，都可配用。治疗小儿咳嗽，乃取其解肌散风作用，如小儿风寒咳嗽，刘老常配散寒解表药，如自拟之苏杏止咳汤、荆防杏苏散；风热咳嗽，刘老常配清热宣肺药，如桑菊饮、自拟之银翘宣肺汤；脾虚痰壅之咳嗽，刘老常配益气健脾药，如自拟之芪苏宣肺汤；咳嗽、喘证之肺肾气虚证，可配补肺纳肾药，如人参蛤蚧散。治疗小儿气逆喘促，则取其下气消痰之效，如小儿风寒咳喘者，配散寒平喘药，如三拗汤；属风热者，配清肺平喘药，如定喘汤、麻黄杏仁甘草石膏汤等。

苦杏仁还有润肠通便作用，常与健脾理气药同用。又能杀狗毒，故可消狗肉积。

现代药理研究表明苦杏仁能缓解支气管平滑肌的痉挛而有镇咳、平喘、祛痰作用，因此刘老对小儿咳喘，在辨证的基础上常配伍苦杏仁，每可取得良好疗效。

此外，苦杏仁还有降血压、降低胆固醇、促进皮肤血液循环而光泽红润皮肤的作用，又有抗溃疡、抗肿瘤、驱虫、抑菌、抗病毒、抗炎、镇痛等作用。

对于苦杏仁的配伍经验，刘老认为：风寒咳嗽者，配紫苏叶、贝母、前胡；风热咳嗽者，配桑叶、薄荷、菊花。喘促痰白者，配麻黄、甘草；痰黄、舌苔黄者，配白果、桑白皮、黄芩。大便秘结者，配陈皮、火麻仁、瓜蒌子。小便不利者，配紫菀。

【注意事项】

苦杏仁有小毒，婴儿慎服。阴虚咳嗽、泻痢便溏者慎服。

郁 金

【基　　原】

本品为姜科植物温郁金、姜黄、广西莪术或蓬莪术的干燥块根。

【功能主治】

味辛、苦，性寒。归肝、胆、心、肺经。疏肝解郁，清心凉血，利胆退黄。主治小儿癫痫、热病神昏等脑系疾病，还用于治疗闭经痛经、妇女倒经及黄疸尿赤、胆石症、吐血衄血、尿血血淋等病证。

【用法用量】

内服：煎汤，3~9 g；磨汁或入丸、散。

【刘老经验】

刘老指出，郁金具有血、气、火兼治功效，从《本草经疏》中可理解其义。该书记载："郁金本入血分之气药，其治已上诸血证者，正谓血之上行，皆属于内热火炎，此药能降气，气降即是火降，而其性又入血分，故能降下火气，则血不妄行。"刘老根据《本草便读》对郁金之记载"因其质属芳香，豁痰涎于心窍；却谓性偏寒燥，疗癫痫于肝家"，临床上常配伍石菖蒲、竹茹、远志、胆南星、法半夏等，治疗小儿痰热闭塞心窍之癫痫。

临床上刘老认为郁金可与白芍、萱草花等配伍，治疗妇女抑郁症；与首乌藤、酸枣仁等配伍，治疗失眠多梦；与白矾配伍，治疗痰浊阻遏心窍之小儿惊痫、癫狂；与白矾、蜈蚣配伍，治疗小儿癫痫抽搐；与香附、当归、白芍配伍，治疗经期腹痛；

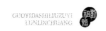

与生地黄、牡丹皮、栀子、牛膝配伍，治疗血热瘀滞所致的小儿吐衄、妇女倒经。

现代药理研究指出：郁金含有姜黄色素、挥发油类、郁金二酮等化学成分，具有降血脂、抗氧化、抗自由基损伤、催眠、抑制中枢神经、抗肿瘤活性、抗真菌、免疫抑制等作用。刘老在辨证论治的前提下，结合辨病及现代药理研究成果，临床常用郁金配伍治疗小儿癫痫、热病神昏及女子闭经痛经等疾病。

【注意事项】

阴虚失血及无气滞血瘀者忌服，孕妇慎服。畏丁香。

【基　　原】

本品为忍冬科植物忍冬的花蕾。

【功能主治】

味甘，性寒。归肺、胃、心、脾经。清热解毒、疏散风热。主治风热感冒或温病初起、疮痈肿毒、咽喉肿痛等，亦用于热毒引起的泻痢便血。

【用法用量】

内服：煎汤，3~30 g。

【刘老经验】

刘老认为金银花为散风热、消肿毒、治疮疡之要药。其对小儿外感风热或温病初起的表证未解、里热又盛的病证颇为适宜，如刘老自拟的辛凉解表的银蚤宣肺汤；因小儿为纯阳之体，外感之后易于化热，以致寒热夹杂，亦当用金银花疏散风热，如刘老常用于治疗感冒寒热夹杂证之银翘散合香苏散；即使风寒感冒，亦宜早用清解毒邪之品，以防其寒郁化热，此时可在解表散寒药中配伍少许金银花以清热解毒，如刘老自拟之荆防杏苏散，即是在辛温解表药基础上配伍少许金银花以防风寒感冒化热之用。刘老对咽喉肿痛、身发疮疖痈毒的病人应用颇多，临床用此，毒未成者能散，毒已成者能溃，因其味甘平，性纯凉，虽善消毒，而功用甚缓，无苦寒伤胃之虞。

现代药理研究证实，金银花有抗炎、解热、抗过敏、抗病原微生物的药理作用，且能提高免疫功能。因其能抑制多种细菌、真菌、病毒，促进白蛋白的吞噬功能，故最适宜于急性上呼吸道感染、皮肤疮毒、肠道感染的病儿，这些病儿的发病本身与免疫功能低下有关，这时应用金银花既能治病祛邪，又能提高免疫，可以取得良好疗效。

对于金银花的配伍经验，刘老认为：发热重、恶寒轻者，配连翘、牛蒡子、薄荷、荆芥；咽喉肿痛或皮肤疮毒者，配蒲公英、紫花地丁、野菊花；皮肤疮毒亦可单用新鲜者捣烂外敷；泻痢便血者，以金银花炒炭，配黄芩、白芍、马齿苋、甘草；疮毒溃而不敛者，配黄芪、当归、甘草；妇女盆腔炎，可用大剂量金银花配败酱草、大血藤、薏苡仁。

【注意事项】

脾胃虚寒及气虚疮疡脓清者忌服。

泽 兰

【基　　原】

本品为唇形科植物毛叶地瓜儿苗的干燥地上部分。

【功能主治】

味苦、辛，性微温。归肝、脾经。活血化瘀，行水消肿。

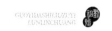

主治月经不调，闭经痛经，产后瘀血腹痛，跌扑损伤，瘀肿疼痛，疮痈肿毒，水肿腹水等。

【用法用量】

内服：煎汤，6~12 g；或入丸、散。外用：捣敷或煎水熏洗。

【刘老经验】

《神农本草经》记载："主乳妇内衄，中风余疾，大腹水肿，身面四肢浮肿，骨节中水，金疮，痈肿疮脓。"刘老认为泽兰辛散苦泄温通，善活血调经，为妇科经产瘀血病证的常用药，常配伍当归、川芎、香附等药。泽兰能活血化瘀以消肿止痛，常配伍红花、桃仁等药治疗跌打损伤；与丹参、郁金等药同用治疗胸胁损伤疼痛。泽兰又常配伍白术、茯苓、防己等药治疗腹水身肿。

现代动物实验指出：给模拟航天飞机中失重引起血瘀的家兔腹腔注射泽兰，能明显改善微循环，扩张微血管管径。刘老在辨证论治的前提下，结合辨病及现代药理研究成果，常常将泽兰配伍治疗月经不调、闭经痛经、产后瘀血腹痛，临床收效良好。

【注意事项】

血虚及无瘀血者慎服。

钩 藤

【基　原】

本品为茜草科植物钩藤、大叶钩藤、毛钩藤、华钩藤或无柄果钩藤的干燥带钩茎枝。

【功能主治】

味甘，性凉。归肝、心包经。清热平肝，熄风定惊。主治小儿头痛眩晕、惊痫抽搐、感冒夹惊、头痛目赤及妇人子痫等疾病。

【用法用量】

内服：煎汤 3~12 g，不宜久煎；或入散剂。

【刘老经验】

钩藤味甘性微寒，有清心热、熄肝风、定惊痫、止抽搐的作用。本品善治小儿惊风瘈疭，头晕目眩。常与菊花、天麻、防风、法半夏、茯苓、蒺藜、泽泻、生石决明、生赭石等配伍同用，治疗由于肝风内动所致的头晕目眩、耳鸣失眠、头重脚轻、筋惕肉瞤、子痫等症。与菊花、全蝎、蜈蚣、黄连、郁金、天竺黄、桑叶、连翘、胆南星等同用，治疗小儿高热不退、热极生风所致的牙关紧闭、颈项强直、眼吊、四肢抽搐、烦躁不安等症。

关于煎服法，刘老主张钩藤宜"后下"，认为后下力大、久煎力小。

现代药理研究指出：钩藤主要含有钩藤碱、异钩藤碱、金丝桃苷、儿茶素等化学物质。具有镇静、抗惊厥、抗癫痫等作用。刘老在辨证论治的前提下，结合现代医学研究成果，并与辨病相结合，用钩藤治疗小儿惊痫抽搐、感冒夹惊、头痛目赤及妇人子痫等病证，每获良效。

【注意事项】

脾胃虚寒及无阳热实火者慎服。

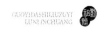

【基　　原】

本品为莎草科植物莎草的干燥根茎。

【功能主治】

味辛、微苦、微甘，性平。归肝、脾、三焦经。行气解郁，调经止痛。主治肝郁气滞所致头痛、失眠、郁闷焦虑、心悸怔忡等症状及胸胁脘腹胀痛、胸脘痞闷、乳房胀痛、月经不调、闭经、痛经等病证。

【用法用量】

内服：煎汤，6~9 g；或入丸，散。外用：研末撒、调敷或作饼热熨。

【刘老经验】

刘老认为香附作用广泛，适应证广。古代诸多中医文献记载均体现了此特点，李杲言其"治一切气，并霍乱吐泻腹痛，肾气膀胱冷"，《本草纲目》言其"止心腹、肢体、头、目、齿、耳诸痛，痈疽疮疡"；《本草正义》云："香附，辛味甚烈，香气颇浓，善走能守，不燥不散，故可频用而无流弊。"香附辛香能散，微苦能降，微甘能和，性平不偏，故可与不同中药联合应用，具有不同的功效，可以治疗多种疾病。如配川芎、苍术，用于妇女肝气郁滞之头痛头昏、胸闷胁痛；配高良姜，用于气滞寒凝之胃脘痛；配吴茱萸、乌药，用于小儿寒疝腹痛；配当归、川芎，用于气郁痛经。

香附用不同的炮制方法可改变其性味，产生新的功效，治疗不同疾病。刘老认为，香附味辛能散，微苦能降，微甘能和，性平不寒，芳香走窜，为理气之良药。香附生用上行达表，多用于解表剂中，经炮制后，能增强疏肝理气、调经止痛作用。生香附理气解表；炒香附理气止痛；醋香附长于疏肝理气、去积、调经止痛；酒香附偏于行气通络；姜香附行气化痰；四制香附调气血、疏肝止痛。如《药鉴》云："炒黑色，禁崩漏下血。醋调敷，治乳肿成痈。……醋炒理气疼为妙，盐制治肾痛为良。酒炒则热，便煮则凉。"《药鉴》称香附为"乃血中气药，诸血气方中所必备用者也。……同气药则入气分，同血药则入血分，女科之圣药也"；"气病之总司，妇科之主帅。"因此在临床上合理使用香附可起到一药多用的效果。

现代药理研究指出：香附主要含有挥发油类、黄酮类、三萜类、糖类等化学物质，具有抗抑郁、解热、镇痛、抗炎、抑制血小板聚集、抗氧化等药理作用。有实验表明，香附醇提取物具有抗抑郁作用。刘老在辨证论治的前提下，结合现代医学研究成果，并与辨病相结合，常运用香附配伍其他药物治疗妇女围绝经期综合征、焦虑、抑郁等病证。

【注意事项】

凡气虚无滞、阴虚血热者忌服。

益母草

【基　　原】

本品为唇形科植物益母草的新鲜或干燥地上部分。

【功能主治】

味苦、辛，性微寒。归肝、心、膀胱经。活血调经，利尿消肿，清热解毒。主治月经不调、痛经闭经、恶露不尽、瘀滞

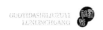

腹痛、水肿尿少、痈肿疮疡、皮肤瘾疹、跌打损伤等病证。

【用法用量】

内服：煎汤，9~30 g；熬膏或入丸、散。外用：煎水洗或捣敷。

【刘老经验】

《本草求真》记载："益母草，消水行血，去瘀生新，调经解毒，为胎前、胎后要剂。是以无胎而见血淋、血闭、血崩，带下血痛，既胎而见胎漏，临产而见产难，已产而见血晕，用于疗痈、乳肿等症，服此皆能去瘀生新。"刘老认为益母草苦泄辛散，主入血分，善活血调经，祛瘀通经，为妇产科要药。益母草配合当归、丹参、川芎、赤芍等，治疗血滞闭经、痛经、月经不调；配合当归、乳香等，治疗产后恶露不尽或难产。益母草既能利水消肿，又能活血化瘀，尤宜治水瘀互结的经期水肿，常配合白茅根、泽兰等药。

现代药理研究指出：益母草可抑制血栓形成，减少血栓干湿重量，延长体外血栓形成时间，具有较强的抗血栓形成作用。另外，益母草亦具有抗血小板聚集，改善冠状动脉循环，保护心脏等作用。刘老在辨证论治的前提下，结合辨病及现代药理研究成果，将益母草用于治疗月经不调、痛经闭经、恶露不尽等，临床疗效良好。

【注意事项】

阴虚血少者及无瘀滞者忌服。

【基　　原】

本品为蔷薇科植物桃或山桃的干燥成熟种子。

【功能主治】

味苦、甘，性平。有小毒。归心、肝、大肠经。活血祛瘀，润肠通便，止咳平喘。主治肠燥便秘、闭经痛经、产后瘀滞腹痛、癥瘕痞块、跌扑损伤、肺痈肠痈、咳嗽气喘、血管性头痛、顽固性高血压、中风后遗症等病证。

【用法用量】

内服：煎汤，4.5~9 g；或入丸、散。外用：捣敷。

【刘老经验】

《用药心法》记载："桃仁，苦以泄滞血，甘以生新血，故凝血须用。又去血中之热。"刘老认为桃仁味苦，入心肝血分，善泄血滞，祛瘀力强，为治疗多种瘀血阻滞病证的常用药。治疗瘀血闭经、痛经，常与红花相须为用，并配当归、川芎、赤芍等；治产后瘀滞腹痛，配炮姜、川芎等。桃仁富含油脂，配合当归、火麻仁等药，治疗妇儿肠燥便秘；桃仁与苦杏仁等同用，治疗小儿咳嗽气喘。

现代药理研究证实：桃仁提取液具有扩张血管、抗凝及抑制血栓形成等作用。刘老在辨证论治的前提下，结合辨病及现代药理研究成果，将桃仁用于闭经痛经、产后瘀滞腹痛、癥瘕痞块等，均取得了较好疗效。

【注意事项】

孕妇忌用。便溏者慎用。本品有毒，不可过量。

【基　　原】

本品为唇形科植物夏枯草的花序及果穗。

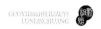

【功能主治】

味辛、苦，性寒。归肝、胆经。清肝泻火、散结化瘀。主治妇女乳癖、小儿淋巴结肿大。

【用法用量】

内服：煎汤，3~15 g。

【刘老经验】

刘老认为夏枯草为清肝火、散郁结之要药，在肝系疾病中应用广泛，尤其对于妇女乳癖、小儿瘰疬结节等，更有其独到之处。若小儿外感风热邪毒为患，结聚不散，可致咳嗽痰黄，颌下臀核肿痛，刘老每于疏散风热方中加用此药，谓"外感咳嗽均系邪毒为患，宜早用清解毒邪之品，以防止传变"，即是取其解郁散结之功。

药理实验证实夏枯草有抗病原微生物及抗炎作用，这一作用又最适宜于外感风热，邪毒结聚之目赤肿痛、颌下臀核肿痛等，这时应用夏枯草更是相得益彰，可以取得很好的疗效。

对于夏枯草的配伍经验，刘老认为：妇女乳癖者，配柴胡、漏芦；瘰疬结核者，配牡蛎、浙贝母、玄参、猫爪草；小儿咳嗽痰黄、颌下臀核肿痛者，配射干、瓜蒌子。

【注意事项】

久服伤胃。气虚者禁用。

【基　　原】

本品为桔梗科植物党参、素花党参或川党参的干燥根。

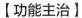

【功能主治】

味甘，性平。归脾、肺经。补中益气。主治小儿厌食、营养不良、贫血、体虚感冒、气虚咳嗽、久泄脱肛等，亦用于妇女胎动不安。

【用法用量】

内服：煎汤，6~30 g；熬膏或入丸、散。

【刘老经验】

刘老认为党参为健脾益气之要药，在小儿消化系统、呼吸系统疾病中应用广泛，尤其对于小儿肺脾气虚所致的疾病，更有其独到之处。小儿脾常不足，肺常虚，脾不足则运化功能较弱，从而出现厌食、腹泻；脾气不足，气不生血，则贫血；脾为生痰之源，肺为储痰之器，肺脾气虚，痰浊内生，则咳嗽痰盛，日久不愈。治宜补中益气。中气足，脾运自健，食物能化则厌食自除；脾气充，中气得升，气不下陷而久泄脱肛可疗；肺脾气旺，痰浊能祛而久咳能愈；气旺能生血，贫血可治，体弱能健。这类疾病，治疗最宜药性平和的党参，其功效近于人参，虽功力稍弱，但因其产量多，价较廉，颇受临床医生欢迎。故刘老在小儿上述病证中配伍党参，如异功散、七味白术散、六君子汤、归脾汤、补中益气汤等。

刘老认为，党参炮制方法不同，功效也有别。其生品擅长益气生津，常用于气津两伤或气血两亏；米炒党参气变清香，能增强和胃、健脾、止泻作用，多用于脾胃虚弱，食少便溏；蜜制党参增强了补中益气、润燥养阴的作用，用于气血两虚之证。

对于党参的配伍经验，刘老认为：倦怠乏力，面黄食少者，配黄芪、白术、山药；贫血而唇甲色淡者，配熟地黄、当归；气血两虚者，配黄芪、白术、龙眼肉；腹泻脱肛者，配黄芪、

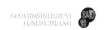
升麻、白术；脾虚咳嗽痰多者，配白术、茯苓、陈皮、法半夏；妊娠胎动不安者，配白术、黄芩、桑寄生；稍劳即感低热、形体瘦弱者，配升麻、柴胡、地骨皮、鳖甲。

现代药理研究指出：党参主要含有党参苷类、甾体类、生物碱类、挥发油类、氨基酸、无机物、三萜类等化学物质，具有耐疲劳、抗缺氧、降压、调节血糖、抗溃疡等作用。有实验表明，党参能同时提高人左右脑的记忆能力，并有抗疲劳、增强机体免疫功能的作用。这一作用又最适宜于肺脾气虚，体质较弱的病儿，这些病儿本身与免疫功能不足有关，同时主要症状一般存在倦怠乏力，面黄食少，大便不实，脾虚久咳等，这时配合党参更是相得益彰，可以取得良好疗效。药理实验证实党参还有安胎作用，刘老认为妇女胎动不安，可在辨证论治方中配合应用。

【注意事项】

气滞、实火证忌服。不宜与藜芦同用。

【基　　原】

本品为伞形科植物柴胡或狭叶柴胡的干燥根。

【功能主治】

味苦，性微寒。归肝、胆经。和解表里，疏肝，升阳。主治妇儿科感冒发热、寒热往来、胸胁胀痛、疟疾、下利脱肛、食少倦怠、月经失调、子宫脱垂等病证。

【用法用量】

内服：煎汤，3~10 g；或入丸、散。

【刘老经验】

刘老认为柴胡苦辛、微寒，气味俱薄，轻清升散，最善疏泄，专入肝、胆二经，既可解表退热治疗小儿外感，又可疏肝解郁治疗妇人内伤。《本经》记载："主心腹肠胃中结气，饮食积聚，寒热邪气，推陈致新。"刘老指出柴胡治疗外感的作用机制与一般的解表药不同，柴胡主要是通过和解少阳枢机、助太阳发散表邪，达到解表退热功效，常与黄芩、葛根、羌活、法半夏等配伍，治疗小儿外感发热、邪在少阳之寒热往来。刘老认为柴胡治疗内伤主要体现在情志与胃肠疾病方面。五脏之中肝主情志、主疏泄，柴胡具有助肝疏泄、畅通全身气机的功能，故谓柴胡具有疏肝解郁之效，常与当归、白芍、薄荷、白术等配伍，用于妇人肝郁不舒所致之月经失调。脾胃的运化功能、气机升降也有赖于肝的疏泄调达，故谓柴胡具有疏肝和胃之效，常与升麻、黄芪、党参、当归等配伍，治疗妇儿下利脱肛、子宫脱垂等病证。

另外，刘老强调，柴胡解表宜用生品，不宜选用炮制品；而疏肝则需醋炙，醋炙后疏肝作用更强，乃因醋味酸，酸能入肝，故增强了入肝疏肝之功效。

现代药理研究指出：柴胡主要含有挥发油、三萜皂苷、黄酮类等化学物质，具有解热、镇痛、抗炎、镇静、抗惊厥、降血压、降血脂等功效。刘老在辨证论治的前提下，结合现代医学研究成果，并与辨病相结合，常运用柴胡配伍其他药物，治疗小儿外感发热寒热往来、下利脱肛，女子肝郁不舒所致月经失调、子宫脱垂等病证。

【注意事项】

真阴亏损，肝阳上升者忌服。

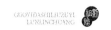

桑白皮

【基　原】

本品为桑科植物桑的干燥根皮。

【功能主治】

味甘，性寒。归肺经。泻肺平喘，行水消肿。主治小儿支气管哮喘、支气管炎等所致肺热喘咳等，亦用于面目浮肿，小便不利、咯血、衄血等。

【用法用量】

内服：煎汤，3~15 g。

【刘老经验】

刘老认为桑白皮为泻肺平喘之要药，在小儿呼吸系统疾病中应用广泛，尤其对于肺中有水气及伏火所致的喘咳，更有其独到之处。如小儿因内有痰饮，复因风热袭肺或痰火蕴肺所致的咳嗽、喘促，刘老常配伍桑白皮以泻肺火，方如桑白皮汤、定喘汤。又因肺经火炎引起的咯血、衄血亦适宜于桑白皮；若白睛出血，亦责之于肺经热盛，当予桑白皮泻肺清热，方如退赤散。

又因桑白皮味甘辛入脾肺，而气寒复入膀胱，能驱脾肺中之水气从小便出，故水肿腹满肤胀皆能治之，故刘老对于小儿面目浮肿、小便不利等症，常配此药以行水消肿，方如五皮饮。

现代药理研究表明桑白皮有利尿、镇静、镇痛、抗惊厥、解热、抗炎、抗菌等作用，刘老认为这些作用为桑白皮治疗小儿支气管哮喘、支气管炎等所致肺热喘咳、面目浮肿、小便不利等疾病提供了实验依据。

【注意事项】

肺虚无火、风寒咳嗽者勿服。

【基　　原】

本品为桑寄生科植物桑寄生或槲寄生的干燥带叶茎枝。

【功能主治】

味苦，性温。归肝、肾经。祛风湿，补肝肾，强筋骨，安胎。主治妇人先兆流产、习惯性流产、经期腰痛、小儿背强及风湿腰痛、关节不利、筋骨酸痛、高血压病等。

【用法用量】

内服：煎汤，3～15 g。

【刘老经验】

刘老认为桑寄生为补肝肾、强筋骨、养血安胎之要药，在妇科疾病中应用广泛，尤其对于妇人胎漏、胎动不安、滑胎之病，更有其独到之处，如妊娠胎漏，因其阴道出血源于肝血不足，此时治疗如果见血止血，胞胎因血虚不荣仍将不固，漏血亦难止，这就尤其适宜于桑寄生，常用方如寿胎丸。其益肝血而令胎牢固的作用特点广为中医学临床家所称赞。

桑寄生有镇痛、镇静、利尿等药理作用，故刘老在经期腰痛及小儿背强等病中常配伍用之，如独活寄生汤。

【注意事项】

邪实无虚者不宜用。

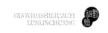

【基　原】

本品为唇形科植物黄芩的干燥根。

【功能主治】

味苦，性寒。归肺、胆、脾、大肠、小肠经。清热燥湿，泻火解毒，止血，安胎。主治小儿流行性脑脊髓膜炎以及湿温暑温所致胸闷呕恶、湿热痞满、泻痢、黄疸、肺热咳嗽、高热烦渴、血热吐衄、痈肿疮毒及妇人胎动不安等病证。

【用法用量】

内服：煎汤，3～10 g，或入丸、散；外用：煎水洗或研末撒。

【刘老经验】

《名医别录》记载："疗痰热，胃中热，小腹绞痛，消谷，利小肠，女子血闭，淋露下血，小儿腹痛。"刘老在临床上使用黄芩较多，如小儿湿温发热，可与滑石、豆蔻、茯苓等配合应用；小儿湿热泻痢腹痛，又常与白芍、葛根、甘草等药同用；对于小儿湿热蕴结所致的黄疸，可与茵陈、栀子、淡竹叶等同用；治小儿热病高热，常与黄连、栀子等配伍；治小儿肺热咳嗽，可与知母、桑白皮等同用；治妇儿血热妄行，可与生地黄、牡丹皮、侧柏叶等同用；对小儿热毒疮疡，可与金银花、连翘等药同用；用于胎动不安，常与白术、竹茹等配合应用。

刘老在临床上将黄芩分为枯芩与子芩。指出枯芩善清上焦肺火，主治小儿肺热咳嗽痰黄；子芩善泄大肠湿热，主治小儿湿热泻痢腹痛。黄芩药性寒凉，清热泻火，安胎，可用治胎热所致的胎动不安。

现代药理研究指出：黄芩主要含有黄芩苷、黄芩素、二氢黄酮等化学物质，具有抗缺血再灌注损伤、保护神经元、解热、抗炎、抗氧化、调节免疫、抗肿瘤、利尿等药理作用。刘老在辨证论治的前提下，结合现代医学研究成果，并与辨病相结合，常运用黄芩治疗中焦湿热所致妇儿泻痢黄疸、肺热咳嗽、高热烦渴、血热吐衄、痈肿疮毒及妇人胎动不安等病证。

【注意事项】

脾胃虚寒者不宜使用。

黄　芪

【基　　原】

本品为豆科植物内蒙黄芪、膜荚黄芪或其他同属相近种植物的根。

【功能主治】

味甘，性微温。归脾、肺经。补气升阳，固表止汗，托疮生肌，利水退肿。主治妇儿体虚易感冒，表虚不固的自汗，中气下陷之脱肛、子宫脱垂、遗尿，气血不足之疮疡内陷、脓成不溃或久溃不敛，以及水肿、脚气、面目水肿、肢体麻木等。

【用法用量】

内服：煎汤，6~30 g。补虚宜炙用；止汗、利尿、托疮生肌宜生用。

【刘老经验】

刘老认为黄芪为补气升阳之要药，其补气之功最优，故推补药之长，在各种虚损疾病中应用广泛。小儿体虚易感外风者，

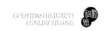

将之与发表药同用，能祛外风，与养阴清热药同用，更能熄内风；其主痈疽、久败疮者，以其补益之力能生肌肉，则其溃脓可自排出；其主表虚自汗之效，可用之以固外表补气虚；小便不利而肿胀者，可用之以利小便；气虚不摄而遗尿者，可用之以止遗尿；妇女气虚下陷而崩带者，可用之以固崩带。

刘老临床应用黄芪，每每根据不同的病情需要，选取生用还是炙用。黄芪生用偏于走表，能固表止汗、托里排脓、敛疮收口；炙用重在走里，能补中益气、升提中焦清气、补气生血、利尿。

对于黄芪的配伍经验，刘老在临床上，平素体质虚弱之人，或久病重病之后，表虚卫气不固，表现为自汗、易伤风感冒等情况，则用黄芪固表止汗、固表防感。如卫气虚、自汗明显者，用其益气固表止汗，常与浮小麦、麻黄根、五味子、龙骨、牡蛎等配合同用。对于卫气虚、易伤风感冒者，可用其助卫气、固皮表，常与白术、防风、桂枝、白芍等配合同用。脾胃虚弱、中气不足而出现神疲乏力、少气懒言、食欲不振、大便久溏、面色萎黄，或兼腰腹重坠，或兼脱肛、子宫脱垂者，可用其补益中气，升提清气，常与党参、白术、当归、陈皮、升麻、柴胡等配伍应用，如补中益气汤。对于脾阳气虚、中气下陷而致气短、腹沉坠、久泄、脱肛、崩漏等症，常与党参、升麻、白术、甘草配伍应用，如举元煎。

现代药理研究指出：黄芪主要含有黄酮类、多糖类、皂苷类、氨基酸类化学物质，具有抗疲劳、抗肿瘤、抗菌、双向调节血压、降血糖、促进机体代谢等功能。有实验表明，黄芪能改善病毒性心肌炎病人的左心室功能，还有一定的抗心律失常作用。根据黄芪的强心、改善心肌炎症状、抗应激、抗心肌缺血、扩张血管、扩张冠脉、改善心肌氧的代谢平衡等作用，刘老遂自制新方芪丹护心饮（以黄芪、丹参为主药），用治小儿病毒性心肌炎等心脏疾病，每获良效。又因黄芪对多种免疫因子有较好的调节作用，刘老遂研制成新药固表防感冲剂（由黄芪、大枣组成），用于小儿体虚易于感冒，功效颇佳。

【注意事项】

热毒疮疡、表实邪盛及气实多怒者，不宜应用。

【基　　原】

本品为芸香科植物黄皮树或黄檗的干燥树皮。

【功能主治】

味苦，性寒。归肾、膀胱、大肠经。清热燥湿，泻火除蒸，解毒疗疮。主治小儿流行性脑脊髓膜炎、中耳炎、湿热泻痢、黄疸淋浊、疮疡肿毒、目赤肿痛、口舌生疮、湿疹瘙痒及女子带下、阴伤蚀疮等病证。

【用法用量】

内服：煎汤，3~12 g，或入丸、散；外用：研末调敷或煎水浸渍。

【刘老经验】

《本草经疏》载："黄檗，主五脏肠胃中结热。盖阴不足，则热始结于肠胃；黄瘅虽由湿热，然必发于真阴不足之人；肠痔漏，亦皆湿热伤血所致；泄痢者，滞下也，亦湿热干犯肠胃之病；女子漏下赤白，阴伤蚀疮，皆湿热乘阴虚流客下部而成；肤热赤起，目热赤痛口疮，皆阴虚血热所生病也。"刘老认为黄柏清热燥湿之力，与黄芩、黄连相似，但以除下焦之湿热为佳。治小儿泻痢合黄芩、黄连；疗新生儿黄疸，配合栀子、茵

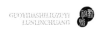
陈；如配知母、生地黄、竹叶、木通，可用于妇儿小便淋涩热痛；配合白芷、龙胆，可用于女子带下阴肿。用治妇儿湿热疮疡、湿疹之症，既可内服，又可外用，内服配黄芩、栀子等药同用，外用可配大黄、滑石等研末撒敷。

现代药理研究发现，黄柏主要含有黄柏酮、木兰花碱、黄柏碱、巴马亭等化学物质，具有中枢神经系统抑制、解热、抗菌、抗病毒、抗溃疡等药理作用。刘老在辨证论治的前提下，结合现代医学研究成果，并与辨病相结合，常用黄柏配伍治疗妇儿科下焦湿热为主之病证，如黄疸泻痢、目赤口疮、湿疹瘙痒及女子带下阴肿等疾病。

【注意事项】

脾虚泄泻，胃弱食少者忌服。

【基　　原】

本品为麻黄科植物草麻黄、中麻黄或木贼麻黄的干燥草质茎。

【功能主治】

味辛、微苦，性温。归肺、膀胱经。发汗解表，宣肺平喘，利水消肿。主治小儿风寒感冒、婴幼儿喉喘鸣、支气管哮喘、风水水肿等，亦用于小儿遗尿。

【用法用量】

内服：煎汤，1~6 g。

【刘老经验】

刘老认为麻黄为发汗平喘之要药，在肺系疾病中应用广泛，尤其对于小儿感冒风寒、哮喘、婴幼儿喉喘鸣等疾病，更有其独到之处。因其能开腠理、透毛窍而发汗，故可用于小儿腠理密闭所致风寒感冒之发热无汗者，方如麻黄汤；因其善搜肺风、开肺闭，故可用于肺气壅遏之咳嗽气喘，方如三拗汤、小青龙汤、射干麻黄汤；因其既能发汗，又能利尿，故可用于风水水肿，方如越婢汤。

刘老发现麻黄挥发油、生物碱能直接作用于汗腺而发汗，故擅用于小儿外感风寒无汗者；麻黄能镇咳祛痰，麻黄碱有缓慢、温和、持久的平喘作用，对于小儿哮喘痰鸣、婴幼儿喉喘鸣尤其适宜；麻黄的多种成分均有利尿作用，这一作用又最适宜于小儿外感风寒、小便不利之风水水肿，又因麻黄碱有兴奋中枢作用，故刘老又常用于治疗小儿遗尿。

对于麻黄的配伍经验，刘老认为：小儿发热恶寒无汗者，配桂枝；咳喘痰鸣者，配苦杏仁、甘草；寒饮喘咳呕哕者，配白芍、干姜、细辛、五味子；咳喘属外寒内热，无汗而兼烦躁者，配石膏、苦杏仁、甘草；肢体水肿而兼有表证者，配白术、生姜；小儿风疹身痒，配薄荷、蝉蜕；小儿遗尿者，配桑螵蛸、益智仁、石菖蒲。

【注意事项】

不可多用。素体虚弱而自汗、盗汗者忌服；心悸、失眠者忌用或慎用。

【基　　原】

本品为唇形科植物紫苏的干燥茎叶。

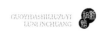

【功能主治】

味辛，性温。归肺、脾经。发汗解表，行气宽中，解鱼蟹毒。主治妇儿风寒感冒，胸闷呕恶，食鱼蟹后引起的吐泻腹痛等，亦用于妊娠恶阻、胎动不安。

【用法用量】

煎汤，1~6 g。

【刘老经验】

刘老认为紫苏叶为风寒外感之灵药，利气消滞之要药，行气安胎之妙药。紫苏叶在小儿肺胃疾病中应用广泛，尤其对于风寒表证兼有气滞者，更有其独到之处，如小儿外感风寒而兼有乳食积滞，见恶寒、发热、无汗，胸闷、呕恶者，紫苏叶尤其适宜，其芳香气烈，外开皮毛，泄肺气而通腠理。上则通鼻塞、清头目，散风寒而宣肺闭；中则开胸膈、醒脾胃、宣化痰饮，解郁结而利气滞。其散寒利气、芳香健脾的作用特点广为中医学临床家所称赞。

紫苏叶还有很好的安胎和胃作用，这一作用又最适宜于妊娠恶阻、胎动不安者，刘老认为这种疾病的发生本身与脾胃气滞有关，同时主要症状一般存在妊娠后恶心呕吐、恶食腹痛，这时应用紫苏叶更是如矢中的，可以取得很好的疗效。

紫苏叶的解鱼蟹毒作用，早已被古今医家所证实。刘老认为小儿表寒夹食滞，尤其是鱼蟹所伤者，紫苏叶更是常用之品。

对于紫苏的配伍经验，刘老认为：风寒表证，见寒热无汗者，配生姜；如表证兼有气滞者，配香附、陈皮；妊娠恶阻、胎动不安者，配砂仁、陈皮；解鱼蟹毒，配生姜。

【注意事项】

气虚、血虚者慎服。

蝉　蜕

【基　原】

本品为蝉科昆虫黑蚱的若虫羽化时脱落的皮壳。

【功能主治】

味甘，性寒。归肺、肝经。疏散风热，利咽开音，透疹，退翳，熄风止痉。主治小儿风热感冒、壮热烦渴、惊痫夜啼、咽痛音哑、麻疹不透、风疹瘙痒、目赤翳障、疔肿疮毒、破伤风等。

【用法用量】

内服：1.5~6 g，入煎剂，或研末冲服。治破伤风可用 15~30 g。

【刘老经验】

刘老认为蝉蜕为散风除热透疹之要药。因其甘寒清热，质轻上浮，能发汗，长于疏散肺经风热以宣肺利咽、开音疗哑，故外感风热、温病初起，症见高热烦渴、声音嘶哑、咽喉肿痛者，尤为适宜，在刘老自创的解表方中大多配有此药，如治疗小儿风热咳嗽的银蚕宣肺汤，治疗小儿痰热咳嗽的茶蒌清肺汤，治疗小儿肝郁肺热咳嗽的柴郁清肺汤等；即使小儿风寒感冒，为防止寒郁化热，刘老亦佐以少许蝉蜕以疏风透表，如荆防杏苏散。因蝉蜕能宣散透发，疏散风热，透疹止痒，故刘老常用其治风热外束之麻疹不透、风疹瘙痒；因其入肝经，善疏散肝经风热而有明目退翳之功，故刘老常用其治疗风热上攻或肝火上炎之目赤肿痛，翳膜遮睛；因其能祛风止痉，故刘老亦用其治疗小儿发热惊风、夜啼、破伤风等。

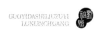

药理实验证明蝉蜕除有抗炎、镇咳祛痰平喘等作用外，还有镇静解痉、抗惊厥作用。刘老用其治疗小儿高热惊厥、惊哭夜啼，除取其昼鸣夜息之意外，亦与其有镇静、抗惊厥作用相关。

对于蝉蜕的配伍经验，刘老认为：外感风热，发热咳嗽，风疹瘙痒者，配薄荷；麻疹不透者，配麻黄、牛蒡子、升麻；咽喉肿痛者，配薄荷、牛蒡子、连翘；风邪郁肺而音哑者，配桔梗、木蝴蝶、胖大海；目赤肿痛、翳膜遮睛者，配菊花、谷精草、蒺藜、决明子；风热夹痘、清窍阻塞之耳聋者，配石菖蒲；惊风、小儿夜啼出现惊惕不安者，配钩藤；破伤风见四肢抽搐者，配全蝎、僵蚕。

【注意事项】

痘疹虚寒证不能服。孕妇忌服。

【基　　原】

本品为唇形科植物薄荷的干燥地上部分。

【功能主治】

味辛，性凉。归肺、肝经。疏散风热，利咽透疹，清利头目。主治妇儿风热感冒、发热惊风、头痛鼻衄、鼻渊鼻塞、目赤龈肿、咽喉肿痛、痰嗽失音、皮肤瘾疹、瘰疬疮疥等，亦用于肠风血痢、霍乱痧证、痫痉瘰疭等。

【用法用量】

内服：煎汤，1.5~3 g，宜后下。

【刘老经验】

刘老认为薄荷为疏散风热之要药，在肺系、肝系疾病中应用广泛，尤其对于感冒风热、温病初起有表证、咽喉红肿疼痛、麻疹透发不畅的疾病，更有其独到之处，故凡小儿风热感冒、温病初起、鼻渊喉痹、乳蛾肿痛、齿痛龈肿、发热惊风、疹透不畅、咳痰不爽等，刘老多配用此药。如治疗小儿风热咳嗽的银翘宣肺汤，治疗小儿痰热咳嗽的茶蒌清肺汤，均配伍薄荷以疏散风热；即使风寒感冒，为防止寒郁化热，刘老亦在辛温解表药基础上佐少许薄荷以透表，如治疗小儿风寒感冒之荆防杏苏散即属本例。

薄荷既有清热化痰之效，又有疏肝达郁之功，故咳嗽肝郁肺热证，症见咳痰黄稠，胸脘闷胀时痛，嗳气，咽中异物感，口干口苦者，常可配合使用，如刘老自拟之柴郁清肺汤。妇女因肝郁不舒而见乳胀胁痛，咽干口苦者，亦每配伍用之，如逍遥散。

薄荷能扩张皮肤毛细血管、促进汗腺分泌，增加散热而解热，此即刘老在小儿外感表证中配伍此药以助发表达邪之故；因薄荷有抗刺激、祛痰、止咳作用，故刘老对痰热证患儿用此刺激气管分泌，使黏稠的痰液易于排出而达祛痰之效；因薄荷煎剂体外实验对各种球菌均有抑制作用，故刘老在治疗呼吸道感染时，多配伍薄荷以抗病原微生物。

对于薄荷的配伍经验，刘老认为：外感风热无汗、头痛目赤者，配荆芥、桑叶、菊花、牛蒡子；风寒感冒、身不出汗，也可配合紫苏叶、羌活；咽喉红肿热痛者，配牛蒡子、马勃、甘草；麻疹透发不畅，配荆芥、牛蒡子、蝉蜕；风热攻目、昏涩疼痛者，配牛蒡子、菊花、甘草。

【注意事项】

孕妇慎服。

第四章

妇儿疾病常用方剂

第一节 古方应用心悟

【方　源】

上海中医学院《方剂学》。

【处方组成】

仙茅 9~15 g，淫羊藿 9~15 g，当归 9 g，巴戟天 9 g，黄柏 4.5~6 g，知母 4.5~6 g。

【应用方法】

水煎服。

【功效主治】

温肾阳，补肾精，泻肾火，调理冲任。主治冲任失调、阴阳两虚证，症见眩晕耳鸣，月经周期紊乱，时寒时热，烦躁不安。

【处方分析】

方中仙茅、淫羊藿、巴戟天温肾阳，补肾精；黄柏、知母泻肾火、滋肾阴；当归温润养血，调理冲任。全方温阳药与滋阴泻火药同用，以适应阴阳俱虚于下，虚火炎于上的复杂证候。方中以仙茅、淫羊藿（即仙灵脾）为主药，故名二仙汤。

【刘老经验】

刘老认为本方为治疗冲任失调、阴阳两虚证之主方。有动

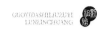
物实验表明二仙汤及其温肾和滋阴组拆方均能刺激下丘脑促性腺激素释放激素细胞系 GT1-7 释放 GnRH，以全方作用最强，故刘老常用本方治疗围绝经期综合征、闭经、乳腺增生等病。对围绝经期综合征之见有时畏寒、有时烘热者，加女贞子、墨旱莲、熟地黄；乳腺增生之经前加重、经后缓解者，加川芎、王不留行、漏芦、青皮、香附；荨麻疹之见于绝经期者，加白鲜皮、地肤子、僵蚕、蝉蜕。

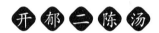

【方　　源】

《万氏女科》。

【处方组成】

法半夏 2.1 g，陈皮 3 g，茯苓 3 g，甘草 1.5 g，苍术 3 g，香附（童便制）3 g，川芎 3 g，青皮 2.1 g，莪术 2.1 g，槟榔 2.1 g，木香 1.5 g，生姜 3 片。

【应用方法】

水煎服。

【功效主治】

理气化痰，开郁调经。主治痰气郁结证，症见妇女闭经、月经量少或月经后期，经色紫黑，或有血块。形体肥胖，胸闷脘痞，腹胀，大便不畅，口腻痰多，烦躁口渴，或经前乳房胀痛，郁郁不乐，舌苔腻，脉滑，或见痰核。

【处方分析】

方中用二陈汤化痰理气，燥湿和中；用香附疏肝解郁，青皮、槟榔泻肝通腑；川芎、莪术逐瘀通经；木香合二陈汤健脾和胃，开胃助食；苍术燥湿健脾，生姜温中开胃。诸药相合，既理气解郁、导腑泄实、疏肝和胃，又化痰燥湿、调经逐瘀，适宜于实证痰郁闭经之证。

【刘老经验】

刘老认为本方为治疗痰气郁结证的主方，常用于闭经、乳腺增生、子宫肌瘤、卵巢囊肿、盆腔炎及各种肿瘤早期。本方开郁化痰，肝胃同调，兼调经逐瘀。全方以开郁为重点，但根本在于化痰燥湿，因为古代方书中，化痰燥湿均与理气解郁的方药组合，这与前人"痰气合一"观念有关。前人曾有"痰即有形之气"，"气即无形之痰"之说，故理气需要化痰，化痰不离理气。

妇科所谓痰湿，非指单纯痰湿，大多数是指脂肪蓄积、形体肥胖而言，故方中用槟榔、青皮泄之，配合川芎、莪术逐瘀通经。临床应用时刘老常将方中药物用量适当增加。若体形壮实者，加青礞石、葶苈子、三棱；带下色黄者，加败酱草、牡丹皮、大血藤、穿山甲；神疲纳少者，去槟榔，加党参、白术；治乳腺增生，加王不留行、漏芦、天葵子。

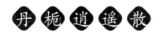

丹栀逍遥散

【方　　源】

《内科摘要》。

【处方组成】

柴胡 6 g，白芍 6 g，茯苓 6 g，当归 6 g，白术（炒）6 g，牡丹皮 3 g，栀子（炒）3 g，甘草（炙）3 g，薄荷 3 g，煨姜 1.5 g。

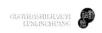

【应用方法】

水煎服。

【功效主治】

疏肝清热，凉血固冲。主治郁热性月经先期量多。原方主治肝郁血虚化热证，症见烦躁易怒，胁腹胀痛，月经不调，或自汗盗汗，或头痛目涩，或颊赤口干，或小便涩痛，或月经后发热，舌质红、苔薄黄，脉弦虚数。

【处方分析】

本方由逍遥散加牡丹皮、栀子而来，为疏肝健脾，解郁养血，兼清血热之剂。肝郁日久者，乃肝体不充，引起肝用不及所致。方中当归、白芍养血补肝以治本，柴胡疏肝解郁散热，白术、茯苓、炙甘草补中健脾，少许薄荷、煨姜助柴胡疏肝理气，牡丹皮、栀子清肝解郁，泄热除烦。诸药相合，血虚得养，脾虚得复，肝体自充，肝用能及，肝郁得解，郁热得除，标本兼顾，故能广泛使用于女子肝经郁热所致的各种病证。

【刘老经验】

刘老认为本方为治疗妇女肝郁血虚化热之主方，原名加味逍遥散，实际上是从汉代张仲景所制四逆散发展而来。方中当归、白芍养血以涵肝体，柴胡升散以遂肝用，牡丹皮、栀子清肝火，白术、茯苓、炙甘草补脾气，以旺生化之源，是历代贤哲倍加推崇的不朽名方。本方原为妇女血虚劳倦，血热相搏，室女血热阴虚而设，体现了前哲女子以肝为先天，以血为主的观点。故《卫生宝鉴》以本方治疗女子血虚发热，经候不调；《古今医鉴》用治肝脾血虚发热，或潮热，或自汗盗汗，或头痛目涩，或怔忡不宁，颊赤口干，或月经不调，或肚腹作痛，或小腹重坠，水道涩痛，或肿痛出脓，内热作渴，月经超前，属于郁热而兼血虚者，用之最为适宜。刘老临床常用于月经失调、功能失调性子宫出血、闭经、经前期紧张综合征、围绝经期综合征、产褥期感染、产后乳汁自出等。

若产后乳汁自出，其质黏稠、乳房胀痛者，加生地黄、夏枯草、牡蛎；闭经之见于室女师尼寡妇者，加香附、泽兰、生地黄、郁金、黄芩；产褥期感染之见恶露不绝、胁痛心烦者，加生地黄、墨旱莲、茜草炭。刘老指出妇女肝郁血虚无热象者不宜用本方，血寒血瘀者忌用。

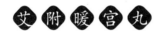

艾附暖宫丸

【方　　源】

《仁斋直指方》。

【处方组成】

艾叶 6 g，香附 12 g，吴茱萸 6 g，川芎 6 g，白芍（炒）6 g，黄芪 6 g，续断 5 g，生地黄 6 g，肉桂 5 g，当归 6 g。

【应用方法】

共研为细末，米醋打糊为丸。1 次 6 g，温开水送服。

【功效主治】

暖宫温经，养血活血。主治胞宫虚寒夹瘀证，症见经期延后，量少，色淡红，质清稀，无血块，肚腹隐痛，喜温喜按，腰膝酸软，或白带量多，面色萎黄，倦怠乏力，饮食减少，或久无子息，舌质淡，脉沉细。

【处方分析】

阳气虚弱，督阳不足，胞宫失煦，发为闭经不孕。方中当归、生地黄、白芍、川芎组成的四物汤养血调肝以充血海；肉桂、艾叶、吴茱萸温阳暖宫，散寒祛湿；黄芪益气有助于温阳；

香附理气并有调经之效；续断益肾调血，亦有助阳暖宫之意。全方以温经散寒，助阳暖宫为主，故适宜于宫寒闭经、不孕、或经行量少色淡，小腹虚寒作痛者。

【刘老经验】

刘老认为本方主治气血虚夹有寒邪入侵子宫之病证。现代药理研究证实其能镇痛，调节垂体-卵巢功能，临床上常用于功能失调性子宫出血、痛经、附件炎、阴道炎、不孕症等属胞宫虚寒夹瘀者，中医如血寒性月经过少、闭经，虚寒性痛经、不孕症，虚寒性妊娠腹痛，血虚胎萎不长等病证皆宜运用。这类病证与肾阳虚有一定关系，但尚非全因肾阳虚不能温煦子宫所致，故尤宜于虚中夹实、实中有虚之痛经、月经量少等病证者。如兼溲清、便溏者，可加补骨脂、白术。刘老指出，妊娠期间用本方务必切实掌握适应证，不宜轻用。如病人舌质红不宜用本方。

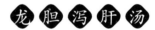

龙胆泻肝汤

【方　　源】

《医方集解》。

【处方组成】

龙胆（酒炒）6 g，黄芩（炒）9 g，栀子（酒炒）9 g，泽泻9 g，木通6 g，当归（酒炒）3 g，生地黄（酒炒）6 g，柴胡6 g，车前子6 g，甘草6 g。

【应用方法】

水煎服。

【功效主治】

泻肝胆实火，清下焦湿热。主治肝胆实火或肝胆湿热证，前者症见头痛目赤，胁痛口苦，耳聋耳肿，舌质红苔黄，脉弦数有力；后者症见阴肿，阴痒，阴汗，小便淋浊，或妇女带下黄臭，舌质红苔黄腻，脉滑数有力。

【处方分析】

方中龙胆大苦大寒，归肝、胆经，上清肝胆实火，下泻下焦湿热，为方中之君药。黄芩、栀子苦寒，归肝、胆、三焦经，清热泻火，燥湿解毒，共为方中之臣药。车前子、木通、泽泻利湿清热，能导湿热下行，从水道而去，使邪有出路；生地黄养阴，当归补血，监制诸药使之祛邪而不伤正；柴胡疏肝利胆，理气解郁，利于诸邪的清泄，以上六药，共为方中之佐药。甘草益胃和中，既监制诸药以免苦寒伤胃，又可调和诸药，为方中之佐使药。全方以泻肝胆实火，清下焦湿热为主，故适宜于肝胆实火或肝胆湿热证。

【刘老经验】

刘老认为本方为治疗肝胆实火和肝胆湿热证的主方，常用于偏头痛、神经症、癫痫、精神分裂症、原发性高血压、疱疹后神经痛、妇女带下、阴痒、功能失调性子宫出血、子宫脱垂等病。若实火较甚者，去木通、车前子，加黄连；湿重热轻者，去黄芩、生地黄，加滑石、薏苡仁；大便秘结者，加大黄、芒硝；疱疹疼痛者，加板蓝根、薏苡仁、全蝎；失眠烦躁、目赤口苦者，加磁石、龙齿；胸闷胁胀、善太息者，加香附、郁金、枳壳；阴痒者，加蛇床子、白鲜皮、苦参；带下黄臭者，加败酱草、白果、黄柏；功能失调性子宫出血者，加阿胶、地榆、棕榈炭、藕节；子宫脱垂者，加黄芪、升麻。

刘老指出，方中木通宜用川木通，不宜用关木通。宜中病

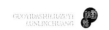

即止，不宜多服、久服。小儿剂量宜随年龄损减。

【方　　源】

《严氏济生方》。

【处方组成】

白术 9 g，茯神 9 g，黄芪 12 g，龙眼肉 12 g，酸枣仁（炒）12 g，人参 6 g，木香 6 g，当归 9 g，远志 6 g，甘草（炙）3 g。

【应用方法】

共研为粗末。每次 12 g，加生姜 5 g，大枣 1 枚，水煎服。

【功效主治】

健脾养心，益气补血。主治心脾两虚，气血不足诸证以及脾虚不司统摄所致的月经先期、量多、崩漏、带下等病，症见头昏晕，心悸怔忡，虚热盗汗，体倦食少，面色萎黄，大便易溏，舌质淡苔薄白，脉细弱。

【处方分析】

方中用人参、黄芪健脾益气，气旺则血生，为方中之君药。白术健脾，当归补血，酸枣仁宁心安神，为方中之臣药。龙眼肉养血宁心；茯神、远志宁心安神；木香理气醒脾，既复中焦运化，又监制诸药之滋腻；大枣、生姜调和脾胃，共为方中之佐药。甘草益胃和中，调和诸药，为方中之佐使药。综观全方，补气健脾之药为多，意在益气以生血，故又有养血归脾之名，气旺则能摄血，故能治心脾两虚、营血虚弱及脾不统血诸证。

【刘老经验】

刘老认为本方为治疗心脾两虚、脾虚失摄证的主方，常用于心脾不足、气虚不能摄血所致的月经先期、量多、崩漏、胎漏、产后出血等，因归脾汤之治疗出血病证，乃是"引血归脾"，可加侧柏叶炭、仙鹤草；本方加栀子炭、炒牡丹皮，则为加味归脾汤，对于更年期中晚期的崩漏、月经不调等，可用加味归脾汤再加鹿衔草、地龙等；对于心脾不足所致带下过多、色白质稀、入暮腹胀、大便溏等，可加炒芡实、荆芥。若小儿脾虚失摄之血小板减少性紫癜，可加何首乌、阿胶、鹿角胶、鸡血藤；小儿盗汗属心脾两虚者，加龙骨、牡蛎、浮小麦；神思涣散、注意力不集中者，加益智仁、龙骨。

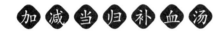

加减当归补血汤

【方　　源】

《傅青主女科》。

【处方组成】

当归 30 g，黄芪 30 g，三七末 9 g，桑叶 9 g。

【应用方法】

水煎服。

【功效主治】

益气补血，养阴止血。主治崩漏之气血两虚证，症见绝经期及绝经后出血，血色淡而质薄，气短面白，头晕，舌质淡，脉沉弱。

【处方分析】

方中当归、黄芪为当归补血汤加重了当归用量，二药合用，为气血双补之神剂；三七为止血之圣药，加入桑叶，既能滋肾之阴，又有收敛之妙。绝经期及绝经后妇女阴精既亏，复见崩

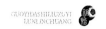

漏，气血阴精更亏，本方有益气补血，养阴止血之效，止老妇暂时之崩漏，确有奇功。但因其补精之味尚少，不可责其永远之绩，故服此数剂后，宜增加白术15 g，熟地黄30 g，山药12 g，麦冬9 g，五味子3 g，继续服，方能除崩漏之根。

【刘老经验】

刘老指出本方为傅青主治老妇血崩效方，从当归补血汤加味而来，在气血双补基础上加入止血之三七、滋肾之桑叶，故有益气补血，养阴止血之效，且现代药理研究证实本方有调节性腺-卵巢功能，促进凝血的药理作用，故刘老将本方常用于无排卵性功能失调性子宫出血、绝经后出血等。治疗绝经后出血，加白芍炭、贯众炭。若阴虚火旺者，则非本方所宜。

【方　源】

《傅青主女科》。

【处方组成】

生地黄（酒炒）30 g，玄参30 g，白芍（酒炒）15 g，麦冬15 g，地骨皮9 g，阿胶9 g。

【应用方法】

水煎服。

【功效主治】

养阴清热调经。主治月经先期之水亏火旺证，症见先期经来只少许、质稠，伴头晕、腰酸，两颧潮红，手足心热，舌质红、苔少，脉细数。

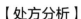

【处方分析】

方中玄参、生地黄、麦冬滋阴养液，壮水以制火；地骨皮泻肾火、清虚热，善治骨蒸潮热；阿胶滋阴补血，白芍养血柔肝，敛阴和营。诸药相合，能滋阴壮水，水足则火能平，阴复则阳自秘，适宜于月经不调之虚热证。

【刘老经验】

刘老指出两地汤是《傅青主女科》治疗月经先期的名方，以补肾中之水为主，正如《傅青主女科》在方前解释所说："治之法不必泻火，只专补水，水既足而火自消矣，亦既济之道也。"因此皆方的立方宗旨是壮水之主，以制阳光，即专补其阴（水），不必泻火。但本方在滋水补肾的基础上，不忘治肝。肝为藏血之脏，滋阴养血，肝肾同调是妇科治疗的特点。本方重用玄参、生地黄滋肾补水，又开一补肾阴的法门。刘老临床将本方运用于阴虚火旺之月经先期、量少，经色深、经质稠，伴见手足心热、潮热盗汗、心烦少寐、咽干口燥、舌质红苔少、脉细弦数等证，以及肝肾虚之经行发热病证；还将之用于阴虚火旺之经间期出血，阴虚血少之产后发热伴有头昏腰酸、盗汗烦渴、便坚尿黄者。阴虚阳亢，经量过多可加女贞子、墨旱莲、炒地榆以滋阴清热止血；兼见头晕、耳鸣者，可加蒺藜、钩藤、夏枯草、龙骨、牡蛎等平肝潜阳；头晕、耳鸣见于经期者，还可加入茺蔚子、丹参、泽兰等调经之品。

鉴于本方具有调节垂体-卵巢功能的药理作用，刘老临床常用于黄体功能不足、功能失调性子宫出血、排卵期子宫出血、子宫内膜炎等。对于功能失调性子宫出血者，加海螵蛸、地榆炭、益母草炭；排卵期子宫出血之见出血量少、色红、腹不痛者，加女贞子、墨旱莲；兼心烦易怒者，加柴胡、栀子。刘老指出，经来其质清稀者非本方所宜。

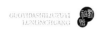

【方　　源】

《傅青主女科》。

【处方组成】

白术（炒）30 g，山药（炒）30 g，人参 6 g，白芍（炒）15 g，车前子（炒）9 g，苍术（制）9 g，甘草 3 g，陈皮 1.5 g，荆芥（炒炭）1.5 g，柴胡 1.8 g。

【应用方法】

水煎服。

【功效主治】

健脾疏肝，化湿止带。主治带下病之脾虚肝郁、湿浊下注证，症见带下色白或淡黄，清稀量多无臭，倦怠便溏，舌质淡、苔白，脉缓或濡弱。

【处方分析】

本方脾、胃、肝三经同治，寓补于散之中，寄消于升之内，肝木之气得升，则肝血不燥，不至下克脾土，故方中荆芥、柴胡、白芍合用；补益脾土之元，则脾气不湿，自能分消水气，故方中苍术、白术、山药、人参、甘草并用，略用车前子利湿；至于补脾又兼益胃者，由里及表也，若非胃气强，则脾弱不能旺，此补胃正所以补脾耳，故将陈皮、甘草加入参、术之中。诸药相合，能健脾燥湿，疏肝理气，化湿止带，适宜于脾虚肝郁、湿浊下注之证。

【刘老经验】

刘老指出完带汤是治疗脾虚带下的著名方剂。在《傅青主女科》中指出带下的形成首先与湿盛有关，其次是肝脾失调，任带二脉失约，湿浊下注所致。正如傅青主所言："湿盛而火衰，肝郁而气弱，则脾土受伤，湿土之气下陷，是以脾精不守，不能化为荣血以为经水，反变为白滑之物，由阴门直下，欲自禁而不可得也。"因此完带汤中重用白术、山药以健脾束带，人参、甘草、苍术佐之以燥湿止带，柴胡、白芍、陈皮、荆芥炭疏肝解郁，车前子利水除湿，前人谓"治脾宜升燥"，故方中柴胡、荆芥之升，苍术、白术、车前子之燥，是治疗带下的主要所在。全方调肝脾，固任带，燥湿浊，升阳益气，契合肝脾失调、脾虚湿盛为主的带下病证的病机。

刘老临床常用本方治疗脾虚带下，气虚者加黄芪、黄精，血虚者加熟地黄、制何首乌；治疗脾虚经行泄泻，去苍术、荆芥，加防风、焦山楂、益母草。因本方有抗炎症反应的药理作用，刘老常用于阴道炎、慢性宫颈炎、宫颈糜烂等病属脾虚肝郁、湿浊下注者。治疗慢性宫颈炎，见带下色白量多质稀、舌质淡苔白者，加鹿角霜、巴戟天；兼腰部酸痛者，加菟丝子、续断、杜仲；少腹疼痛者，加乌药、小茴香；带下色兼黄色者，加黄柏、龙胆；日久滑脱不止者，加海螵蛸、金樱子、煅龙骨、煅牡蛎。刘老指出本方阴虚火旺、湿热下注者忌用。

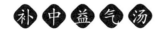

补中益气汤

【方　　源】

《脾胃论》。

【处方组成】

黄芪 18 g，甘草（炙）9 g，人参 6 g，当归 3 g，陈皮 6 g，

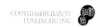
升麻 6 g，柴胡 6 g，白术 9 g。

【应用方法】

水煎服。

【功效主治】

补中益气，升阳举陷。主治脾胃气虚及气虚下陷证，前者症见饮食减少，体倦肢软，少气懒言，面色㿠白，大便稀溏，或发热自汗，渴喜热饮，舌质淡、苔薄白，脉虚软无力；后者症见脱肛，子宫脱垂，眼睑下垂，久泻，久痢，久疟，崩漏。

【处方分析】

方中黄芪味甘微温，补中益气，升阳固表，为方中之君药。人参、白术健脾益气，增强君药补气之力，为方中之臣药。当归养血和营；陈皮理气和胃；升麻、柴胡升阳举陷，共为方中之佐药。甘草益胃和中，调和诸药，为方中之佐使药。全方共奏补中益气、升阳举陷之效，故适宜于脾胃气虚及气虚下陷证。

【刘老经验】

刘老认为本方为治疗气虚下陷证的主方，常用于重症肌无力、直立性低血压、血管迷走性晕厥、小儿泄泻、遗尿、脱肛、产后小便失禁、子宫脱垂等病。若兼腹痛者，加白芍、乌药；自汗多者，加五味子、浮小麦、牡蛎；兼湿而胸满体倦者，去当归，加苍术、木香；食滞不化者，加麦芽、山楂、神曲；兼恶风寒等表证者，加紫苏叶；眼睑下垂者，加千年健、枳实；眩晕动则加重、神疲气少者，加蔓荆子、川芎、天麻、蝉蜕、葛根、丹参。小儿泄泻者，加葛根、石榴皮、诃子；遗尿者，加桑螵蛸、益智仁、石菖蒲、麻黄；脱肛、子宫脱垂者，加枳壳、葛根。

【方　　源】

《景岳全书》。

【处方组成】

人参6 g，熟地黄9~15 g，山药（炒）6 g，山茱萸4.5 g，远志（炒）2.1 g，甘草（炙）3~6 g，五味子3 g，菟丝子（炒）6~9 g。

【应用方法】

水煎服。

【功效主治】

补益肝肾，固冲调经。主治肝肾亏虚证，症见遗精滑泄，或带下崩漏，或见胎动不安、产后恶露不止、妇人阴挺等，伴头晕目眩，腰膝酸软，脉两尺无力。

【处方分析】

方中人参、熟地黄补益气血，山茱萸涩精固气，山药理脾固肾，远志交通心肾，炙甘草补卫和阴，菟丝子强阴益精，五味子酸敛肾气。全方共奏补益肝肾，固冲调经之效，故适宜于肝肾亏虚证。

【刘老经验】

刘老认为本方为补益肝肾，固冲调经之剂，适用于遗精滑泄，或带下崩漏，或见胎动不安、产后恶露不止、妇人阴挺等属于肝肾亏虚者。药理研究表明本方能调节垂体-性腺功能，故刘老临床常用于妇女排卵型功能失调性子宫出血、先兆流产、

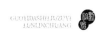
子宫颈炎、子宫脱垂等病。若滑精明显者，加金樱子9g；月经量多者，加续断；腹痛泄泻者，加补骨脂、吴茱萸；小腹疼痛者，加当归、橘核；呕吐恶心者，加白术、法半夏；气陷不固者，加升麻；失眠或多汗者，加酸枣仁。刘老指出，阴虚火旺者非本方所宜。

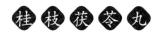

桂枝茯苓丸

【方　　源】

《金匮要略》。

【处方组成】

桂枝6g，茯苓6g，牡丹皮6g，桃仁6g，芍药6g。

【应用方法】

共研为细末，制成蜜丸。每次3g，温开水送服，不知者加至每日9g。

【功效主治】

活血化瘀，缓消癥块。主治胞宫血瘀证，症见经期腹痛拒按，或闭经，或宿有癥块者在妊娠后漏下不止，或难产，或胞衣死胎不下，或产后恶露不尽而腹痛拒按。

【处方分析】

桂枝茯苓丸主治妇人宿有癥块，漏下不止者，属于缓消之剂，桂枝通经行瘀，桃仁化瘀消癥，牡丹皮散血行瘀，清退瘀久所化之热，芍药养血行血，茯苓渗湿健脾，全方有缓、有收、有渗。癥结者散以桂枝之辛，蓄血肝急者缓以桃仁、牡丹皮之甘，收以芍药之酸，佐以茯苓之淡渗令湿祛血止。全方具有下其瘀，化瘀生新，调和气血之功效，故适宜于胞宫血瘀证。

【刘老经验】

刘老指出桂枝茯苓丸出自《金匮要略》,《妇人良方》称其为夺命丸,《万病回春》《济阴纲目》将之改为汤剂,易名为催生汤。本方有活血化瘀、缓消癥块之功,是为历代医家之共识。方中桂枝、茯苓温阳利水,消饮除湿,为主药,桂枝与桃仁、牡丹皮、芍药相合以温阳化瘀,桂枝、茯苓、芍药相合以温阳利水。治疗水、瘀相兼之癥块,是本方的特点。验之临床,凡盆腔包块、早期子宫肌瘤、卵巢囊肿、炎症性包块,绝大部分是血瘀、湿浊、痰饮相兼,桂枝茯苓丸正是为此类病证而设,但瘀、湿、痰三者凝合一处,结成膜样血瘀,阻于子宫内,逐渐发展为子宫肌瘤,导致子宫出血者,亦宜用桂枝茯苓丸温阳化瘀以治,此为本方祛邪之用,而方中桂枝与芍药相合,为《伤寒论》桂枝汤方意,有解肌和营卫作用,桂枝、芍药、蜂蜜相合,又有类似小建中汤内调阴阳,外和营卫,建立中气,扶助脾胃的方意,脾胃气旺,生化有源,抗力自强;桂枝、芍药、牡丹皮、茯苓相合,还有扶助心阳,调和心血的作用,心阳之气旺,心血和畅,不仅有利于血液的循环复常,还有助于脾胃运化,此即《傅青主女科》所指出的"心火生胃土"之意。因此桂枝茯苓丸有扶助心血脾胃、温阳化瘀、利湿消癥的双相调节作用。临床可用于胞宫血瘀证之痛经、闭经,或宿有癥块者在妊娠后漏下不止,或难产,或胞衣死胎不下,或产后恶露不尽而腹痛拒按者。白带量多者,加海螵蛸、莲须;腰痛者,加续断、杜仲;久病体虚者,加黄芪、党参;有囊性包块者,加薏苡仁、冬瓜子、昆布。刘老认为以本方加三七、山楂缓缓活血化瘀消癥,治疗妇人有宿癥(如子宫肌瘤)之经间期出血,契合病机,可缓以收功。

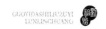

【方　源】

《太平惠民和剂局方》。

【处方组成】

柴胡9g，白芍9g，白术9g，茯苓9g，当归9g，甘草（炙）4.5g。

【应用方法】

共研为粗末，每次6g，加生姜3片，薄荷3g，水煎服。

【功效主治】

疏肝解郁，养血健脾。主治肝郁血虚脾弱证，症见两胁作痛，头痛目眩，口干咽燥，神疲便溏，或往来寒热，或月经不调，乳房胀痛，脉弦虚。

【处方分析】

方中柴胡疏肝解郁，条达肝气，为君药。白芍养血敛阴，柔肝缓急；当归养血和血，为血中之气药，两者共为臣药。白术、茯苓健脾益气，促进营血生化；薄荷疏散气郁，生姜降逆和中，共为佐药。甘草调和诸药，为使药。全方以疏解肝气郁结为主，兼养肝之血以柔肝，健脾之气以防肝病传脾，故适宜于肝郁血虚脾弱证。

【刘老经验】

刘老认为本方是治疗肝郁脾虚证的主方，肝主藏血，"其性疏泄而不能屈抑"（《内经博议》），并且"凡脏腑十二经之气化，皆必藉肝胆之气化以鼓舞之，始能调畅而不病"（《读医随笔·平肝者舒肝也非伐肝也》），故妇儿科的各种疾病，如抑郁症、失眠、乳腺增生、不孕症、多囊卵巢综合征、慢性盆腔炎、闭经等，只要因气机郁滞所致，符合肝郁脾虚证候诊断者，都可用本方加减。若头胀痛者，加香附、川芎；胸闷痛者，加降香、瓜蒌皮；失眠多梦者，加合欢花、首乌藤、酸枣仁、珍珠母；耳鸣耳聋者，加蔓荆子、石菖蒲、香附；乳腺增生者，加牡蛎、浙贝母、夏枯草；不孕者，加香附、菟丝子、覆盆子、枸杞子；多囊卵巢综合征者，加牡丹皮、栀子、王不留行。

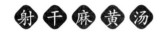

射干麻黄汤

【方　　源】

《金匮要略》。

【处方组成】

射干9g，麻黄9g，生姜9g，细辛3g，紫菀6g，款冬花6g，法半夏9g，五味子3g，大枣3枚。

【应用方法】

水煎服。

【功效主治】

宣肺祛痰，下气止咳。主治小儿哮喘之寒饮郁肺证，症见咳而上气，喉中有水鸡声，舌苔白滑，脉紧，无明显恶寒身痛。

【处方分析】

方中射干化痰开结，麻黄宣肺定喘，为君药。配以细辛、生姜散寒行水，紫菀、款冬花温润化痰下气，是为臣药。法半夏和胃化痰，五味子敛肺气，能监制诸药之辛散过度，共为佐药；大枣和中，为佐使药。诸药合用，肺中寒饮能化，哮喘可

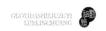
平，功效迅捷。

【刘老经验】

刘老认为本方为治疗哮喘寒饮郁肺证之主方，小儿喉中哮鸣者，只要符合寒饮郁肺证诊断者，都可依本方加减。常用于小儿喘息型支气管炎、支气管哮喘等病。治喘息型支气管炎，加蝉蜕、地龙、葶苈子。

刘老认为，痰热明显者不宜用。方中剂量宜随小儿年龄损减。

【方　　源】

《温病条辨》。

【处方组成】

金银花 15 g，连翘 15 g，桔梗 6 g，薄荷 6 g，竹叶 4 g，甘草 5 g，荆芥 4 g，淡豆豉 5 g，牛蒡子 6 g，鲜芦根 30 g。

【应用方法】

上药除鲜芦根外，共研为粗末，每次 18 g，用鲜芦根煮水煎药服。

【功效主治】

辛凉透表，清热解毒。主治外感风热证，症见温病初起，发热无汗或汗出不畅，微恶风寒，头痛口渴，咳嗽咽痛，舌尖红、苔薄白或微黄，脉浮数。

【处方分析】

方中金银花、连翘辛凉透表，清热解毒，芳香辟秽，为君药。配以薄荷、牛蒡子疏散风热，解毒利咽，是为臣药。鲜芦根、竹叶清热生津，桔梗宣肺止咳利咽，荆芥、淡豆豉解表散邪，二药防止金银花、连翘等品凉遏太过，五味药物共为佐药；甘草护胃安中，调和诸药，为佐使药。诸药合用，共奏外散风热，兼清热毒，芳香辟秽之效，诸症自可渐愈。

【刘老经验】

刘老认为本方为治疗外感风热证之主方，其特点一是辛凉药中伍以少许辛温之品，既有利于透邪，又不悖辛凉之旨；二是疏散风邪与清解辟秽之味伍之，构成外散风热，兼清热毒，芳香辟秽的清疏兼顾，以疏为主之辛凉平剂，小儿的各种疾病，只要符合风热证候诊断者，都可依本方加减。常用于上呼吸道感染、流行性感冒、急性咽炎、急性扁桃体炎、外耳道炎、非化脓性中耳炎、突发性聋、急性鼻炎、鼻前庭炎、化脓性淋巴结炎以及麻疹、风疹、肺炎、肺脓肿、病毒性心肌炎、流行性乙型脑炎、流行性脑脊髓膜炎、流行性腮腺炎、皮肤黏膜淋巴结综合征等病早期。

若渴甚者，加天花粉；项肿咽痛者，加马勃、玄参；咳嗽者，加苦杏仁；胸膈闷者，加广藿香、郁金；衄者，去荆芥、淡豆豉，加白茅根、侧柏叶炭、栀子炭；舌质红者，加生地黄、麦冬。①小儿感冒，用药量减半，若咳重者，加桑叶、苦杏仁；咽红肿痛者，加薄荷、玄参；夹惊而惊惕啼叫、睡卧不安，甚则抽痉者，加菊花、钩藤、蝉蜕、石决明；夹滞而腹胀吐泻者，加神曲、山楂、莱菔子。②肺脓肿初期，加鱼腥草、野菊花。若头痛者，加桑叶、蔓荆子；咳甚痰多者，加冬瓜子、浙贝母、苦杏仁；伤津而口干咽燥者，加沙参、麦冬；胸痛甚、呼吸不利者，加瓜蒌、郁金、丝瓜络。③急性咽炎、急性扁桃体炎之见咽痛、发热、舌质尖红者，加射干、马勃、板蓝根、玄参、黄芩。声嘶音哑者，加蝉蜕、胖大海；壮热者，加石膏、黄芩、

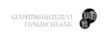
栀子；便秘者，加大黄。④麻疹之初起发热期，去竹叶、桔梗、淡豆豉、甘草，加蝉蜕、浮萍。热毒重者，加紫草、石膏；疹色暗滞、透发不畅者，加桃仁、红花、赤芍。⑤流行性腮腺炎之初起发热期，去荆芥、淡豆豉，加玄参、僵蚕、马勃、板蓝根。⑥非化脓性中耳炎之见耳闭、耳胀、发热头痛者，加菊花、夏枯草、青蒿、石菖蒲。若窍内积液者，加车前子、桑白皮。⑦小儿病毒性心肌炎之见发热、鼻塞、咳嗽者，服药量减半。若邪热炽盛者，加黄芩、石膏；胸闷胸痛者，加丹参、红花；心悸、脉结代者，加五味子、柏子仁；腹痛腹泻者，加木香、广藿香；口渴、舌质红者，加生地黄、麦冬。

刘老认为，应用本方时应注意，方中多为芳香轻宣之品，不宜久煎；小儿剂量酌减；外感风寒湿热病初起禁用。

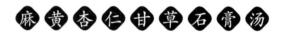

麻黄杏仁甘草石膏汤

【方　　源】

《伤寒论》。

【处方组成】

麻黄 9 g，苦杏仁 9 g，甘草（炙）6 g，石膏 18 g。

【应用方法】

水煎服。

【功效主治】

辛凉宣肺，清热平喘。主治风热犯肺、肺热咳喘证，症见身热不解，咳逆气急鼻煽，口渴，有汗或无汗，舌苔薄白或黄，脉浮数。

【处方分析】

方中麻黄宣肺而泄邪热，取其"火郁发之"之义，且能平喘，为君药。配以辛甘大寒之石膏，且用量倍于麻黄，使宣肺而不助热，清肺而不留邪，肺气肃降有权，喘促能平，是为臣药。苦杏仁降肺气而助麻黄、石膏清肺平喘，则为佐药。炙甘草既能益气和中，又与石膏相合以止渴生津，更能调和诸药，为佐使药。诸药合用，配伍严谨，变通灵活，故清肺热之疗效可靠。

【刘老经验】

刘老认为本方为治疗风热犯肺、肺热咳喘证之主方，小儿呼吸系统的各种感染性疾病，只要符合风热犯肺、肺热咳喘证候诊断者，都可以此加减。常用于感冒、流行性感冒、急性支气管炎、支气管肺炎、肺炎球菌肺炎、传染性非典型肺炎、支气管哮喘、肺脓肿初期、麻疹并肺炎、百日咳等病。

若壮热汗出者，石膏可增至 30~45 g，加鱼腥草、金银花；无汗恶寒者，加薄荷、紫苏叶、桑叶；痰黄稠者，加瓜蒌、贝母；便秘者，加大黄。①感冒、流行性感冒、支气管炎之外有寒热无汗、内有咳喘痰黄者。若外寒较重而头身疼痛者，加荆芥、防风；里热较重而心烦口渴者，加黄芩、桑叶、知母；咳嗽气急者，加桑白皮、枇杷叶。②小儿肺炎，用药量减半。若早期发热、咳喘者，加赤芍、紫草；痰鸣喘息、唇紫、痰黄稠者，加紫苏子、葶苈子、瓜蒌、浙贝母、冬瓜子；热重者，加板蓝根、栀子、黄芩；夹积滞者，加莱菔子、大腹皮、瓜蒌皮。③麻疹并肺炎，发热烦渴、咳喘气促者，加大青叶、黄芩、紫草、金银花。④百日咳之见顿咳痰黄者，加百部、款冬花、葶苈子、白前、黄芩。

刘老认为，表证不明显但欲平喘者，麻黄宜改用蜜炙。方中剂量宜随小儿年龄损减。

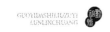

【方　　源】

《傅青主女科》。

【处方组成】

牡丹皮 9 g，地骨皮 15 g，白芍（酒炒）9 g，熟地黄 9 g，茯苓 3 g，青蒿 6 g，黄柏（盐水浸炒）1.5 g。

【应用方法】

水煎，经前、经期服。

【功效主治】

清热凉血，滋肾养阴。主治月经先期之血热证，症见经来先期，量多，色深红或紫，质黏稠，面红烦躁，口干尿黄，或伴发热，舌质红、苔黄，脉数。

【处方分析】

方中地骨皮、牡丹皮、青蒿、黄柏清热凉血，坚阴泻火；熟地黄、白芍滋肾养阴，柔肝涵木；茯苓和脾利水。全方共奏清热凉血，滋肾养阴之效，故适宜于月经先期之血热证。

【刘老经验】

刘老指出清经散是《傅青主女科》调经门的著名方剂，全方为清热凉血之剂，但有养血滋阴之效，故能使热去而阴不伤，血安而经自调，辨证得当，疗效显著，正如该书方后所云："水煎服，二剂而火自平。本方虽是清火之品，然仍是滋水之味，火泄而水不与俱泄，损而益之也。"临床可用于血热型月经先期，阴虚血热型崩漏、产后恶漏不绝，产后盗汗、经行发热等病证。

因该方有调节垂体-卵巢功能之药理作用，临床亦常用于功能失调性子宫出血、产褥期感染、慢性盆腔炎、子宫内膜异位症等病之属血热证者。临床上，刘老治功能失调性子宫出血，若经量过多者，去茯苓，加炒地榆、炒槐花；伴大便干结者，加大黄；腹痛肢冷者，加肉桂。刘老指出脾虚便溏者不宜用本方。

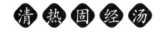

清热固经汤

【方　　源】

《简明中医妇科学》。

【处方组成】

龟甲（炙）24 g，牡蛎 15 g，阿胶 15 g，生地黄 15 g，地骨皮 15 g，栀子（炒黑）9 g，黄芩 9 g，地榆 15 g，棕榈炭 9 g，藕节 15 g，甘草 2.4 g。

【应用方法】

水煎服。

【功效主治】

清热凉血，固经止血。主治崩漏之实热证，症见经血非时突然大下，或淋漓日久不净、色深红、质黏稠，口渴烦热，小便黄，舌苔黄，脉洪数。

【处方分析】

方中黄芩、地骨皮、生地黄、阿胶清热凉血益阴；龟甲、牡蛎育阴潜阳，固摄冲任；栀子、地榆清热凉血止血；藕节、棕榈炭涩血止血；甘草调和诸药。全方共奏清热凉血，固冲止

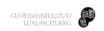
血之效，故适宜于崩漏之实热证。

【刘老经验】

刘老指出清热固经汤是治疗实热证崩漏之良方，因其有调节垂体-卵巢功能，促进凝血的药理作用，故常用于无排卵型功能失调性子宫出血、子宫肌瘤、子宫颈癌、子宫体癌等病而出现崩漏症状者。治疗功能失调性子宫出血，若烦怒胁痛者，可加柴胡、夏枯草、益母草炭；兼湿热而少腹痛、苔黄腻者，加蚕沙、黄柏；神疲气少者，加党参。若为孕妇则忌用本方。

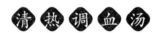

【方　源】

《古今医鉴》。

【处方组成】

当归 10 g，川芎 6 g，白芍 15 g，黄连 6 g，生地黄 15 g，香附 10 g，桃仁 6 g，红花 6 g，延胡索 10 g，牡丹皮 10 g，莪术 10 g。

【应用方法】

水煎服。

【功效主治】

清热除湿，化瘀止痛。主治痛经之湿热下注证，症见月经将来，腹中阵阵作痛，乍作乍止，拒按，经色暗红，质稠有块，带下黄稠，舌质红、苔黄腻，脉滑数。

【处方分析】

方中黄连清热除湿；当归、川芎、桃仁、红花、牡丹皮活血祛瘀通经；莪术、香附、延胡索行气活血止痛；生地黄、白芍凉血清热，白芍又能缓急止痛。全方共奏清热除湿，化瘀止痛之效，故适宜于痛经之湿热下注证。

【刘老经验】

刘老指出，湿热下注之痛经，症见经前或经期小腹灼痛拒按，痛连腰骶，或平时小腹痛，至经前疼痛加剧，经量多或经期长，经色紫红，质稠或有血块，平素带下量多，黄稠臭秽，或伴低热，小便黄赤，舌质红，舌苔黄腻，脉滑数或濡数。本病证的发病，乃因湿热蕴结冲任，气血运行不畅，经行之际气血下注冲任，胞脉气血壅滞，"不通则痛"，故痛经发作；湿热瘀结胞脉，胞脉系于肾，故腰骶坠痛，或平时小腹痛，至经前疼痛加剧；湿热伤于冲任，迫血妄行，故经量多，或经期长；血为热灼，故经色紫红，质稠或有血块；湿热下注，伤于带脉，带脉失约，故带下量多，黄稠臭秽；湿热熏蒸，故低热，小便黄赤。舌质红，舌苔黄腻，脉滑数或濡数，皆为湿热蕴结之征。清热调血汤有清热除湿，化瘀止痛之效，是治疗湿热下注证痛经的重要方剂。现代药理研究证实本方有很好的镇痛作用。临床刘老亦用于子宫内膜异位症、子宫腺肌症、慢性子宫内膜炎、盆腔炎等病属湿热蕴结证者。治疗痛经，若兼黄带者，加大血藤、薏苡仁、败酱草；带下量多者，加黄柏、椿根白皮；月经过多或经期延长者，加地榆炭、槐花、马齿苋；小腹痛者，加川楝子。刘老指出上述病证无热象者不宜应用本方。

温 经 汤

【方　　源】

《校注妇人良方大全》。

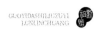

【处方组成】

当归3g，赤芍3g，川芎3g，肉桂3g，莪术（醋炒）3g，牡丹皮3g，人参3g，牛膝3g，甘草3g。

【应用方法】

水煎服。

【功效主治】

温经补虚，化瘀止痛。主治月经失调、痛经之血寒夹瘀证，症见月经延后，量少，色暗有块，脐腹冷痛，得热减轻，畏寒肢冷，脉沉紧。

【处方分析】

方中肉桂温经散寒，通血脉而止痛；当归补血调经，又能活血止痛；川芎活血行气，为血中之气药，合当归以调经；人参补气扶正，助肉桂、当归、川芎宣通阳气而散寒邪；莪术、牡丹皮、牛膝活血散瘀；赤芍、甘草缓急止痛。全方共奏温经补虚，化瘀止痛之效，故适宜于寒气客于血室以致血气凝滞、脐腹作痛之证。

【刘老经验】

刘老指出，良方温经汤的着重点在于温经调血，疏散风冷，故以四物汤为基础，加入肉桂、莪术、人参、牛膝、甘草。考虑到疏散风冷，故去熟地黄，加人参、甘草以扶正，意在通过活血温经达到祛寒、恢复阳气的目的，故不仅对月经后期量少等病证有效，而且对寒凝血瘀、不通则痛的痛经亦有效。若痛经发作者，加延胡索、小茴香；小腹冷凉，四肢不温者，加熟附子、巴戟天。刘老根据温经汤有镇痛，调节垂体-卵巢功能的药理作用，临床将本方用于功能失调性子宫出血、月经稀发、量少、痛经、附件炎、子宫性闭经等病，对功能失调性子宫出血，若经量多者，去莪术、牛膝，加炮姜、炒艾叶；对痛经之见腹痛拒按、时下血块者，加蒲黄、五灵脂。并指出临床运用时，方中药量可适当增加。

滋 血 汤

【方　源】

《御药院方》。

【处方组成】

人参 30 g，茯苓 30 g，川芎 30 g，当归 30 g，白芍 30 g，山药 30 g，黄芪 30 g，熟地黄 30 g。

【应用方法】

共研为粗末。每次 15 g，水煎服。

【功效主治】

补血益气调经。主治月经失调之血虚证，症见月经量少，或点滴即净，色淡无块，头晕心悸，面色萎黄，皮肤不泽，舌质淡，脉细弱。

【处方分析】

方中熟地黄、当归、白芍、川芎补血调经；人参、黄芪、山药、茯苓补气健脾，益生化气血之源。合而用之，有益气生血，滋血调经之效，故适宜于月经失调之血虚证。

【刘老经验】

刘老指出，妇人若数伤于血，大病久病，营血亏虚，或饮食劳倦，思虑过度，损伤脾气，脾虚化源不足，冲任气血亏虚，血海满溢不多，可致经行量少，不日即净，或点滴即止，经色淡红，质稀；血虚不能上荣清窍，可致头晕眼花；血少内不养心，可致心悸失眠；血虚外不荣肌肤，因而面色萎黄，皮肤不

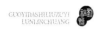

润；舌质淡，脉细无力，也为血虚之征。滋血汤为八珍汤加减而成，为益气生血，滋血调经之良方，现代药理研究证实本方有促进垂体-卵巢功能的药理作用，故临床可用于性腺功能低下、子宫内膜结核等病。对于月经量少点滴即止者，可加枸杞子、山茱萸；伴脾虚食少者，加砂仁、陈皮；若心悸失眠者，可加酸枣仁、五味子养心安神。

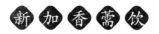

新 加 香 薷 饮

【方　源】

《温病条辨》。

【处方组成】

香薷6g，厚朴6g，金银花9g，连翘9g，鲜白扁豆花9g。

【应用方法】

水煎服。

【功效主治】

祛暑解表，清热化湿。主治小儿暑温兼湿证，症见发热头痛，恶寒无汗，面赤口渴，胸闷不舒，舌苔白腻，脉浮数。

【处方分析】

方中香薷辛温芳香，能由肺之经而达其络，以祛暑发汗解表，为君药。配以鲜白扁豆花轻清入肺，芳香散邪，且保肺液，是为臣药。金银花、连翘，清暑解热；厚朴辛温苦降，能散能宣，有除湿和中化滞之功，用之能廓清胸中之湿，使暑热自离而易解，则为佐使药。诸药合用，使暑热得除，湿滞能化，诸症自可渐愈。

【刘老经验】

刘老认为本方为中医暑温兼湿证之主方，夏日的各种疾病，只要符合暑温兼湿证者，都可依本方加减。常用于夏季感冒、流行性乙型脑炎、夏季胃肠炎等病。若表证重者，加青蒿；偏湿而恶心欲呕者，加广藿香；偏热而苔黄腻者，加黄连。①夏季流行性感冒，见发热恶寒、汗出热不退者，加紫苏叶、鲜广藿香、薄荷、蝉蜕、制香附。若暑热偏盛者，加黄连、黄芩、青蒿、鲜芦根；湿困卫表而身重、少汗、恶风者，加广藿香、黄豆卷、佩兰；里湿偏重而脘闷者，加苍术、豆蔻仁、法半夏、陈皮；小便短赤者，加赤茯苓、滑石、甘草。②流行性乙型脑炎以高热无汗、舌苔白秽为主症者，若伴呕吐，加鲜广藿香；心烦、舌质红、苔黄者，加黄连；小便短涩者，加滑石、甘草。③小儿夏季胃肠炎，若恶心欲呕、苔黄腻者，加广藿香、佩兰；泄泻者，加葛根、黄芩、白头翁；恶食厌食、舌苔腻者，加陈皮、神曲、谷芽。

刘老认为，温病最忌辛温，暑病不忌者，以暑必兼湿，湿为阴邪，非温不解，故吴鞠通本方香薷、厚朴用辛温，余则佐以辛凉；又香薷辛温香散，宜于阴暑而不宜于阳暑，夏月用之解表，犹冬月之用麻黄，故表虚自汗者不宜用。

第二节　刘老经验方集粹

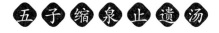

五子缩泉止遗汤

【处方组成】

菟丝子 30 g，覆盆子 15 g，枸杞子 15 g，金樱子 15 g，熟地黄 10 g，山药 10 g，山茱萸 10 g，益智仁 15 g，乌药 10 g，桑螵

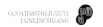

蛸 10 g。

【用　　法】

每日 1 剂，水煎，早晚分服。

【功　　效】

温肾固精，缩尿止遗。

【主　　治】

肾虚失摄之小儿遗尿，症见咳而遗尿，或寐中小便自遗，甚而小便完全不能自控，腰酸，乏力，舌质淡、苔薄，脉细尺弱。常见于 3 岁以上儿童及妇女产后，或脊髓损伤、手术后。

【处方分析】

《素问·宣明五气》谓："膀胱不利为癃，不约为遗尿。"肾与膀胱相表里，肾藏精而司开阖；肾中精气亏虚，失于固摄，则小便自遗。故刘老认为，治疗本病当以补肾精为主。本方由五子衍宗丸、六味地黄丸、缩泉丸灵活化裁而来。方中菟丝子、覆盆子、枸杞子温肾填精，合熟地黄、山药、山茱萸滋阴涩精，使肾中阴阳、精气充盛，则可行其主膀胱、司封藏之职；桑螵蛸、益智仁、乌药性温，暖下焦而助气化，调气机以散阴寒，并伍金樱子助涩精之用。诸药配合，使肾之精气复盛、功能复常，阴平阳秘，则遗尿可止。

【加　　减】

畏寒肢冷者，加桂枝、附子；脾虚便溏者，去覆盆子，改山药 30 g，加补骨脂；白带多者，加白果、黄柏；腰酸痛者，加续断、杜仲；病症顽固，久治不愈，且无热证者，加麻黄、肉桂。

芪丹护心饮

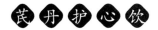

【处方组成】

黄芪 30 g，人参 10 g，葛根 30 g，丹参 30 g，郁金 10 g，降香 10 g，水蛭 10 g，山楂 30 g。

【用　　法】

每日 1/4~1 剂，水煎，早晚分服。

【功　　效】

益气活血、通络止痛。

【主　　治】

小儿气虚瘀阻之心瘅，症见心胸疼痛，痛有定处，劳累或活动后明显；伴神疲懒言、乏力自汗、心悸不宁，舌质淡暗、苔薄，脉细涩。常见于西医学之病毒性心肌炎。

【处方分析】

心为人身之所主，心藏神，心之所养者血，心血虚则神气失守，而生惊悸，故《小儿药证直诀》云："心主惊……虚则卧而悸动不安"，若邪毒淫心，损伤气阴，气虚血滞，瘀阻心络，则为心瘅，故心瘅之病虚实互见者尤多，是以《金匮》明示其病机为"阳微阴弦"。刘老认为，心主血脉，气为血帅，故本病以气虚血瘀为基础病机，治宜益气活血、通络止痛。方中黄芪、人参大补元气，丹参、葛根活血通脉，气血同调，益气之所以行血，共为君药；气虚瘀滞则胸阳不展，故予郁金、降香行气开郁，并助君药活血通脉，为臣药；水蛭深入络脉，逐瘀通经，为佐药；脾胃运化为气血生化之源，山楂助化消食，又兼活血化瘀之效，为使药。全方配伍得宜，气血并治，故为

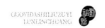
刘老治疗心瘅的基础方，临床加减运用，对心瘅恢复期和后遗症期疗效满意。

【加　减】

心悸气短者，加生脉散；胸脘闷胀者，去人参，加法半夏、陈皮、薤白；形寒怕冷者，加制附子、桂枝；若心脏扩大、心力衰竭者，加桂枝、葶苈子、附子；心悸、心律失常者，加龙骨、牡蛎、苦参、北五加；面色晦暗者，加红花、三七；汗出不止者，加山茱萸、煅龙骨、煅牡蛎。方中剂量可随小儿年龄大小损减。

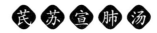

【处方组成】

黄芪 30 g，党参 10 g，紫苏叶 7 g，前胡 10 g，苦杏仁 10 g，桔梗 10 g，旋覆花 10 g，茯苓 15 g，炒麦芽 30 g，甘草 6 g。

【用　法】

每日 1 剂，水煎，早晚分服。

【功　效】

益气健脾，化痰止咳。

【主　治】

脾虚痰壅之小儿咳嗽，症见咳嗽日久，咯痰质稀，动则气短，受凉后加重，或咽部不适而咳；口中和，纳食少，大便偏溏；舌质淡、苔薄白，脉细滑。常见于支气管炎慢性迁延期、慢性咳嗽、慢性肺炎等。

【处方分析】

脾司水液运化。脾虚失运，则水液不得运化，致痰饮停肺，肺失宣肃，故而咳嗽；复因肺脾气虚，祛痰无力，且卫外无功，每受寒邪，故久咳难愈。治宜健脾理肺为法。方中黄芪、党参补益肺脾之气，紫苏叶宣肺散寒止咳，共为君药；前胡、苦杏仁、桔梗肃肺化痰，旋覆花、茯苓健脾和胃、利湿祛饮，共为臣药；炒麦芽消导助化，与茯苓相伍，助运化、消导之功，使痰饮无由而生，为佐药；甘草与桔梗配，可利咽化痰，又能调和诸药，为使药。诸药协同，使脾胃健运，则卫气盛、痰饮消，咳嗽自止，为补土生金之妙法。

【加　　减】

痰量多者，加矮地茶、法半夏；胸闷者，加丹参、瓜蒌皮；大便稀溏者，加炒白术、山药。方中剂量可随小儿年龄大小损减。

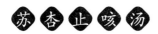

苏杏止咳汤

【处方组成】

紫苏叶 10 g，防风 10 g，苦杏仁 9 g，前胡 10 g，重楼 15 g，矮地茶 15 g，薄荷 5 g，甘草 7 g。

【用　　法】

每日 1 剂，水煎，早晚分服。

【功　　效】

宣肺散寒，止咳化痰。

【主　　治】

风寒束肺之小儿咳嗽，症见咳嗽频，咯痰白，咽痒或痛；恶寒，一身酸楚，无汗，鼻塞，流清涕，舌质淡红、苔薄白而润，脉浮紧或浮数。

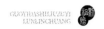
【处方分析】

　　紫苏叶解散表寒、开宣肺卫，为治风寒在表之要药；苦杏仁化痰肃肺、止咳下气，共为方中君药。防风散寒、祛风湿而止痛，为风中之润剂，助紫苏叶以解表邪；前胡、矮地茶助苦杏仁肃肺化痰、止咳清热。刘老认为，感冒、外感咳嗽均系邪毒为患，宜早用清解毒邪之品，以防止传变，故入重楼。四药共为臣药。薄荷清宣上窍、通利鼻咽，为佐药；甘草调和诸药，为使药。全方寒温并用，既温散表寒，又清解毒邪，力除邪毒于肺卫之表，则咳嗽可速止，无入里之虞。

【加　　减】

　　咽痛者，加马勃、射干；口干、舌苔薄而干，有化热之象者，加连翘、金银花；咽痒者，加蝉蜕；咽痛者，加桔梗、射干；痰黏难出者，加川贝母、瓜蒌子；恶寒、身体酸痛者，加荆芥；感冒新起、咳嗽甚者，去紫苏叶，改为麻黄；鼻塞声重者，加辛夷。方中剂量可随小儿年龄大小损减。

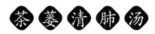

茶蒌清肺汤

【处方组成】

　　矮地茶 15 g，全瓜蒌 10 g，重楼 30 g，金银花 15 g，薄荷 10 g，蝉蜕 10 g，百部 15 g，桔梗 10 g，甘草 6 g。

【用　　法】

　　每日 1 剂，水煎，早晚分服。

【功　　效】

　　清热化痰。

【主　治】

小儿痰热咳嗽，症见咳嗽气促，痰黄稠而量多，胸闷，口干或苦，舌质红、苔黄，脉滑数。

【处方分析】

小儿痰热咳嗽为痰热壅肺所致，治宜清热化痰。方中矮地茶化痰宣肺止嗽，全瓜蒌清热化痰宽胸，共为方中君药。百部助矮地茶止咳化痰，重楼助全瓜蒌清热解毒，二药为方中臣药；金银花、薄荷佐助全瓜蒌、重楼清热化痰；蝉蜕解痉止咳，桔梗宣肺利咽，共为方中佐药；甘草调和诸药，为使药。诸药配合，共达清热化痰之效，适用于小儿痰热咳嗽。

【加　减】

若胸部憋闷者，加冬瓜子、旋覆花；气促不能平卧者，加葶苈子；口干渴者，加芦根、沙参。方中剂量可随小儿年龄大小损减。

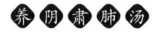

养阴肃肺汤

【处方组成】

沙参 10 g，石斛 10 g，麦冬 10 g，玉竹 15 g，百部 10 g，旋覆花 10 g，款冬花 10 g，紫菀 10 g，佛手 10 g，甘草 6 g。

【用　法】

每日 1 剂，水煎，早晚分服。

【功　效】

养阴降逆。

【主　治】

小儿咳嗽之肺胃阴虚证，症见咳嗽气促，无痰或痰少，胸

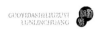
脘满闷或胀痛，或伴呃逆，舌质淡红、苔少，脉细弦。

【处方分析】

小儿肺胃阴虚所致咳嗽，治宜养阴降逆。方中沙参润肺止咳，石斛养胃生津，共奏滋养肺胃、降逆止咳之功，而为方中君药。麦冬助沙参滋阴润肺；玉竹助石斛养胃生津，二药共为方中臣药。款冬花、紫菀化痰，可发表以散余邪；百部、旋覆花止咳，能降逆而肃肺金；佛手和胃，可运脾而调肺气，五药共为方中佐药。甘草调和诸药，为使。诸药配合，共达养阴降逆之效，适用于小儿咳嗽肺胃阴虚证。

【加　　减】

若咽痒而痛者，加浙贝母、木蝴蝶；咳痰多者，加法半夏、矮地茶；纳食少者，加谷芽、麦芽；大便结者，加女贞子、瓜蒌子。方中剂量可随小儿年龄大小损减。

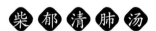

【处方组成】

柴胡 10 g，郁金 10 g，佛手 10 g，桑叶 10 g，薄荷 10 g，蝉蜕 10 g，重楼 30 g，金银花 15 g，鱼腥草 10 g，甘草 6 g。

【用　　法】

每日 1 剂，水煎，早晚分服。

【功　　效】

疏肝清肺。

【主　　治】

小儿咳嗽之肝郁肺热证，症见咳痰黄稠，胸脘闷胀时痛，嗳气，咽中异物感，口干口苦，大便偏干，舌质红、苔黄，脉弦数。

【处方分析】

小儿肝郁肺热所致咳嗽，治宜疏肝清肺。方中柴胡疏肝理气，桑叶清肺止咳，共为方中君药。郁金助柴胡疏肝解郁；金银花助桑叶清宣肺热，二药共为方中臣药。佛手理气健脾，薄荷利咽通窍；蝉蜕解表散邪，重楼、鱼腥草清热解毒，五药共为方中佐药。甘草调和诸药，为使。诸药配合，共达疏肝清肺之效，适用于小儿咳嗽肝郁肺热证。

【加　　减】

若胸脘满闷者，加旋覆花、降香；胃脘灼痛者，加酒川楝子、蒲公英；纳食减少者，加麦芽、谷芽；泛吐酸水者，加海螵蛸。方中剂量可随小儿年龄大小损减。

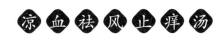

凉血祛风止痒汤

【处方组成】

生地黄 15 g，赤芍 15 g，牡丹皮 15 g，白鲜皮 15 g，地肤子 15 g。

【用　　法】

每日 1 剂，水煎，早晚分服。

【功　　效】

凉血祛风止痒。

【主　　治】

小儿血热生风型皮肤痒疹，症见红色斑丘疹，食热性食物

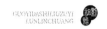
后发作或加重，瘙痒甚，夜间明显，口干舌燥，心烦易怒，大便干燥，小便黄赤，舌质红或暗红、苔薄黄，脉弦滑或数。常用于小儿荨麻疹、小儿湿疹等所致皮肤瘙痒。

【处方分析】

刘老认为，血热生风、扰动湿热为患是皮肤痒疹形成的主要病机。根据"治风先治血，血行风自灭"的理论，以血分药为主组方，兼以清利湿热。方中生地黄清营解热、活血化瘀以生新血，配伍赤芍、牡丹皮凉血行血以消斑疹；白鲜皮清热燥湿，地肤子清热利湿，且均能祛风止痒。诸药相伍，血热清，而风自灭，湿热去，则痒疹自除。

【加　　减】

病久皮疹色暗、久治不愈者，加水蛭、地龙、丹参；血热甚，加紫草、水牛角；痒甚者，加苦参；外感风寒诱发者，加荆芥、防风；大便秘结者，加生大黄。方中剂量可随小儿年龄大小损减。

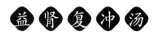

【处方组成】

熟地黄 10～15 g，山茱萸 10 g，菟丝子 15～30 g，覆盆子 15 g，枸杞子 15～30 g，黄柏 7～9 g，仙茅 7～9 g，生牡蛎 15～30 g，生龙骨 15～30 g。

【用　　法】

每日 1 剂，水煎，早晚分服。

【功　　效】

益肾调冲。

【主　治】

绝经期前后之肾阴虚、冲任失调证，症见经断前后月经不调，量或多或少，乍寒乍热，烘热汗出，舌质黯、苔薄白，脉细。

【处方分析】

绝经前后，肾阴亏虚，渐至肾阳不足，又冲任二脉虚衰，天癸渐竭，治宜益肾阴、调冲任为主。方用熟地黄、山茱萸、覆盆子、枸杞子益肾育阴而复癸水；阴阳互根，阴虚及阳，故予菟丝子温肾益阳；仙茅、黄柏相伍，取二仙汤意，寒热并济，既益肾中真阳，又清外浮之虚火；龙骨、牡蛎益阴潜阳。全方有补肾益精、燮理阴阳、调理冲任之功，部分病人服用后可延迟绝经。

【加　减】

怕热，舌苔少，脉细者，去枸杞子，加女贞子、墨旱莲；烘热明显，盗汗者，加地骨皮、桑叶、知母；大便干结，去生牡蛎、生龙骨，加珍珠母；夜寐不安者，加酸枣仁、首乌藤、三七。

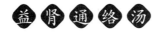

益肾通络汤

【处方组成】

生黄芪30g，淫羊藿15g，枸杞子15g，山茱萸10g，沙苑子10g，葛根15g，丹参15g，川芎10g，生蒲黄10g，石菖蒲10g，郁金10g，五味子10g，山楂10g。

【用　法】

水煎，分两次服用。或依法制成颗粒剂。口服，每次6g，

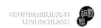

每日 3 次，温开水冲服，或遵医嘱。

【功　效】

益肾补髓，通络醒神。

【主　治】

肾虚血瘀证，主治小儿大脑发育不全所出现的头昏、头痛及健忘、痴呆等。

【处方分析】

刘老认为，肾虚络阻是血管性痴呆、脑外伤后期、脑萎缩、阿尔茨海默病、小儿大脑发育不全等的重要病机。肾主生髓，而脑为髓海，肾之气虚，则清阳不能上充，肾之精亏，则髓海失养，皆致"髓海不足，则脑转耳鸣"。因虚而生瘀，血行不畅，脏腑失养，精明不灵，则见痴呆、健忘等症。故治疗以益肾填精、活血醒神为法。方中黄芪益气升清阳，淫羊藿、枸杞子温肾填精，共为君药。山茱萸、沙苑子益肾阴，补精气，助君药淫羊藿、枸杞子以补髓益脑；葛根、丹参、川芎、蒲黄活血化瘀，且配黄芪有益气行血之效，使清气、营血上承，则脑髓得养，同为臣药。石菖蒲、郁金化痰活血，开窍醒神；五味子滋肾涩精，加强全方补肾益髓之力，均为佐药。山楂活血助化，为使药。诸药相伍，扶正祛瘀并进，使肾中精气复盛，瘀血渐消，则诸症可痊。

【加　减】

头痛甚者，加全蝎、延胡索；失眠多梦者，加酸枣仁、首乌藤、龙骨、牡蛎；纳少脘胀者，加佛手、麦芽；夜尿多者，加仙茅、巴戟天、益智仁；头目作胀、烦躁、脉弦者，加天麻、钩藤。

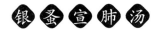

【处方组成】

金银花 15 g，重楼 30 g，鱼腥草 15 g，紫苏叶 7 g，薄荷 10 g，蝉蜕 10 g，前胡 10 g，百部 10 g，桔梗 10 g，紫菀 10 g，苦杏仁 10 g，甘草 6 g。

【用　　法】

每日 1 剂，水煎，早晚分服。

【功　　效】

疏风散热，清肺化痰。

【主　　治】

小儿风热咳嗽，症见咳嗽痰少而黏，色白或黄，咽痒或痛，口干，舌质尖红、苔薄或薄黄，脉浮滑数，指纹浮紫。

【处方分析】

风热犯肺所致咳嗽，治宜疏风散热。方中金银花清热解毒，透邪于外，仿清营汤"入营犹可透热转气"之法，为君药。重楼、薄荷助金银花清热解毒透邪；紫苏叶性温，与紫菀相合，既可宣肺散寒，又可监制金银花、重楼以防其寒凉伤胃，共为方中臣药。鱼腥草佐助金银花、重楼、薄荷清热散邪，蝉蜕疏散风热，苦杏仁、百部、前胡、桔梗化痰宣肺、止咳下气，共为佐药。甘草调和诸药，为使药。诸药配合，共达疏风散热、止咳化痰之效，适用于小儿外感风热之咳嗽。

【加　　减】

若咳痰多者，加法半夏、矮地茶；容易感冒者，加黄芪。方中剂量可随小儿年龄大小损减。

第五章

常见妇科疾病证治

◎月经不调

月经不调是因情志内伤，或先天禀赋不足，或外感淫邪、房劳多产、饮食不节、劳倦过度及妇科手术不当等，使肾肝脾三脏功能失常、血气不和，损伤冲任二脉所致，以妇女月经的周期性和规律性发生改变，月经的期、量发生异常，出现月经先期、后期、先后无定期、经间期出血，经期延长，月经过多或过少等妇女月经疾病。

诊断要点

【病史】有情志内伤，或先天禀赋不足，或外感淫邪、房劳多产、饮食不节、劳倦过度及妇科手术不当等病史。

【临床表现】妇女月经的周期性和规律性发生改变，月经的期、量发生异常，出现月经先期、后期、先后无定期、经间期出血，经期延长，月经过多或过少，并连续出现 2 个月经周期以上。

月经周期异常：月经周期提前 1~2 周，或延后 7 日以上，甚至 3~5 个月一行，但经期基本正常。月经周期提前者称月经先期，延后者称月经后期，或前或后者称月经先后无定期。

经期异常：月经持续出血时间超过 7 日以上，甚或 2 周方净，但月经周期正常，称经期延长。

经量异常：月经期间的出血量明显多于以往正常经量一半以上，称月经过多；若月经量较以往明显减少一半以上，或经期不足 2 日，甚或点滴即净者，称月经过少。

月经间期异常：在两次正常月经中间阴道少量出血，通常持续 1~3 日，称经间期出血。

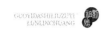

【妇科检查】 排除妊娠及与异常妊娠有关的阴道不规则出血，排除急性炎症、肿瘤、损伤等器质性病变。

【辅助检查】 排除妊娠及与异常妊娠有关的月经过期不潮和阴道不规则出血，排除急性炎症、肿瘤、损伤等器质性病变。

尿妊娠试验：排除妊娠及与异常妊娠有关的月经过期不潮和阴道不规则出血，如早孕、宫内妊娠先兆流产、异位妊娠流产或破裂、葡萄胎等。

卵巢功能测定：借助基础体温（BBT）、宫颈黏液及阴道脱落细胞成熟指数连续检测，可动态了解卵巢卵泡发育情况，有无排卵及黄体功能是否正常；生殖激素放免测定及诊断性刮宫或取宫内膜活检，可了解卵巢生殖和内分泌功能。

B超检查：用于监测卵泡发育，了解子宫内外有无孕囊及胚胎，鉴别早孕与月经后期，先兆流产、异位妊娠与月经过少、月经后期、月经先后无定期等，并可了解生殖器官有无包块或积液等。

刘老经验

刘老认为本病属于中医的月经不调，包括月经先期、后期、先后无定期、经间期出血、经期延长、月经过多或过少等病证。其中月经先期、经量过多、经期延长、经间期出血属于具有崩漏倾向的月经不调病证，其主要发病机制为气虚失摄，血热迫血下行，瘀阻旧血不去，新血不生，以致冲任不固，经血失于制约，或冲任不调，血海蓄溢失常，出现气虚（脾气虚、肾气虚）、血热（虚热、实热、肝郁化热和湿热蕴结）、血瘀等病机表现的月经不调。而月经后期、月经过少属于具有闭经倾向的月经不调病证，其主要发病机制为精血亏少，或邪气阻滞，寒凝痰瘀，导致冲任不畅，血海不能按时满溢或溢而不多，出现肾虚、血虚、血寒、气郁血瘀、痰湿阻滞等病机表现的月经不调。至于月经先后无定期既可发展成崩漏，又可发展成闭经，其病机多由肾虚、肝郁或脾虚引起冲任不调、血海蓄溢失常所致。刘老认为本病的治疗，重在辨证求因，治本调经。辨证主要根据月经的期、量、色、质结合病人的体质因素伴随出现的突出症状以及全身兼症、舌脉等，运用脏腑、气血、八纲辨证方法综合分析；调经大法又有补肾、扶脾、疏肝和调理气血之分，因"经水出诸肾"，月经的产生以肾为主导，故调经治本，其本在肾。临床上常见多种证候兼夹，则须在求本的基础上随证治之，据症化裁。

论治特色

1. 气虚证

【主症】经期提前，量多或先后不定期，或经期延长，色淡质稀，神疲肢倦，气短懒言，小腹空坠，纳少便溏，舌质淡红、苔薄白，脉缓弱。

【治法】补脾益气，固冲调经。

【方药】补中益气汤加减。

黄芪30g，炙甘草9g，人参6g，当归6g，陈皮6g，升麻6g，柴胡6g，白术10g，枳壳30g。

【加减】若正值出血期间者，去当归；月经过多者，去当归，加海螵蛸、续断、茜草根、生龙骨、生牡蛎；经期延长者，去当归，加艾叶、阿胶、海螵蛸；大便溏者，加山药、砂仁、薏苡仁；若心脾两虚，伴心悸怔忡，失眠多梦者，治宜养心健脾，固冲调经，方用归脾汤。月经先后无定期或经间期出血者，亦用归脾汤平时服用。

2. 血虚证

【主症】月经后期，量少，色淡质稀，头晕眼花，心悸失

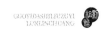

眠，面色苍白或萎黄，小腹绵绵而痛，喜揉按，舌质淡红、苔薄白，脉虚细。

【治法】补血养营，益气调经。

【方药】滋血汤加减。

黄芪 30 g，人参 6 g，当归 6 g，川芎 10 g，熟地黄 15 g，白芍 15 g，茯苓 10 g，山药 30 g。

【加减】若月经过少者，加黄精、桑椹、龙眼肉；经行小腹隐痛不适者，加香附、艾叶、阿胶；纳差食少者，加木香、陈皮、砂仁。

3. 肾虚证

【主症】经期提前，量多或先后不定期，或经期延长，量少、色淡黯，质清稀，腰酸腿软，头晕耳鸣，小便频数，面色晦黯或有黯斑，舌质淡黯、苔薄白，脉沉细。

【治法】补肾益精，养血调经。

【方药】固阴煎加减。

人参 6 g，熟地黄 15 g，山药 6 g，山茱萸 6 g，远志 3 g，炙甘草 6 g，五味子 3 g，菟丝子 9 g。

【加减】若月经过多者，加枸杞子、杜仲、桑寄生、补骨脂；经期延长者，加仙鹤草、血余炭、海螵蛸；腰痛甚者，加续断、杜仲；夜尿频数、小便清长者，加益智仁、金樱子、覆盆子；月经后期，量少，点滴即净者，加紫河车、鹿角胶、制何首乌；月经错后日久不潮者，加茺蔚子、泽兰、鸡血藤；形寒肢冷者，加肉苁蓉、淫羊藿。

4. 阳盛血热证

【主症】经期提前，量多，或先后不定期，或经期延长，或经间期出血，经色紫红，质稠，心胸烦闷，渴喜冷饮，大便燥结，小便短赤，面色红赤，舌质红、苔黄，脉滑数。

【治法】清热降火，凉血调经。

【方药】清经散加减。

牡丹皮 9 g，地骨皮 15 g，白芍 9 g，熟地黄 9 g，茯苓 3 g，青蒿 6 g，黄柏 1.5 g。

【加减】若月经过多者，去茯苓，加地榆、茜草根；若经血夹瘀块者，加炒蒲黄、三七、茜草根；热甚伤津，口干而渴者，加天花粉、麦冬、芦根；生殖器官有包块者，合桂枝茯苓丸。

5. 阴虚血热证

【主症】经期提前，量多，或先后不定期，或经期延长，色红质稠，颧赤唇红，手足心热，咽干口燥，舌质红、苔少，脉细数。

【治法】养阴清热，凉血调经。

【方药】两地汤加减。

生地黄 30 g，玄参 30 g，白芍 15 g，麦冬 15 g，地骨皮 9 g，阿胶 9 g。

【加减】若月经量少者，加山药、枸杞子、何首乌；手足心热甚者，加白薇、生龟甲；功能失调性子宫出血者，加海螵蛸、地榆炭、益母草炭；排卵期子宫出血者，加女贞子、墨旱莲；兼心烦易怒者，加柴胡、栀子炭。

6. 肝郁气滞证

【主症】经行或先或后，经量或多或少，色黯红，有血块，或经行不畅，胸胁、乳房、少腹胀痛，精神郁闷，时欲太息，嗳气食少，舌质正常、苔薄，脉弦。

【治法】疏肝解郁，和血调经。

【方药】逍遥散加减。

柴胡 6 g，白芍 6 g，茯苓 6 g，当归 6 g，炒白术 6 g，炙甘

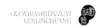
草 3 g。

【加减】若月经过多者，经时去当归，加牡蛎、茜草、炒地榆；经行不畅，夹有血块者，加泽兰、益母草；经行乳房胀痛甚者，加瓜蒌、王不留行、郁金。若经来腹痛者，加香附、延胡索；脘闷纳呆者，加枳壳、厚朴、陈皮；兼肾虚者，加菟丝子、熟地黄、续断；有热而见月经提前、经量过多，舌质红、舌苔黄者，加牡丹皮、栀子。

7. 脾虚肝郁证

【主症】月经先期或后期或先后无定期，量少，色黑，有血块，伴有疲倦乏力，面白，多汗，经行时头痛、乳胀，舌质淡暗、舌边有齿痕、苔薄滑，脉细。

【治法】健脾疏肝，解郁调经。

【方药】柴芍六君子汤加减。

党参 15 g，白术 15 g，柴胡 9 g，白芍 15 g，郁金 12 g，当归 12 g，漏芦 15 g，菟丝子 30 g，泽兰 15 g。

【加减】若兼脘腹作胀者，加厚朴、莱菔子；食滞者，加麦芽、山楂；气短乏力者，加黄芪。

8. 肾虚肝郁证

【主症】月经先期或后期或先后无定期，月经量少色暗，夹有血块，平时腰痛膝酸，疲倦乏力，经前乳房作胀，舌质黯淡、苔白，脉弦细尺弱。

【治法】补肾疏肝，解郁调经。

【方药】左归丸合通气散加减。

生地黄 15 g，山药 30 g，枸杞子 30 g，川牛膝 15 g，菟丝子 30 g，覆盆子 15 g，香附 9 g，川芎 15 g，紫石英 15 g，续断 15 g，丹参 15 g。

【加减】若兼食滞者，加麦芽、山楂。

9. 气滞血瘀证

【主症】月经后期，或先后无定期，或经期延长，或经间期出血，月经或多或少，经色暗红或紫黯有块，小腹胀痛或刺痛、拒按，胸闷不舒或胸胁作胀，或经前乳房作胀，舌质淡红或紫黯、苔薄，脉弦或涩。

【治法】活血化瘀，解郁调经。

【方药】四逆散合桂枝茯苓丸加减。

柴胡 9 g，白芍 15 g，枳壳 12 g，郁金 9 g，桂枝 12 g，牡丹皮 15 g，茯苓 15 g，桃仁 9 g，野荞麦根 30 g，鱼腥草 30 g。

【加减】若神疲乏力者，加黄芪；腰膝酸软者，加菟丝子；经水色暗夹有血块者，加三七；食少者，加山楂。

10. 寒凝胞脉证

【主症】月经后期，量少，色淡质稀，或紫黯夹块，小腹冷痛，得热痛减，畏寒肢冷，面色青白，舌质淡或黯、苔白，脉沉迟。

【治法】温经扶阳，养血调经。

【方药】艾附暖宫丸加减。

艾叶 6 g，香附 12 g，吴茱萸 6 g，川芎 6 g，白芍（炒）6 g，黄芪 6 g，续断 5 g，生地黄 6 g，肉桂 5 g，当归 6 g。

【加减】若月经过少者，加制何首乌、鸡血藤、龙眼肉；月经后期稀发者，加菟丝子、肉苁蓉；经行小腹冷痛喜温喜按者，加淫羊藿、乌药、小茴香；溲清、便溏者，加补骨脂、炒白术。

11. 痰湿阻滞证

【主症】月经后期，量少，色淡质黏，胸脘满闷，头晕体胖，心悸气短，舌质淡胖、苔白或白腻，脉滑。

【治法】燥湿化痰，活血调经。

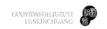
【方药】开郁二陈汤加减。

法半夏 10 g，陈皮 10 g，茯苓 10 g，甘草 3 g，苍术 10 g，香附 10 g，川芎 10 g，青皮 10 g，莪术 10 g，槟榔 10 g，木香 5 g，生姜 3 片。

【加减】若神疲纳少者，去槟榔，加党参、白术、砂仁；白带清稀量多者，加薏苡仁、白果、车前子；形体肥胖者，去甘草，加泽泻、海藻、昆布。

临证实录

1. 脾虚肝郁案（刘老亲诊医案）

刘某某，女，42 岁，长沙人。

【初　诊】

2016 年 8 月 4 日。

【主诉】月经提前已半年。

【病史】近半年来月经每月提前 7~8 日，2~3 日则净，量少，色黑，血块多，伴经行时头痛，平时多汗、体倦。末次月经 7 月 21 日。有慢性浅表性胃炎。

【现在症】月经每月提前 7~8 日，2~3 日则净，量少，色黑，血块多，伴经行时头痛、乳胀，时感腰酸，口干，小便调，大便干，2 日一行，呈羊屎状，纳寐可。平时易出汗、疲倦乏力。

【体格检查】面白体瘦，下巴尖，按压胃脘则嗳气。舌质淡暗、舌边有齿痕、苔薄滑，脉细。

【诊断】西医诊断：月经不调；中医诊断：月经先期，脾虚肝郁证。

【治法】健脾疏肝，解郁调经。

【选方】柴芍六君子汤加减。

【用药】党参15 g，白术15 g，柴胡9 g，郁金12 g，当归12 g，白芍15 g，漏芦15 g，菟丝子30 g，厚朴20 g，莱菔子30 g，麦芽15 g，泽兰15 g，山楂15 g。14剂。

【二　诊】

2016年10月20日。诉末次月经于10月12日来潮，比9月份提前6日，量不多，色黑，无血块，4日经净，无腹痛乳胀不适，行经时肢凉、怕冷。大便偏干，2日一行，进食辛辣则胃脘不适，纳寐可，小便调。面色正常。舌质淡暗、边有齿痕、苔薄白，脉细。处方：黄芪30 g，党参15 g，白术10 g，山药30 g，佩兰10 g，砂仁10 g，菟丝子30 g，枸杞子15 g，仙鹤草30 g，麦芽30 g。21剂。

【结　果】

病人服药后月经周期正常，此后2年未再以月经提前就诊。

【按】

本案病人月经每月提前7~8日已半年，为气虚不能摄血之证。月经2~3日则净，量少，为脾气虚弱，生血乏源，血少经血不盈之故；平时易出汗、疲倦乏力、口干、大便干，亦为脾失健运之象；脾运失健，影响肝木之疏泄，肝气亦郁，故经行时头痛、乳胀，气郁血滞，故月经色黑，血块多；脾虚生血乏源，不能充养先天肾精，故见腰酸软；舌质淡暗、边有齿痕、苔薄白，脉细，皆脾气虚弱，运化失健之象。综合诸症，为脾虚肝郁之证，刘老以党参、白术、当归健脾益气，养血调经；柴胡、郁金、白芍、厚朴疏肝解郁；菟丝子补益肾精而治腰酸；漏芦通络以消乳胀；莱菔子、麦芽、山楂和胃助运，泽兰活血行滞。诸药共奏健脾疏肝，解郁调经之效。治法与病证相符，故收效满意。

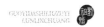
2. 肾虚肝郁案（刘老亲诊医案）

向某，女，34岁，邵阳人，常住于长沙。

【初　诊】

2016年8月25日。

【主诉】 月经延后1年。

【病史】 近1年来月经延后，每45~60日行经1次，量少，2日则净，伴经行时乳胀、小腹疼痛不适，平时易疲劳，腰膝酸软。末次月经8月20日。因计划备孕，遂来调经。

【现在症】 月经延后，每45~60日行经1次，量少，2日则净，伴经行时乳胀、小腹疼痛不适，平时易疲劳，腰膝酸软。

【体格检查】 体格偏瘦，面色略白，舌质暗、苔薄，脉细尺弱。

【辅助检查】 B超：左侧卵巢多囊囊肿。

【诊断】 西医：月经不调；中医：月经后期，肾虚肝郁证。

【治法】 补肾疏肝，解郁调经。

【选方】 左归丸合通气散加减。

【用药】 生地黄15 g，山药30 g，枸杞子30 g，川牛膝15 g，菟丝子30 g，覆盆子15 g，香附9 g，川芎15 g，紫石英15 g，续断15 g，丹参15 g，山楂15 g。14剂。

【二　诊】

2016年9月29日。服上药后已停药半个月，此次月经于9月20日来潮，比9月份提前6日，量少，无血块，3日经净，无明显腹痛乳胀不适。面额略白，舌质淡暗、苔薄白，脉细弱。处方：生地黄15 g，山药30 g，枸杞子30 g，菟丝子30 g，覆盆子30 g，香附10 g，川芎15 g，紫石英15 g，续断15 g，丹参30 g，鸡血藤30 g，山楂15 g。14剂。

结果：病人服药后月经周期正常，此后1年未再以月经提前就诊。

【按】

病人月经延后，每 45～60 日行经 1 次，量少，2 日则净，平时易疲劳。腰膝酸软，面色略白，舌质暗，苔薄，脉细尺弱，为肾虚精亏之明证。而经行时乳胀、小腹疼痛不适，则为肾虚水不涵木，肝失疏泄，气郁不畅之故。刘老用生地黄、山药、枸杞子、川牛膝、菟丝子、覆盆子、续断补益肾精中加一味功同四物之丹参补血，香附、川芎疏肝解郁；紫石英温肾暖宫，山楂和胃助运，二药有助益精养血之药运行吸收。全方相合，共奏补肾疏肝，解郁调经之功，方证契合，其效甚验。

3. 气滞血瘀案（刘老亲诊医案）

李某，女，44 岁，安化人。

【初　诊】

2016 年 5 月 19 日。

【主诉】两次行经间期无规律性出血 1 年余。

【病史】近 1 年多于两次行经间期经常无规律性出血，量少色黑。月经周期正常。末次月经 5 月 10 日。既往有支气管扩张症。

【现在症】两次行经间期经常无规律性出血，量少色黑。痛经，经水偏暗，量中等，7 日方止。时有乳胀，情绪急躁，腰酸膝软，畏冷，神疲乏力，晨起吐淡黄色痰，纳可，寐浅，二便调，口中和。

【体格检查】形体适中，面略红。舌质淡、苔白，脉细。

【辅助检查】阴道彩超示子宫非均匀增大，子宫内多发实质性光团：肌瘤？腺肌瘤？右侧卵巢内囊肿：巧克力？

【诊断】西医：月经不调，子宫肌瘤，右侧卵巢内囊肿；中医：经间期出血，气滞血瘀证。

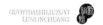

【治法】化瘀生新，调和气血。

【选方】四逆散合桂枝茯苓丸加减。

【用药】柴胡9 g，白芍15 g，枳壳12 g，郁金9 g，桂枝12 g，牡丹皮15 g，茯苓15 g，桃仁9 g，黄芪30 g，野荞麦根30 g，鱼腥草30 g，三七6 g，菟丝子30 g，山楂15 g。14剂。

【二　诊】

2016年8月4日。面色转华。精神可，痛经已不显。末次月经7月20日，较6月份提前5日，经水色红，稍有腹痛，仍经间期出血，夜寐多梦，解小便无力、色黄，纳香，白带正常，大便调，咳黄痰。舌质淡、苔薄白，脉细。处方：柴胡9 g，郁金9 g，生地黄12 g，地骨皮12 g，桂枝12 g，牡丹皮15 g，茯苓15 g，莪术25 g，黄柏6 g，金银花炭15 g，薏苡仁15 g，山楂15 g，蒲黄10 g，桃仁12 g。28剂。

【三　诊】

2016年11月10日。未停药。现痛经不显，月经提前3~10日不等，经水色红，血块较前减少，经间期出血量较前减少、持续时间较前短。多梦寐浅，解小便无力，小便时黄，白带正常，纳可，大便调。病人既往有支气管扩张，现晨起咳黄痰，伴胸痛。面色暗黄，舌质淡红、苔薄，脉细。妇科彩超示子宫多发低回声结节，考虑子宫肌瘤可能，子宫声像改变，考虑腺肌症可能，盆腔积液。腹部彩超示左肾高回声结节，考虑错构瘤可能，双肾结石。处方：黄芪30 g，柴胡10 g，白芍10 g，枳壳10 g，桂枝12 g，茯苓30 g，牡丹皮10 g，桃仁10 g，益母草30 g，菟丝子30 g，炒酸枣仁30 g，合欢皮30 g，败酱草15 g，山楂30 g，桑叶10 g，麦冬10 g，鱼腥草15 g。10剂。

【按】

病人两次行经期间经常无规律性出血，量少色黑。痛经，经水偏暗，量中等，7日方止。时有乳胀，情绪急躁，腰酸膝软，怕冷，神疲乏力，晨起吐淡黄色痰，舌质淡、苔白，脉细。妇科彩超诊断为子宫肌瘤，右侧卵巢内囊肿。四诊合参，刘老诊断为气滞血瘀证，治以化瘀生新，调和气血，方用四逆散合桂枝茯苓丸加减。方中柴胡、白芍、枳壳、郁金为四逆散变化而来，有理气化滞调经之功；又此病人有子宫肌瘤等宿癥，桂枝、牡丹皮、茯苓、桃仁与白芍组成的桂枝茯苓丸，出自《金匮要略》，主治妇人宿有癥块，漏下不止者，属于缓消之剂，桂枝通经行瘀，桃仁化瘀消癥，牡丹皮散血行瘀，清退瘀久所化之热，白芍养血行血，茯苓渗湿健脾，全方有缓、有收、有渗：癥结者散以桂枝之辛，蓄血肝急者缓以桃仁、牡丹皮之甘，收以白芍之酸，佐以茯苓之淡渗令湿祛血止，全方具有下其瘕，化瘀生新，调和气血之功效，刘老以此加三七、山楂缓缓活血化瘀消癥，治疗妇人有宿癥（如子宫肌瘤）之经间期出血，契合病机，且山楂还可和胃助化。又因病人有腰酸膝软，怕冷，神疲乏力，为病久脾肾阳气不足之象，故加黄芪、菟丝子益气温肾；其患支气管扩张，晨起吐淡黄色痰，遂加野荞麦根、鱼腥草以清热解毒，且野荞麦根有消肿功能，治败血久病不瘥，有助于去败血，生新血。全方相合，化瘀生新，解郁调经，对此有宿癥之经间期出血可缓以收功。

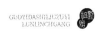

◎功能失调性子宫出血

功能失调性子宫出血（简称功血），是一种因肾虚、脾虚、肝郁、血热和血瘀，使冲任损伤，不能制约经血，子宫藏泻失常，引起月经的周期、经期、经量发生严重失常，以月经周期紊乱，经期长短不一，子宫出血如崩似漏为主要表现的女性生殖系统疾病。

诊断要点

【病史】无排卵型功血多发生于青春期和绝经前期的妇女，排卵型功血多见于育龄期妇女。

【临床表现】月经周期延长或缩短，经期延长，经血量多或淋漓不净。

【辅助检查】妇科检查无异常发现；卵巢功能检查发现子宫有无排卵型、有排卵型等改变。

排除与妊娠有关的子宫出血及器质性病变，如肿瘤、炎症或血液病以及甲状腺或肾上腺皮质功能异常等。

刘老经验

刘老认为本病相当于中医病名国家标准的崩漏，亦属于月经先期、月经过多、经期延长、经间期出血等范畴。其发病原因乃如《妇科玉尺》所概括的"有六大端，一由火热、二由虚寒、三由劳伤、四由气陷、五由血瘀、六由虚弱"。以上虚、热、瘀单独成因或复合成因，或互为因果，导致冲任损伤，不能制约经血，胞宫藏泻失常，经血非时而下。无论何因导致崩漏日久，由于失血耗气伤阴，离经之血为瘀，均可不同程度地存在气阴虚夹瘀的病机。此外，久崩久漏，阴损及阳，或崩漏日久，易感邪毒，均可影响病情的变化，且易于反复。

概言之，本病病本在肾，病位在冲任、胞宫，变化在气血，表现为子宫藏泻无度。可归结为肾-天癸-冲任-胞宫轴的严重失调。故刘老对其治疗多根据发病的缓急和出血的新久，以"急则治其标，缓则治其本"为原则，灵活运用塞流（止血）、澄源（求因治本）、复旧（调理善后）三法，塞流须澄源，澄源当固本，复旧当求因，三法相结合，各有侧重，均贯穿辨证求因精神。

论治特色

1. 血分实热证

【主症】经血非时而大下，或淋漓日久不净，色深红质稠，口渴喜冷饮，心烦少寐，大便干结，舌质红、苔黄，脉数有力。

【治法】清热凉血，固冲止血。

【方药】清热固经汤加减。

龟甲 24 g，牡蛎 15 g，阿胶 15 g，生地黄 15 g，地骨皮 15 g，栀子 9 g，黄芩 9 g，地榆 15 g，棕榈炭 9 g，藕节 15 g，甘草 3 g。

【加减】若烦怒胁痛者，加柴胡、夏枯草、益母草炭；兼湿热而少腹痛、舌苔黄腻者，加蚕沙、黄柏；神疲气少者，加党参。

2. 肝郁侮脾证

【主症】平时性情抑郁，月经提前，经期延长，淋漓不尽，伴乳房作胀。舌质暗红、苔薄，脉弦缓。

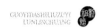

【治法】疏肝调脾，理气调经。

【方药】柴胡疏肝散加减。

柴胡 10 g，白芍 10 g，制香附 10 g，薏苡仁 30 g，麦芽 30 g，山楂 15 g，青皮 10 g，龙葵 30 g，菝葜 30 g，王不留行 10 g，漏芦 10 g，贯众炭 30 g。

【加减】若兼小腹疼痛或灼热，舌苔黄腻者，加黄柏、忍冬藤、茵陈。

3. 脾虚失摄证

【主症】经血非时暴下，量多或淋漓不止，色淡质稀，神疲懒言，面色苍白或萎黄，动则气促，头晕心悸，小腹空坠，纳呆便溏，舌质淡胖、苔薄白，脉缓弱。

【治法】健脾益气，摄血止血。

【方药】归脾汤加减。

黄芪 30 g，党参 10 g，白术 10 g，当归 6 g，茯神 15 g，酸枣仁 30 g，蜜远志 6 g，木香 6 g，龙眼肉 15 g，白芍 15 g，续断 10 g，仙鹤草 30 g，阿胶珠 10 g，炙甘草 6 g。

【加减】若兼肢冷汗出、脉微欲绝者，加制附子；兼血虚者，加制何首乌、桑寄生；子宫出血日久不止者，加荆芥炭、益母草炭。

4. 肾气不足证

【主症】青春期少女或绝经前后妇女经乱无期，出血量多，势急如崩或淋漓日久不净，或由漏而崩、由崩而漏反复发作，色淡黯、质清稀；面色眼眶色黯，小腹空坠，腰膝酸软。舌质淡黯、苔白润，脉沉弱。

【治法】补肾益气，固冲止血。

【方药】加减苁蓉菟丝子丸加减。

熟地黄 18 g，肉苁蓉 10 g，覆盆子 10 g，枸杞子 15 g，桑寄生 30 g，菟丝子 10 g，艾叶 6 g，党参 10 g，黄芪 30 g，阿胶 10 g，仙鹤草 30 g。

【加减】患病日久伴有肢冷畏寒等肾阳虚征象者，加鹿角胶、山茱萸；见于青春期者，加紫河车、淫羊藿、仙茅。

5. 肾阴亏虚证

【主症】经来无期，血量时多时少，或淋漓不尽，色鲜红，质黏稠，伴头晕耳鸣，五心烦热，腰膝酸软，舌质红、苔少或无苔，脉细数。

【治法】滋肾益精，止血调经。

【方药】二至丸合止崩汤加减。

墨旱莲 15 g，益母草 10 g，阿胶珠 10 g，蒲黄炭 7 g，地榆炭 15 g，荆芥炭 6 g，龙葵 15 g，山茱萸 10 g，牡丹皮 10 g，藕节 10 g，佛手 10 g，麦芽 15 g。

【加减】若伴咽干、眩晕者，加夏枯草、牡蛎；心悸、失眠者，加五味子、麦冬、人参。

6. 瘀阻胞宫证

【主症】阴道不规则流血，淋漓不断，量时多时少，血色紫黯，质黏稠有块，小腹疼痛拒按，血块下后痛暂减，舌质紫暗或有瘀斑瘀点，脉沉细。

【治法】活血化瘀，止血固冲。

【方药】血府逐瘀汤加减。

桃仁 12 g，红花 9 g，当归 9 g，生地黄 9 g，川芎 6 g，赤芍 6 g，牛膝 9 g，桔梗 5 g，柴胡 3 g，枳壳 6 g，甘草 3 g，益母草 10 g，三七 3 g。

【加减】若神疲气少者，加人参。

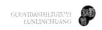
临证实录

1. 肝郁侮脾案（刘老亲诊医案）

黄某某，女，38 岁，长沙人。

【初　诊】

1994 年 12 月 2 日。

【主诉】月经淋漓不尽伴乳胀 7 个月。

【病史】平时性情抑郁，近 7 个月来月经每月提前 4~5 日，经期 8 日，淋漓不尽，伴乳房作胀。双乳胀与经期及天气变化有关，不痛，无块。

【现在症】经期延长，经期 8~9 日，淋漓不尽，色红，伴乳房作胀。双乳胀与经期及天气变化有关。白带多，疲乏。

【体格检查】舌质暗红、苔白，脉细。

【诊断】西医：功能失调性子宫出血；中医：经期延长，肝郁侮脾证。

【治法】疏肝调脾，理气调经。

【选方】柴胡疏肝散加减。

【用药】柴胡 10 g，白芍 10 g，制香附 10 g，薏苡仁 30 g，麦芽 30 g，山楂 15 g，青皮 10 g，龙葵 30 g，菝葜 30 g，王不留行 10 g，漏芦 10 g，贯众炭 30 g。7 剂。

【二　诊】

12 月 12 日。乳胀等症状明显减轻。药用柴胡 10 g，白芍 10 g，制香附 10 g，薏苡仁 30 g，丹参 15 g，丝瓜络 10 g，石韦 30 g，山楂 15 g，青皮 10 g，龙葵 30 g，菝葜 30 g，漏芦 10 g，贯众 30 g，茜草 10 g。7 剂。

【三　诊】

1995 年 1 月 9 日：12 月份月经 5 日即净，经前乳胀明显减轻，但天寒时明显。近 10 日咳嗽，舌质偏红、苔白，脉细。药用自拟苏杏止咳汤加减 4 剂，先服。服后服用下方：柴胡 10 g，白芍 12 g，制香附 10 g，川楝子 10 g，丹参 15 g，丝瓜络 10 g，青皮 10 g，漏芦 10 g，茜草 10 g，龙葵 30 g，乌药 10 g，贯众 30 g。7 剂。

【按】

本案病人平素性情抑郁，肝失疏泄，冲任不固，令子宫藏泻功能失常，以致经期延长，月经淋漓不尽，色红。乳房作胀，与经期及天气变化有关，亦为肝气郁结之象。白带多，疲乏，为肝郁失疏，横逆侮土，脾失健运之征。舌质暗红、苔白，脉细，皆肝气郁结、脾失健运之象。治用柴胡、白芍、制香附、青皮、菝葜、王不留行、漏芦疏肝理气解郁，贯众炭收敛止血，龙葵调经又能增强免疫功能；薏苡仁、麦芽、山楂健脾助运，利湿止带。全方以疏肝理气为主，佐以健脾利湿、收敛止血，与本案病机相符，故获显效。

2. 脾虚失摄案（刘老亲诊医案）

欧阳某，女，36 岁，长沙人。

【初　诊】

2010 年 3 月 3 日。

【主诉】上环后经期延长反复 2 年。

【病史】2 年前上避孕环后经期延长，淋漓难尽，持续 10 日左右。

【现在症】经期延长，量少色淡红，淋漓难尽，持续 10 日左右，腹不痛，腰酸软，纳食可，大小便正常。

【体格检查】舌质淡、苔薄白，脉细弱。

【诊断】西医：上环后月经不调；中医：经期延长，脾虚失摄证。

【**治法**】健脾益气，摄血止血。

【**选方**】归脾汤加减。

【**用药**】黄芪 30 g，党参 10 g，白术 10 g，当归 6 g，茯神 15 g，酸枣仁 30 g，蜜远志 6 g，木香 6 g，龙眼肉 15 g（另煎兑服），白芍 15 g，续断 10 g，桑寄生 30 g，仙鹤草 30 g，阿胶珠 10 g，炙甘草 6 g。7 剂。

【**结　果**】

2010 年 8 月 18 日来诊，诉服药 1 剂，经血即止，随后已连续 5 个月经周期，经期均在 3~5 日，未出现淋漓不尽现象。

【**按**】

本案病人经期延长，量少色淡红，淋漓难尽，舌质淡，脉细弱，为气虚不能摄血之明证。气血不足，不能充养肾精，故见腰酸软。方中黄芪、党参、白术、当归、茯神、酸枣仁、蜜远志、木香、龙眼肉、阿胶珠健脾益气摄血，白芍、续断、桑寄生补肝益肾，仙鹤草止血涩血，炙甘草调和各药。诸药共奏健脾益气，摄血止血之功，治法与病证相符，故收效满意。

3. 肾阴亏虚案（刘老亲诊医案）

李某，女，13 岁，长沙人。

【**初　诊**】

1993 年 10 月 11 日。

【**主诉**】月经淋漓不尽 3 个月。

【**病史**】病人 1 年前月经初潮，最初 9 个月经期基本正常，近 3 个月月经提前，每 10~15 日行经 1 次，经期 6~10 日，淋漓不尽。

【**现在症**】月经无定期，每 10~15 日行经 1 次，，经期 6~10 日，淋漓不尽，经色鲜红，质黏稠，伴头晕，手足心热，腰膝酸软。

【体格检查】舌质红、苔少，脉细数。

【诊断】西医：功能失调性子宫出血；中医：崩漏，肾阴亏虚证。

【治法】滋肾益精，止血调经。

【选方】二至丸合止崩汤加减。

【用药】墨旱莲 15 g，益母草 10 g，阿胶珠 10 g，蒲黄炭 7 g，地榆炭 15 g，荆芥炭 6 g，龙葵 15 g，山茱萸 10 g，牡丹皮 10 g，藕节 10 g，佛手 10 g，麦芽 15 g。3 剂。

【结　果】

2 个月后其母电话告知病人服上药月经周期、经期、经量均恢复正常。

【按】

本案病人年仅 13 岁，已行经 1 年。少女肾精未充，肾阴虚亏，阴虚失守，虚火动血，迫血妄行，令子宫藏泻无度，遂致崩漏。冲任不固，经乱无期，每 10～15 日行经 1 次，淋漓不尽；阴虚内热，故血色鲜红，质黏稠；头晕，手足心热，腰膝酸软，舌质红、苔少，脉细数，均为肾阴虚之象。方中阿胶珠、墨旱莲、山茱萸、牡丹皮滋肾填精益阴；益母草、蒲黄炭、地榆炭、荆芥炭、藕节固冲止血调经；龙葵清血热；佛手、麦芽和脾胃。诸药相合，共奏滋肾益精，止血调经之效，与本案病机丝丝入扣，故见效甚捷。

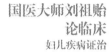

国医大师刘祖贻
论临床
妇儿疾病证治

◎闭 经

闭经又称经闭，是一种因脾胃素虚，或饮食不节，损伤脾胃，或思虑劳倦过度，耗损心脾，脾失健运，化源不足，气虚血少，使冲任失调而发生，以女子年逾 16 周岁，月经尚未来潮，或月经来潮后又中断 6 个月以上，或月经停闭超过 3 个月经周期为主要表现的妇科病。

诊断要点

【病史】可有精神刺激、学习紧张、环境改变、药物（避孕药、镇静药、激素、减肥药）影响、近期分娩、宫腔手术及疾病史。

【临床表现】女子年逾 16 周岁，月经尚未初潮，为原发性闭经；月经来潮后又中断 6 个月以上，或月经停闭超过 3 个月经周期，为继发性闭经。

【辅助检查】可做基础体温、阴道脱落细胞检查、宫颈黏液检查间接了解卵巢功能；血清性激素测定以协助判断闭经内分泌原因；B 超检查可排除先天性无子宫、子宫发育不良或无卵巢所致闭经；头颅 CT 或 MRI 检查，以排除垂体肿瘤所致闭经等。

刘老经验

本病中医病名国家标准也称闭经，亦属于女子不月、月事不来、经水不通、血枯、血隔等病证范畴。导致闭经的病因复杂，有先天因素，也有后天因素，可由月经不调发展而来，也

172

有因他病致闭经者。闭经发病机制主要是冲任气血失调，有虚、实两个方面，虚者由于冲任亏败，源断其流；实者因邪气阻隔冲任，经血不通。

刘老认为闭经发生的主要原因为脾肾亏虚。脾主运化水谷之精微，化生气血，充养诸脏腑、经脉。气血充盈，元阴得养，则冲任通畅，经血按时而下。若脾胃素虚，或饮食不节，损伤脾胃，或思虑劳倦过度，耗损心脾，脾失健运，化源不足，气虚血少，则可闭经。正如《陈素庵妇科补解》曰："若脾胃虚，水谷减少，血无由生，始则血来少而色淡，后且闭绝不通。"闭经亦有因为邪气阻隔冲任，致经血不通而闭者。其病位主要在冲任、胞宫，与肾、脾有关。其病性有虚实之别，虚在脾、肾、气、血，实在痰湿、气滞、血瘀，且虚实每多相互兼夹。在治疗上，虚证多从脾肾气血入手，实证常从痰瘀着眼，虚实相因者，则根据相互兼夹的多少，采取相应的治疗方法。

论治特色

1. 脾肾两虚证

【主症】月事不潮，面色萎黄，神疲乏力，少腹冷，纳少便溏，舌质淡、舌苔薄白，脉细弱。

【治法】健脾益肾。

【方药】四君子汤合五子衍宗丸加减。

党参 15 g，炒白术 15 g，茯苓 10 g，砂仁 10 g，炒麦芽 10 g，鸡内金 10 g，山楂 10 g，香附 10 g，菟丝子 10 g，覆盆子 10 g，枸杞子 10 g。

【加减】若月经量少者，加熟地黄、当归。

2. 气血亏虚证

【主症】月事稀少，月经色淡，渐成闭经，气短懒言，面

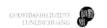
白少华，唇舌色淡，舌苔薄白，脉细。

【治法】健脾益气，养血通经。

【方药】八珍汤加减。

【用药】党参12g，土炒白术10g，茯苓15g，熟地黄15g，白芍15g，当归10g，川芎5g，黄芪30g，茜草10g，益母草10g，香附10g，炙甘草5g。

【加减】伴有腰膝酸软者，加续断、川牛膝。

3. 肾阴不足证

【主症】月事稀少，渐成闭经，面多粉刺，体毛粗黑，舌质红、舌苔薄，脉细涩。

【治法】滋补肾阴，养血调经。

【方药】左归丸合四物汤加减。

生地黄10g，山药10g，菟丝子15g，丹参15g，续断10g，赤芍10g，当归10g，牡丹皮10g，泽兰10g，川芎10g，山楂10g。

【加减】若气阳不足者，加覆盆子、枸杞子、巴戟天。

4. 冲任失调证

【主症】经断前后，月经量或多或少，乍寒乍热，烘热汗出，舌质暗、苔薄白，脉细。

【治法】益肾调冲。

【方药】益肾复冲汤（刘老自拟方）加减。

熟地黄15g，山茱萸10g，菟丝子30g，覆盆子15g，枸杞子30g，黄柏9g，仙茅9g，生牡蛎30g，生龙骨30g。

【加减】若怕热、舌苔少、脉细者，去枸杞子，加女贞子、墨旱莲；烘热明显、盗汗者，加地骨皮、桑叶、知母；大便干结者，去生牡蛎、生龙骨，加珍珠母；夜寐不安者，加酸枣仁、首乌藤、三七。

5. 气滞血瘀证

【主症】月经停闭数月，小腹胀痛拒按，精神抑郁，烦躁易怒，胸胁胀满，嗳气叹息，舌质紫黯或有瘀点，脉沉弦或涩而有力。

【治法】行气活血，祛瘀通络。

【方药】膈下逐瘀汤加减。

五灵脂（炒）6 g，当归 9 g，川芎 6 g，桃仁 9 g，牡丹皮 6 g，赤芍 6 g，乌药 6 g，延胡索 3 g，香附 4.5 g，红花 9 g，枳壳 4.5 g，甘草 9 g。

【加减】若烦躁、胁痛者，加柴胡、郁金、栀子；夹热而口干，便结，脉数者，加黄柏、知母、大黄。

6. 痰湿阻滞证

【主症】月经停闭数月，带下量多，色白质稠，形体肥胖，或面浮肢肿，神疲肢倦，头晕目眩，心悸气短，胸脘满闷，舌质淡胖、苔白腻，脉滑。

【治法】豁痰除湿，活血通经。

【方药】苍莎导痰丸加减。

苍术 10 g，白术 10 g，法半夏 10 g，陈皮 10 g，枳壳 6 g，茯苓 15 g，滑石 6 g，香附 6 g，当归 10 g。

【加减】胸脘满闷者，加瓜蒌、白芥子；肢体浮肿明显者，加益母草、泽泻、泽兰。

临证实录

1. 脾肾两虚案（刘老亲诊医案）

李某，女，42 岁。

【初　诊】

2010 年 9 月 13 日。

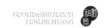
【主诉】闭经 1 年余。

【病史】病人 1 年来月事不调，始则衍期而量少，继而一二月不行，终至不潮，用黄体酮可来潮，停用则仍经闭如故，曾经中药治疗亦未效。

【现在症】经闭不行，面色萎黄，神疲乏力，少腹冷，纳少便溏。

【体格检查】舌质淡、苔薄白，脉细弱。

【诊断】西医：继发性闭经；中医：闭经，脾肾两虚证。

【治法】治宜健脾益肾，但病人胃纳极差，拟先治脾胃，待胃纳稍复后，再行脾肾双补之法。

【选方】四君子汤加减。

【用药】党参 15 g，炒白术 15 g，茯苓 10 g，砂仁 10 g，炒麦芽 10 g，鸡内金 10 g，山楂 10 g，香附 10 g。14 剂。

【二　诊】

胃纳已开，大便转调。虽脾运已健，仍宜固土，可兼顾肾虚。用四君子汤合五子衍宗丸加减，处方：党参 10 g，炒白术 10 g，茯苓 10 g，砂仁 10 g，山楂 10 g，鸡内金 10 g，菟丝子 10 g，覆盆子 10 g，枸杞子 10 g，制香附 10 g，川芎 10 g，14 剂。

【三　诊】

精神佳，面色转华；月事已潮，但量少而淡。上方加熟地黄 10 g，当归 10 g，以益癸水而调冲任。

【结　果】

病人守方服用 1 个月，月信如常。

【按】

本案病人纳少便溏、面萎神疲，为脾虚之候。脾主运化水谷之精微，化生气血，充养诸脏腑、经脉。气血充盈，元阴得养，则冲任通畅，经血自能按时而下。现脾虚失运，化源不足，气虚血少，胞宫失养，则血少而致闭经。故首诊方仅以健脾为治，方用四君子汤加砂仁以健运醒脾，入麦芽、鸡内金、山楂以助化益胃，且香附行气，山楂又可活血。待脾胃健运后，再事脾肾双补，于首诊方中加入菟丝子、覆盆子、枸杞子，平补肾中精气以壮癸水。服药仅 1 个月，月信已至，但量少色淡，为血少经涩，再入熟地黄、当归以补血通经。再服 1 个月，月经已正常。历来治月经不调，多从肝肾、气血着手，而刘老以健运脾胃为先着，健旺脾胃，而病得转机，经血乃行，可谓出奇制胜矣。

2. 气血亏虚案（弟子周慎应用刘老经验医案）

刘某，女，24 岁，长沙人。

【初　诊】

2010 年 12 月 23 日。

【主诉】停经 7 个月。

【病史】病人平时月经推后，自 2010 年 5 月 13 日始，已有 7 个月未来潮，平时月经量中等。

【现在症】月经推后，已有 7 个月未来潮。纳食可，大小便正常。

【体格检查】舌质淡、舌苔薄白，脉细。

【诊断】西医：继发性闭经；中医：闭经，气血亏虚证。

【治法】健脾益气，养血通经。

【选方】八珍汤加减。

【用药】党参 12 g，土白术 10 g，茯苓 15 g，熟地黄 15 g，白芍 15 g，当归 10 g，川芎 5 g，黄芪 30 g，茜草 10 g，续断 10 g，益母草 10 g，香附 10 g，川牛膝 10 g，炙甘草 5 g。7 剂。

【二　诊】

2011 年 1 月 5 日复诊，病人诉服上方第 6 剂后即月经来潮，

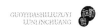
要求用中药巩固疗效。

【方药】 十全养生膏 1 盒（1000 mL／盒，由白参、黄芪、白术、茯苓、枸杞子、鸡血藤、炙甘草、白芍、陈皮、菟丝子、酸枣仁、山楂、当归、熟地黄、三七、防风、阿胶、鹿角胶、龟甲胶、川芎组成）。每次 15 mL，每日 2 次，开水冲服。

【结　果】

2012 年 5 月 8 日因急性支气管炎来诊，诉经上述治疗后，月经周期一直在维持在 28~32 日。

【按】

气血不足，则经少甚或经闭，经色淡，舌质淡。八珍汤加减能健脾益气，养血通经，故服之经水能行，续服十全养生膏可进一步巩固疗效，使气血充盈，经血能按时而下。

◎痛 经

痛经，是一种因邪气内伏或精血素亏，而值经期前后冲任二脉气血的生理变化急骤，导致胞宫的气血运行不畅，或胞宫失于濡养，不通或不荣所致，以经期或经行前后，出现周期性小腹痉挛性疼痛，或痛引腰骶为主要表现的女性生殖系统疾病，亦称"经行腹痛"。

诊断要点

【病史】有房劳多产，或久病虚损、气血不足，或经期产后，感受寒邪或湿热之邪，或过食寒凉生冷，或素性抑郁，或经期产后余血内留等病史。

【临床表现】伴随月经来潮而周期性小腹疼痛，或痛引腰骶，甚至剧痛晕厥。

【辅助检查】妇科检查生殖器官无明显器质性病变者，为原发性痛经，又称功能性痛经；妇科检查生殖器官有某些器质性病变，如盆腔子宫内膜异位症、子宫腺肌病、慢性盆腔炎等，为继发性痛经。

刘老经验

刘老认为本病亦属于中医病名国家标准的痛经。其发病原因有两大端，一是肾气亏损或气血虚弱，致精亏血少，冲任不足，经行血泄，胞脉愈虚，失于濡养，"不荣则痛"。二是邪气内伏，如素性抑郁，或忿怒伤肝，肝郁气滞，气滞血瘀，或经期产后，余血内留，蓄而成瘀，瘀滞冲任；或经期产后，感受

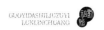

寒邪，或过食寒凉生冷，寒客冲任；或素有湿热内蕴，或经期产后，感受湿热之邪，与血搏结，稽留于冲任、胞宫，以上诸邪内伏，致气血凝滞不畅，经行之际，气血下注冲任，胞脉气血更加壅滞，"不通则痛"，故使痛经。

概言之，本病的发生与冲任、胞宫的周期性生理变化密切相关。主要病机在于邪气内伏或精血素亏，更值经期前后冲任二脉气血的生理变化急骤，导致胞宫的气血运行不畅，"不通则痛"，或胞宫失于濡养，"不荣则痛"。故刘老对其以伴随月经来潮而周期性小腹疼痛作为辨证要点，根据其疼痛发生的时间、部位、性质、喜按或拒按等不同情况，明辨其虚实寒热，在气在血。指出一般经前痛属实，经后痛为虚；痛胀俱甚、拒按，多属实；隐隐作痛、喜揉喜按，多属虚；得热痛减多为寒，得热痛甚多为热；绞痛、冷痛者属寒，灼痛者属热；痛甚于胀、血块排出则痛减者多为血瘀，胀甚于痛多为气滞；持续性痛在两侧少腹病多在肝，痛连腰骶病多在肾。痛经以实证居多，虚证较少，也有虚实兼见者。治疗以调理子宫、冲任气血为主，经期重在调血止痛治其标，平时辨证求因疗其本。

论治特色

1. 肾气亏损证

【主症】经期或经后小腹隐隐作痛，喜按，月经量少，色淡质稀，头晕耳鸣，腰酸腿软，小便清长，面色晦黯，舌质淡，苔薄，脉沉细。

【治法】补肾填精，养血止痛。

【方药】调肝汤加减。

山药 15 g，阿胶 10 g，当归 10 g，白芍 10 g，山茱萸 10 g，巴戟天 3 g，甘草 3 g。

【加减】若痛及腰骶者，加续断、杜仲、狗脊；兼少腹两侧或两胁胀痛者，加延胡索、川楝子、橘核；经量少者，加鹿角胶、熟地黄、枸杞子。

2. 气血虚弱证

【主症】经期或经后小腹隐痛喜按，月经量少，色淡质稀，神疲乏力，头晕心悸，失眠多梦，面色苍白，舌质淡、舌苔薄，脉细弱。

【治法】补气养血，和中止痛。

【方药】归脾汤加减。

黄芪 30 g，党参 10 g，白术 10 g，当归 6 g，茯神 15 g，酸枣仁 30 g，蜜远志 6 g，木香 6 g，龙眼肉 15 g，白芍 15 g，延胡索 10 g，阿胶珠 10 g，炙甘草 6 g。

【加减】若夹有血块腹痛者，加蒲黄、五灵脂；纳差、便溏者，去当归，加砂仁、山药；伴腰酸不适者，加菟丝子、杜仲；小腹空坠者，加升麻；月经量少者，加鸡血藤、丹参。

3. 肝郁脾虚证

【主症】经行少腹胀痛，月经量少，无血块，伴乳胀，体倦，恶心呕吐，经行泄泻或便溏，舌质淡、苔白厚腻，脉弦细数。

【治法】疏肝补脾，理气止痛。

【方药】逍遥散加减。

当归 15 g，白芍 15 g，柴胡 9 g，茯苓 10 g，白术 10 g，郁金 12 g，生姜 3 g，薄荷 3 g，川牛膝 15 g，泽兰 15 g，卷柏 15 g。

【加减】若性情急躁易怒者，加香附、黄芩；恶心呕吐者，加法半夏、山楂；失眠者，加合欢皮、龙骨；乳房作胀者，加漏芦、王不留行；兼寒者小腹冷痛，加艾叶、小茴香。

4. 肝郁化火证

【主症】经行少腹胀痛，月经量少，无血块，伴乳胀，心

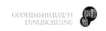

烦，口苦，大便偏干，舌质偏红、苔黄，脉弦数。

【治法】疏肝解郁，理气清热。

【方药】丹栀逍遥散加减。

当归 15 g，白芍 15 g，柴胡 9 g，茯苓 10 g，牡丹皮 10 g，郁金 12 g，栀子 6 g，薄荷 3 g，川楝子 10 g，泽兰 15 g，香附 10 g。

【加减】若急躁多怒者，加淡竹叶、黄芩；恶心苔腻者，加竹茹、天竺黄；失眠多梦者，加珍珠母、龙骨；乳房胀痛者，加漏芦、王不留行。

5. 气滞血瘀证

【主症】经前或经期小腹胀痛拒按，胸胁、乳房胀痛，经行不畅，经色紫黯有块，块下痛减，舌质紫黯或有瘀点，脉弦或弦涩有力。

【治法】行气活血，祛瘀止痛。

【方药】膈下逐瘀汤加减。

五灵脂 6 g，当归 10 g，川芎 6 g，桃仁 10 g，牡丹皮 6 g，赤芍 6 g，乌药 6 g，延胡索 3 g，香附 5 g，红花 9 g，枳壳 5 g，甘草 9 g。

【加减】若痛经剧烈伴有恶心呕吐者，加吴茱萸、法半夏、莪术；若兼小腹胀坠或痛连肛门者，加姜黄、川楝子；兼寒者小腹冷痛，加艾叶、小茴香；夹热者，口渴，舌质红，脉数，加栀子、连翘、黄柏。

6. 寒凝血瘀证

【主症】经前或经期小腹冷痛拒按，得热则痛减，经血量少，色黯有块，畏寒肢冷，面色青白，舌质黯、苔白，脉沉紧。

【治法】温经散寒，祛瘀止痛。

【方药】温经汤加减。

当归 3 g，川芎 3 g，肉桂 3 g，莪术 3 g，牡丹皮 3 g，人参 3 g，牛膝 3 g，甘草 3 g。

【加减】若伴气滞而腹胀乳胀者，加香附、乌药、青皮、橘叶；伴肾虚而腰膝酸痛者，加杜仲、续断；痛经发作时，加延胡索、小茴香；小腹冷凉，四肢不温者，加熟附子、巴戟天。

若经行期间，小腹绵绵而痛，喜暖喜按，月经量少，色淡质稀，畏寒肢冷，腰骶冷痛，面色淡白，舌质淡、苔白，脉沉细而迟或细涩，为虚寒所致痛经，治宜温经养血止痛，方用大营煎加小茴香、补骨脂。

7. 湿热瘀阻证

【主症】经前或经期小腹灼痛拒按，痛连腰骶，或平时小腹痛，至经前疼痛加剧，经量多或经期长，经色紫红，质稠或有血块，平素带下量多，黄稠臭秽，或伴低热，小便黄赤，舌质红、苔黄腻，脉滑数或濡数。

【治法】清热除湿，化瘀止痛。

【方药】清热调血汤加减。

当归 10 g，川芎 6 g，白芍 15 g，黄连 6 g，香附 10 g，桃仁 6 g，红花 6 g，延胡索 10 g，牡丹皮 10 g，莪术 10 g，川楝子 10 g。

【加减】若月经过多或经期延长者，加槐花、地榆炭、马齿苋；带下量多色黄者，加大血藤、薏苡仁、败酱草。

临证实录

肝郁化火案（刘老亲诊医案）

邓某，女，35 岁。

【初 诊】

2016 年 3 月 31 日。

【主诉】痛经 5 年。

【病史】病人痛经已 5 年，伴经前乳胀，恶心呕吐，平时脾气急躁，白带及月经周期正常。

既往有经血逆流致鼻出血（疑有子宫内膜异位症），现已缓解。于下月 10 日左右行经。

【现在症】经行少腹胀痛，行经前几日量少色暗，后呈淡红色，量少，无血块，伴乳胀，恶心呕吐，大便偏干，感全身躁热，脾气急躁，夜寐早醒，口干少饮。

【体格检查】体瘦，面白，神情略恍惚，舌质淡、苔白厚腻，脉弦数。

【诊断】痛经，肝郁化火证。

【治法】疏肝解郁，清热泻火。

【选方】丹栀逍遥散加减。

【用药】当归 15 g，白芍 15 g，牡丹皮 15 g，栀子 9 g，柴胡 9 g，郁金 12 g，黄芩 12 g，法半夏 12 g，漏芦 15 g，川牛膝 15 g，泽兰 15 g，卷柏 15 g，香附 9 g，王不留行 15 g，合欢皮 30 g，龙骨 15 g，山楂 15 g。14 剂。

【二　诊】

2016 年 7 月 14 日。间歇服药，停药半个月。服药期间行经时未腹痛，面色略暗，夜寐改善，仍寐浅，乳胀减，头颈部有躁热感，喉中梗阻感，头晕，大便偏稀，时有腹胀，平素易汗出，口干喜饮，纳可，舌质淡暗、边有齿痕、苔白腻，脉细。处方：黄连 9 g，法半夏 12 g，茯苓 15 g，枳壳 9 g，紫苏梗 9 g，柴胡 9 g，郁金 12 g，青皮 9 g，陈皮 9 g，夏枯草 15 g，首乌藤 30 g，合欢皮 30 g，远志 9 g，珍珠母 30 g，醋延胡索 15 g，王不留行 30 g，山楂 15 g。20 剂。

【按】

本案病人平时脾气急躁，肝失疏泄，致气血凝滞不畅，于经行之际，气血下注冲任，胞脉气血更加壅滞，"不通则痛"，故见经行时少腹胀痛，伴乳房作胀；肝郁气滞，久郁化火，火邪犯胃，胃失和降，故恶心呕吐；大便偏干，全身躁热，脾气急躁，夜寐早醒，口干少饮，皆肝郁化火之征。故刘老治以疏肝解郁，清热泻火，方用丹栀逍遥散加减。方中当归、白芍、柴胡、郁金、香附疏肝解郁，牡丹皮、栀子、黄芩、卷柏清热泻火；漏芦、川牛膝、王不留行疏肝通络而消乳胀，泽兰配合当归、白芍活血调经以止腹痛；合欢皮、龙骨解郁安神，夜寐可安，法半夏、山楂降逆和胃，呕吐能止。服药14剂，行经时腹痛止，恶心呕吐及乳胀亦减，夜寐改善，表明已获显效。但病人喉中有梗阻感，头晕，大便偏稀，时有腹胀，口干喜饮，头颈部有躁热感，仍寐浅，平素易汗出，舌质淡暗、边有齿痕、苔白腻，脉细，为肝火已缓，郁热未尽，肝郁侮脾，脾失健运，浊痰内生之象，刘老遂用黄连、柴胡、郁金、青皮、夏枯草清热疏肝，解郁调经，法半夏、茯苓、枳壳、紫苏梗、陈皮、山楂行气化痰，运脾和胃，首乌藤、合欢皮、远志、珍珠母宁心安神，醋延胡索、王不留行行气止痛。全方共奏清热疏肝、理气止痛，运脾化痰，宁心安神之效，契合本案病机。

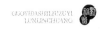

◎围绝经期综合征

围绝经期综合征又称更年期综合征，是一种因妇女绝经前后，肾气渐衰，天癸渐竭，冲任气血衰少，复受内外环境影响，使肾阴阳失调而发生，出现一系列性激素减少所致的症状，以烘热面赤，进而汗出，精神倦怠，烦躁易怒，头晕目眩，耳鸣心悸，失眠健忘，腰背酸痛，手足心热，或伴有月经不调等与绝经有关的症状。双侧卵巢切除或放射治疗后双侧卵巢功能衰竭者，也可出现更年期综合征的表现。

诊断要点

【病史】45~55岁的妇女，出现月经不调或停闭；或40岁前卵巢功能早衰；或有手术切除双侧卵巢及其他因素损伤双侧卵巢功能病史。

【临床表现】月经不调或停闭，随之出现烘热汗出，潮热面红，烦躁易怒，头晕耳鸣，心悸失眠，腰背酸楚，面浮肢肿，皮肤蚁行感，情志不宁等症状。

【检查】子宫大小正常或偏小。

【辅助检查】血清查激素 E_2、LH、FSH 等，出现 LH、FSH 增高，绝经后 FSH 增加 20 倍，LH 增加 5~10 倍，FSH/LH>1，E_2 水平降低，典型者呈现二高（高 FSH、LH）一低（低 E_2）的内分泌改变。绝经后 E_2 水平周期性变化消失。

刘老经验

刘老认为本病相当于中医病名国家标准的绝经前后诸证，

亦属于年老血崩、老年经断复来、脏躁、百合病等病证范畴。其发病乃因绝经前后，肾气渐衰，天癸渐竭，冲任气血衰少，复加忧思失眠，或房事不节，或失血大病，或大惊卒恐，损伤肾之气阴，引起肾阴阳失调所致。其病位在肾，与心、肝、脾有关。提出本病以肾虚为基本病机，病理变化以肾阴阳平衡失调为主。其治疗宜以调治肾之阴阳为大法，若涉及他脏者，则兼而治之。

论治特色

1. 肾阴不足，冲任虚衰证

【主症】绝经前后，头晕耳鸣，腰酸腿软，烘热汗出，五心烦热，失眠多梦，口燥咽干，阴道干涩，或皮肤干燥瘙痒，月经周期紊乱，量少或多，经色鲜红，舌质红、苔少，脉细数。

【治法】益肾阴，调冲任。

【方药】益肾复冲汤（刘老自拟方）加减。

熟地黄 10 g，山药 15 g，菟丝子 15 g，覆盆子 10 g，枸杞子 10 g，丹参 15 g，续断 10 g，仙茅 7 g，黄柏 7 g，当归 10 g，川芎 10 g，山楂 10 g。

【加减】若失眠多梦者，加酸枣仁、柏子仁；若烦躁易怒者，加柴胡、郁金；若多汗者，加煅牡蛎、浮小麦。

2. 肾阳虚衰，精血不足证

【主症】绝经前后，头晕耳鸣，腰背冷痛，腹冷阴坠，形寒肢冷，小便清长，夜尿频数，带下量多，月经不调，量多或少，色淡质稀，精神萎靡，面色晦黯，性欲淡漠，舌质淡、苔薄白，脉沉细无力。

【治法】温肾壮阳，填精养血。

【方药】右归丸加减。

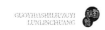

炮附子 6 g，肉桂 6 g，熟地黄 24 g，山茱萸 10 g，山药 15 g，枸杞子 10 g，菟丝子 12 g，鹿角胶 12 g，炒杜仲 12 g，当归 9 g。

【加减】若颜面及下肢水肿者，加桂枝、猪苓、泽泻、车前子；月经淋漓不断者，加阿胶、炮姜、棕榈炭；胸闷痰多者，加瓜蒌、丹参、法半夏；伴纳呆便溏或五更泄泻等脾阳虚征象者，加党参、炒白术、干姜、炙甘草；伴颜面烘热，乍寒乍热等肾阴虚征象者，加女贞子、墨旱莲、黄柏、知母。

临证实录

肾阴不足，冲任虚衰案（刘老亲诊医案）

苗某，女，46 岁。

【初　诊】

2008 年 7 月 3 日。

【主诉】停经伴多汗、烦躁、腰酸 3 个月。

【病史】病人近 1 年来，月经量减少，近 3 个月经闭未行，并伴潮热汗出、烦躁不安、腰部酸楚。

【现在症】经闭不行，潮热汗出，烦躁不安，腰部酸楚。

【体格检查】舌质淡红、苔薄白，脉细弱。

【诊断】西医：围绝经期综合征；中医：绝经前后诸证，肾阴不足，冲任虚衰证。

【治法】益肾阴，调冲任。

【选方】益肾复冲汤（刘老自拟方）加减。

【用药】熟地黄 10 g，山药 15 g，菟丝子 15 g，覆盆子 10 g，枸杞子 10 g，丹参 15 g，续断 10 g，仙茅 7 g，黄柏 7 g，当归 10 g，川芎 10 g，山楂 10 g。7 剂，每日 1 剂，水煎，早晚分服。

【二　诊】

月信已潮，烘热汗出亦止。续进 7 剂。

【结　果】

此后病人月事如常，两年后又停经，复见潮热汗出，自服上方，月经仍复如常；至 52 岁时不愿再调，始绝经。

【按】

《素问·上古天真论》曰："女子七七，任脉虚，太冲脉衰少，天癸竭，地道不通，故形坏而无子也。"本案病人已届更年之期，肾之精气皆虚，冲任气血衰少，故经量渐减而至不行。此时阴阳皆虚，以阴亏为甚。经云："阳在外，阴之守也。"阴虚则不能涵阳，故见烘热、汗出等症。治疗宜益肾阴、蓄癸水为主，方用熟地黄、山药益肾阴，仿五子衍宗意，用菟丝子、覆盆子、枸杞子益肾中真阴以复癸水。伍以丹参、续断，丹参功同四物，可益气血而除烦满、强腰脊，续断可补肝肾、续筋骨、调血脉，二药相合，恰可治疗围绝经期心烦、疲倦、腰膝酸痛诸症，药理研究表明二药有雌激素样作用，其功能主治亦与雌激素缺乏诸症相应，故刘老常用之配合诸补肾药，治疗卵巢功能衰退症。又妙在仙茅、黄柏之伍，一热一寒，既益肾中已耗之真阳，又熄阴亏而外浮之虚火，取二仙之意，燮理阴阳。复入当归、川芎、山楂以活血通经。全方寒温同用，通补共举，阴阳同调，令阴阳虚实错杂之证仅数剂而悉愈，可见刘老辨证处方之神妙。但因本案之虚损由来已久，服药取效后当守方续服，巩固疗效，过早停药可能出现病症反复。

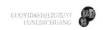

◎带下过多

带下过多又称"下白物""流秽物"，是一种因经期涉水淋雨，外感寒湿，脏腑功能失调，水湿或湿热内生，湿毒邪气乘虚内侵胞宫，任脉损伤，带脉失约而发生，以带下的量明显增多，色、质、气味发生异常，或伴全身、局部症状为主要表现的妇科病。本病包括西医学的阴道炎、子宫颈炎、盆腔炎、妇科肿瘤等疾病引起的带下增多。如经间期、经前期以及妊娠期带下稍有增多者，均属正常现象，不作疾病论。

诊断要点

【病史】有经期、产后余血未净，摄生不洁，或不禁房事，或妇科手术后感染邪毒，或素体虚弱等病史。

【临床表现】带下增多，色、质、气味发生异常，或伴有阴部瘙痒、灼热、疼痛，或兼有尿频尿急等局部及全身症状。

【检查】妇科检查可见各类阴道炎、宫颈炎、盆腔炎的体征。

【辅助检查】阴道炎病人阴道分泌物涂片示阴道清洁度Ⅲ度以上，或可查到滴虫、白假丝酵母菌等病原体，急性或亚急性盆腔炎者，血白细胞计数增高。B超检查对盆腔炎症及盆腔肿瘤有诊断意义。

刘老经验

刘老认为本病相当于中医病名国家标准的带下病，相当于西医学的阴道炎、子宫颈炎、盆腔炎、妇科肿瘤等疾病引起的带下增多。其主要病因是湿邪。湿毒邪气乘虚内侵胞宫，引起任脉损伤，带脉失约所致。其病位在前阴、胞宫，与脾、肾、肝有关；其病性为本虚标实，虚在脾、肾，实在湿、热、毒。提出本病以湿毒乘虚内侵，致任脉损伤，带脉失约为基本病机，在不同的发病阶段有化热、化火、脾虚、肾虚等不同的病机变化。其治疗宜标本并重，根据带下的量、色、质、气味的异常以辨寒热虚实为辨证要点，重在祛湿以止带，再根据标本虚实缓急的不同和虚实相互兼夹的多少，采取相应的治疗方法。

论治特色

1. 湿毒蕴结证

【主症】带下量多，黄绿如脓，或赤白相兼，或五色杂下，状如米泔，臭秽难闻，小腹疼痛，腰骶酸痛，口苦咽干，小便短赤，舌质红、苔黄腻，脉滑数。

【治法】清热解毒，除湿止带。

【方药】五味消毒饮加减。

蒲公英 30 g，金银花 10 g，野菊花 10 g，紫花地丁 10 g，天葵子 10 g，土茯苓 15 g，薏苡仁 20 g。

【加减】若腰骶酸痛，带下恶臭难闻者，加半枝莲、穿心莲、鱼腥草、樗根皮；小便淋痛，兼有白浊者，加土牛膝、虎杖、甘草梢。

2. 湿热下注证

【主症】带下量多，色黄或黄白相兼，黏稠，有臭气，或伴阴部瘙痒，纳差，口干苦，不欲多饮，大便溏而不爽，小腹或少腹作痛，小便短赤，舌质红、舌苔黄腻，脉濡数。

【治法】清利湿热。

【方药】薏苡附子败酱散加减。

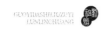

薏苡仁 30 g，败酱草 30 g，苍术 12 g，茯苓 12 g，贯众 15 g，大血藤 15 g，制香附 10 g，陈皮 10 g，炒麦芽 10 g。

【加减】若小腹痛、腰胀痛者，加续断、延胡索。

3. 脾虚湿热证

【主症】带下色黄，或黄白相兼，偶尔带有血丝，伴神疲乏力，食欲不振。舌质偏红、边有齿痕、舌苔黄腻，脉细数。

【治法】健脾益气，清热利湿。

【方药】补脾丹合白物神散加减。

山药 15 g，薏苡仁 10 g，土茯苓 15 g，生地黄 10 g，仙鹤草 30 g，贯众 30 g，蒲公英 15 g，甘草 7 g，益母草 10 g。

【加减】若带下量多者，加莲须；脾虚及肾，兼腰痛者，加续断、杜仲、菟丝子；若寒凝腹痛者，加香附、艾叶；带下夹血丝者，加莪术、山楂。

4. 阴虚湿热证

【主症】带下量少，色黄或赤白相兼，质稠或有臭气，阴部干涩不适，或有灼热感，腰膝酸软，头晕耳鸣，颧赤唇红，五心烦热，失眠多梦，舌质红、苔少或黄腻，脉细数。

【治法】滋阴益肾，清热祛湿。

【方药】知柏地黄丸加减。

知母 6 g，黄柏 10 g，熟地黄 20 g，山茱萸 10 g，牡丹皮 10 g，茯苓 12 g，泽泻 6 g，山药 10 g，薏苡仁 30 g，败酱草 30 g。

【加减】若带下量多者，加莲须、芡实；头晕眼花者，加枸杞子、菊花。

5. 脾虚气陷证

【主症】带下量多，色白或淡黄，质稀薄，无臭气，绵绵不断，神疲气少，四肢不温，纳少便溏，两足轻度水肿，面色不华，舌质淡、苔白腻，脉缓弱。

【治法】健脾益气，升阳除湿。

【方药】完带汤加减。

白术（炒）30 g，山药（炒）30 g，人参 6 g，白芍（炒）15 g，车前子（炒）9 g，苍术（制）9 g，海螵蛸 10 g，甘草 3 g，陈皮 1.5 g，荆芥（炒炭）1.5 g，柴胡 1.8 g。

【加减】若腰部酸痛者，加菟丝子、续断、杜仲；少腹疼痛者，加乌药、小茴香；带下色兼黄色者，加黄柏、龙胆；带下日久滑脱不止者，加金樱子、煅龙骨、煅牡蛎。

6. 肾阳不足证

【主症】带下量多，色白清冷，稀薄如水，淋漓不断，头晕耳鸣，腰痛如折，畏寒肢冷，小腹冷感，小便频数，夜间尤甚，大便溏薄，面色晦黯，舌质淡润、苔薄白，脉沉细而迟。

【治法】温肾助阳，涩精止带。

【方药】内补丸加减。

黄芪 20 g，鹿茸 10 g，菟丝子 10 g，沙苑子 10 g，蒺藜 10 g，紫菀 10 g，肉桂 5 g，桑螵蛸 10 g，肉苁蓉 10 g，制附子 5 g。

【加减】若腹泻便溏者，去肉苁蓉，加补骨脂、肉豆蔻。

临证实录

1. 湿热下注案（刘老亲诊医案）

李某，女，35 岁。

【初　诊】

2006 年 4 月 20 日。

【主诉】带下过多伴小腹胀痛、腰酸痛 1 年余。

【病史】病人 1 年多前出现带下过多，黄多于白，气味腥

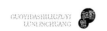

臭，伴小腹胀痛、腰酸痛，纳差，口干苦，不欲多饮，大便溏而不爽。外院诊断为慢性盆腔炎，经抗生素治疗无明显效果，遂前来寻求中医治疗。

【现在症】 带下过多，黄多于白，气味腥臭，伴小腹胀痛、腰酸痛，纳差，口干苦，不欲多饮，大便溏而不爽。

【体格检查】 舌质淡暗、苔白中黄，脉细滑。

【诊断】 西医：慢性盆腔炎；中医：带下病，湿热下注证。

【治法】 清利湿热。

【选方】 薏苡附子败酱散加减。

【用药】 苍术 12 g，茯苓 12 g，薏苡仁 30 g，败酱草 30 g，贯众 15 g，大血藤 15 g，制香附 10 g，陈皮 10 g，炒麦芽 10 g。7 剂，每日 1 剂，水煎，分两次服。

【二　诊】

带下量减少，白多于黄，腥臭已减。因小腹、腰仍胀痛，故上方加续断 10 g，延胡索 10 g。14 剂。

【结　果】

三诊时带下已不多，色白；小腹及腰无胀痛，大便已调。效不更方，守方调治约 2 个月，遂愈。

【按】

慢性盆腔炎致带下多、腰腹酸胀不适者较为常见，西医用抗生素治疗虽可暂时取效，但难根治。中医学认为，本病以湿邪为患，黄带者系湿热下注所致，其热易除而湿难清，故常迁延难愈。刘老治疗本病，重在祛湿以止带，用苍术温散而燥湿，茯苓、薏苡仁淡渗而利湿。湿证之迁延难治，以脾为湿困，运化不能，故湿浊屡去而屡生。因之，湿证治疗要治脾以绝生湿之源。今用苍术之芳香、燥动以解困醒脾，更以陈皮、香附、麦芽理脾胃气机而强运化之能。未用补脾益气之品，而以醒脾开胃为法，俾脾胃功能强健，则湿浊自无从而生。又因慢性炎症，多有郁热深入营分，致瘀血留滞，故以败酱草、贯众、大血藤之属，既可清下焦热，又能入血分，活血化瘀。其中贯众可祛毒止带，《神农本草经》谓其"主腹中邪热气，诸毒"，《本草纲目》言其能"治下血崩中，带下"。服药7剂，病人带下、腹痛均减；再治疗半个月，带下、腹痛几无，且大便转实，提示脾胃功能恢复。获效后守方调治，乃得痊愈。本案虽用药精简，但照顾周全：既祛已生之邪，又绝生邪之源；清热利湿之余，气血同调；补脾重在助化，扶正而不留邪。其方药虽简，而用意尤深，深入体味其中理法，对优化临床辨治思路必有益处。

2. 脾虚湿热案（刘老亲诊医案）

刘某，女，28 岁，长沙人。

【初　诊】

1994 年 7 月 13 日。

【主诉】带下色黄 2 个月。

【病史】近 2 个月带下色黄，或黄白相兼，偶尔带有血丝，伴神疲乏力，食欲不振。曾在外院诊断为阴道炎，用消炎药治疗，仍反复不愈。

【现在症】带下色黄，或黄白相兼，偶尔带有血丝，伴神疲乏力，食欲不振。

【体格检查】舌质红、苔黄腻，脉细数。

【诊断】西医：阴道炎；中医：带下病，脾虚湿热证。

【治法】健脾清热，利湿解毒。

【选方】补脾丹合白物神散加减。

【用药】山药 15 g，土茯苓 15 g，薏苡仁 10 g，生地黄 10 g，仙鹤草 30 g，贯众 30 g，蒲公英 15 g，甘草 7 g，益母草 10 g。

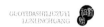

7 剂。

【二 诊】

7 月 19 日。白带减少。上方去甘草,加莪术 10 g,山楂 15 g。14 剂。

【三 诊】

8 月 5 日。白带已少。药用生地黄 10 g,山药 15 g,薏苡仁 10 g,仙鹤草 30 g,贯众 30 g,蒲公英 15 g,金银花 15 g,泽兰 10 g,益母草 10 g,莪术 10 g,山楂 15 g,莲须 10 g。14 剂。

【结 果】

服上药带下等症消失,2 年后上症再发,仍以上方加减治疗获效。

【按】

本案病初乃因湿热下注所致,因用西药治疗反复未愈,系因热易除而湿难清,脾为湿困,运化不能,故湿浊常迁延难愈。刘老在清热利湿基础上加用健脾助运之品,故获显效。方中生地黄、蒲公英、贯众清热解毒,薏苡仁、土茯苓利湿止带,仙鹤草止血消赤带,诸药相合,解毒利湿以除黄带之症;山药、益母草健脾助运以杜生湿之源;甘草调和诸药。全方相伍,能健脾清热,利湿解毒,与本案病机相契,故获显效。

◎阴道炎

阴道炎是一种因细菌、真菌、滴虫等病原体感染阴道黏膜所引起的，以外阴及阴道瘙痒、灼痛，白带出现量、色、质的异常改变，阴道黏膜充血、肿胀为主要表现的女性生殖系统疾病。

诊断要点

【病史】常有不洁性交史，或有滴虫、真菌等污染源接触史。

【临床表现】阴道口及外阴瘙痒，伴灼热、疼痛，或伴尿频、尿痛及性交痛，白带增多，质稀。滴虫性阴道炎白带多呈灰黄色泡沫状，如有混合感染时则呈黄绿色脓性，有腥臭；假丝酵母菌性阴道炎白带呈白色乳酪样或豆腐渣样；老年性阴道炎白带多呈黄水状，重者呈脓性或血性，有臭味；细菌性阴道炎白带呈脓性或浆液性，有臭味。

【辅助检查】妇科检查滴虫性阴道炎可见阴道、宫颈黏膜充血红肿，常有散在的出血点及草莓状小红疹，阴道穹后部有多量黄色泡沫状分泌物；假丝酵母菌性阴道炎常见小阴唇内侧及阴道黏膜附有白色膜状物，擦去后可见黏膜充血红肿；老年性阴道炎见外阴、阴道潮红，萎缩变薄，阴道皱襞消失，常有散在出血点或小片出血斑；细菌性阴道炎白带呈脓性或浆液性，有臭味。

白带化验可找到阴道毛滴虫或白假丝酵母菌。细菌性阴道炎胺臭味试验阳性，阴道分泌物涂片检查可见>20%的线索细胞。

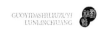
刘老经验

刘老认为本病属于中医阴疮、阴痒、阴痛、带下病等病证范畴。其发病原因有内伤和外邪两类。内伤多因脾虚肾亏，水湿化浊，流注带脉，带脉失约；或因肝郁侮脾，脾虚失运，水湿内聚，蕴而化热，湿热下注所致；或因经期、性生活不洁，湿毒内侵，直伤带脉引起。其病有虚实两端，实者以湿热病虫为患，虚者因脾肾两虚所致，临床以实证多见，亦有虚实夹杂者。其治疗宜据证采用清热利湿，杀虫止痒，补肾利腰等，虚实夹杂者，则宜攻补兼施。同时可配合外治法共奏其效。

论治特色

1. 湿虫滋生证

【主症】阴部瘙痒，如虫行状，甚则奇痒难忍，灼热疼痛，带下量多，色黄呈泡沫状，或色白如豆渣状，臭秽，小便黄赤，舌质红、苔黄腻，脉滑数。

【治法】清热利湿，解毒杀虫。

【方药】萆薢渗湿汤加减。

萆薢 30 g，薏苡仁 30 g，滑石 30 g，黄柏 12 g，赤茯苓 15 g，牡丹皮 15 g，泽泻 15 g，茯苓 6 g，白术 6 g，莲子心 4 g，白头翁 15 g，防风 10 g，苦参 10 g

【加减】瘙痒明显者，加白鲜皮；带下色黄者，加椿皮、黄连；滴虫性阴道炎加苍术、鹤虱。

2. 肝经湿热证

【主症】阴部瘙痒灼痛，烦躁易怒，口苦咽干，大便燥结，小便黄，舌质红、苔黄腻，脉弦滑数。

【治法】清肝泄热，除湿止痒。

【方药】龙胆泻肝汤加减。

龙胆6 g，黄芩9 g，栀子9 g，泽泻9 g，木通6 g，当归3 g，生地黄6 g，柴胡6 g，车前子6 g，甘草6 g。

【加减】瘙痒明显者，加川楝子、白鲜皮；便秘者，加大黄。

3. 肝肾阴虚证

【主症】阴痒，带下色黄或赤，量不多，头晕心悸，口干咽燥，腰膝酸软，小便黄，舌质红、苔少，脉细数。

【治法】滋补肝肾，清热止痒。

【方药】知柏地黄丸加减。

熟地黄24 g，山茱萸12 g，山药12 g，泽泻9 g，牡丹皮9 g，茯苓9 g，知母6 g，黄柏6 g，当归9 g，制何首乌15 g，白鲜皮15 g。

【加减】湿邪较甚者，加苍术、车前子；瘙痒明显者，加蛇床子、蝉蜕。

4. 脾虚湿热证

【主症】阴痒，白带量多，呈豆腐渣样，有异味，怕冷，体倦肢凉，舌质暗、尖红、舌苔薄，脉细滑。

【治法】健脾利湿，清热止痒。

【方药】举元煎合薏苡附子败酱散、二妙散加减。

黄芪30 g，党参15 g，薏苡仁30 g，败酱草30 g，苍术15 g，黄柏9 g，黄连6 g，大血藤30 g，金银花炭15 g，连翘15 g，山楂15 g，野菊花15 g。

【加减】阴部瘙痒明显者，加蛇床子、贯众。

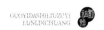
临证实录

脾虚湿热案（刘老亲诊医案）

吴某某，女，36 岁。

【初　诊】

2016 年 1 月 28 日。

【主诉】外阴瘙痒并白带增多 1 年余。

【病史】近 1 年多来外阴瘙痒，白带增多。1 年前在某西医院检查诊断为慢性阴道炎，近 1 年多反复出现真菌性阴道炎，有时为细菌性阴道炎。

【现在症】外阴瘙痒，白带量多，呈豆腐渣样，有异味，月经周期正常，量少色暗，血块多，腰背酸痛，伴脱发，怕冷，肢凉。

【体格检查】形体稍胖，舌质暗、尖红、苔薄，脉细数。

【辅助检查】B 超（2015 年 10 月 31 日，湘潭市中心医院）示宫颈多发腺囊肿，盆腔少量积液，右侧附件见 1.0 cm×1.0 cm×0.9 cm 囊性结节。

【诊断】西医：慢性阴道炎；中医诊断：阴痒，脾虚湿热证。

【治法】健脾利湿，清热止痒。

【选方】举元煎合薏苡附子败酱散、二妙散加减。

【用药】黄芪 30 g，党参 15 g，薏苡仁 30 g，败酱草 30 g，苍术 15 g，黄柏 9 g，黄连 6 g，大血藤 30 g，蛇床子 9 g，贯众 15 g，金银花炭 15 g，连翘 15 g，山楂 15 g，野菊花 15 g。28 剂。

【二　诊】

2 月 25 日。已无外阴瘙痒，白带淡黄色，量多，有少许异味，腰背酸痛及怕冷减轻，月经 7~8 日方止，量较前增多，色鲜红，血块减少，形体稍胖，舌质暗、尖稍红、苔薄，脉细。上方去野菊花，改黄连为9 g，加秦皮9 g，紫花地丁30 g，石韦30 g。14 剂。

【三 诊】

3 月 10 日。外阴不瘙痒，白带正常，3 月 6 日月经来潮，量较前减少，色偏暗，血块多，伴腰酸背痛，进食后饱胀，纳可，二便调，精神较前佳。形体稍胖，面色略白，舌质红、苔白，脉细滑。药用黄芪30 g，党参15 g，苍术15 g，陈皮9 g，薏苡仁30 g，败酱草30 g，草豆蔻9 g，泽兰15 g，益母草30 g，蛇床子9 g，大血藤30 g，金银花炭15 g，王不留行30 g，山楂15 g，续断15 g。14 剂。

【结 果】

服上药阴痒带下等症消失，1 年后上症再发，仍以上方加减治疗获效。

【按】

本案病人反复出现真菌性阴道炎及细菌性阴道炎，乃湿虫滋生，蕴而化热，湿热下注蚀于阴道，故致外阴瘙痒，白带量多，呈豆腐渣样而有异味，病久脾为湿困，运化不能，脾气亦损，故月经量少色暗，血块多，腰背酸痛，伴脱发，怕冷，肢凉。刘老在清热利湿基础上加用健脾助运之品，故获显效。方中黄芪、党参健脾益气，薏苡仁、苍术、败酱草、黄柏、黄连、大血藤、金银花炭、连翘、野菊花清热解毒，蛇床子、贯众杀虫止痒，山楂和胃助运。全方相伍，能健脾清热，利湿解毒，与本案病机相契，故获显效。

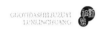

◎盆腔炎

盆腔炎是指女性内生殖器（包括子宫、输卵管、卵巢）及其周围的结缔组织和盆腔腹膜的炎症，包括急性盆腔炎与慢性盆腔炎，以发热、腹痛、带下为主要表现的妇科病。

诊断要点

【病史】有分娩、流产或手术史。

【临床表现】感染后7~10日可出现寒战、高热、头痛。下腹痛常伴恶心呕吐、腹胀及腹泻。慢性期则为下腹隐痛、腰酸、月经失调、低热及白带增多等。下腹部有压痛。

【辅助检查】妇科检查发现子宫及宫旁组织明显压痛及增厚，严重时盆腔内充满坚硬肿块，子宫可包于其中，大小不易摸清；白细胞及中性粒细胞显著增多，红细胞沉降率加速。血培养以除外败血症。宫颈分泌物培养致病菌并做药敏试验。

刘老经验

刘老认为本病相当于中医病名国家标准的带下病，亦属于中医癥瘕、带下、腹痛、不孕等病证范畴。其发病乃因分娩、流产、经期血室正开或妇科手术时消毒不严，或房事不洁等，引起湿热、湿毒之邪乘虚直犯阴中，与气血相搏所致。其病位在胞宫，与肝、脾、肾有关；其病性为本虚标实，虚在肝、脾、肾，实在湿、热、痰、气、瘀。提出本病以湿、热、瘀阻为基本病机，在不同的发病阶段有兼寒、化火、气虚、肾虚等不同的病机变化。其治疗宜解毒、清利并重，并重视祛瘀、扶正，再根据标本虚实缓急的不同和虚实相互兼夹的多少，采取相应的治疗方法。

论治特色

1. 热毒壅盛证

【**主症**】腹痛拒按，带下黄浊秽臭，高热寒战，口干舌燥，恶心呕吐，舌质红、苔黄腻，脉滑数。

【**治法**】清热解毒。

【**方药**】银翘红藤解毒汤加减。

金银花 30 g，连翘 30 g，大血藤 30 g，败酱草 30 g，牡丹皮9 g，栀子 12 g，赤芍 12 g，桃仁 12 g，薏苡仁 12 g，乳香（制）4.5 g，没药（制）4.5 g，川楝子 9 g。

【**加减**】若腹痛甚者，加延胡索、蒲黄；腹中包块者，加穿山甲、莪术；便溏热臭者，加葛根、黄芩、黄连；便秘者，加大黄、玄明粉；腹胀气滞者，加木香、香附；热毒甚者，加蒲公英、紫花地丁；白带多者，加黄柏、椿皮；有血性分泌物者，加益母草。

2. 湿热蕴结证

【**主症**】小腹或少腹胀痛拒按，带下色黄黏，有泡沫、气臭，舌质红、舌苔薄，脉弦缓。

【**治法**】清热利湿，解毒排脓，化瘀止痛。

【**方药**】白物神散合补脾丹加减。

山药 10 g，土茯苓 15 g，生薏苡仁 30 g，佛手 10 g，麦芽30 g，乌药 10 g，蒲公英 15 g，龙葵 20 g，莪术 10 g，大血藤10 g。

【**加减**】若食少者，加山楂；有盆腔积液者，加白芥子。

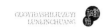

3. 血虚络损，湿热蕴结证

【主症】右下腹或小腹隐痛或刺痛，腹痛与活动有关，与月经无关。带下色黄白带赤，舌质红、边有瘀点、苔薄黄，脉细弦。

【治法】补血通络止痛，清热利湿止带。

【方药】四物汤合银翘红藤解毒汤加减。

白芍 30 g，甘草 15 g，当归 10 g，益母草 10 g，荆芥炭 10 g，五灵脂炭 10 g，蒲黄炭 10 g，大血藤 15 g，金银花 15 g，蒲公英 15 g，川楝子 15 g，乌药 10 g，薏苡仁 30 g，山楂 15 g。

【加减】若带下赤多者，加三棱；腹痛甚者，加延胡索、香附；有盆腔积液者，加白芥子。

4. 寒湿凝滞证

【主症】小腹冷痛，腰膝酸困，经前加重，伴白带量多，舌质淡、苔白，脉弦紧。

【治法】温经散寒，行气导滞。

【方药】温经汤加减。

当归 10 g，川芎 10 g，肉桂 3 g，莪术 10 g，牡丹皮 10 g，人参 6 g，牛膝 10 g，甘草 3 g。

【加减】若腹痛甚者，加炒五灵脂、蒲黄；少腹冷痛者，加炒荔枝核、小茴香、吴茱萸；附件包块者，加莪术、没药、鳖甲；湿邪较甚者，加苍术、法半夏、泽泻、车前子。

5. 气滞血瘀证

【主症】小腹有块胀痛，憋困，腰痛，经期加重，经色暗红有血块，伴心烦易怒，胁痛，舌质暗、舌苔白，脉弦涩。

【治法】活血通络，化瘀止痛。

【方药】少腹逐瘀汤加减。

小茴香 3 g，干姜 6 g，延胡索 10 g，没药 6 g，当归 15 g，

川芎 10 g，肉桂 6 g，赤芍 12 g，蒲黄 10 g，五灵脂 6 g。

【加减】痛在少腹两侧者，加荔枝核、橘核；心烦易怒者，加柴胡、郁金。

6. 气血亏虚证

【主症】经行腹痛，带下量多，腰膝酸软，疲倦乏力，面色萎黄，舌质淡、舌苔白，脉细弱。

【治法】益气养血，通络止痛。

【方药】八珍汤加减。

人参 9 g，白术 10 g，茯苓 10 g，当归 10 g，白芍 15 g，熟地黄 10 g，炙甘草 5 g，生姜 3 g，大枣 5 枚，黄芪 30 g，益母草 30 g。

【加减】痛在少腹两侧者，加川楝子、橘核；带下量多者，加山药、芡实。

临证实录

1. 湿热蕴结案（刘老亲诊医案）

杨某，女，37 岁。

【初　诊】

1990 年 12 月 7 日。

【主诉】带下黄黏反复 1 月余。

【病史】1 个多月前出现黄带、质黏稠，曾在外院诊断为盆腔炎，并服中药 7 剂（药物不详），症状缓解不明显，遂来刘老处求治。

【现在症】带下色黄黏、有泡沫、气臭，伴腰痛乏力，左下腹胀，受凉则脘胀。

【体格检查】舌质偏红、苔薄，脉弦。

【辅助检查】B 超（1990 年 11 月 30 日）：子宫体左侧探及

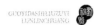
36 mm×24 mm 肿块，其内可见 3 个 9 mm×7 mm 大小液暗区；白带涂片：脓球（+++）。

【诊断】西医：盆腔炎；中医：黄带，湿热下注证。

【治法】清热解毒，利湿止带。

【选方】白物神散合补脾丹加减。

【用药】山药 10 g，土茯苓 15 g，薏苡仁 30 g，佛手 10 g，麦芽 30 g，乌药 10 g，蒲公英 15 g，龙葵 20 g，莪术 10 g，大血藤 10 g。7 剂。

【二　诊】

12 月 21 日复诊。白带减少，但腥臭。复查 B 超：混合性肿块已消失。药用：山药 10 g，薏苡仁 30 g，佛手 10 g，山楂 10 g，莪术 10 g，大血藤 15 g，白芥子 7 g，龙葵 30 g，蒲公英 30 g。7 剂。

【三　诊】

12 月 28 日。少腹已不痛，余同前，痔出血，恶心，舌质偏红。药用：法半夏 7 g，茯苓 10 g，山药 15 g，薏苡仁 30 g，龙葵 30 g，金银花 15 g，黄柏 7 g，大血藤 10 g，莪术 10 g，麦芽 30 g。7 剂。

【结　果】

1991 年 1 月 4 日。白带正常，妇科检查无肿块。药用：制何首乌 15 g，桑寄生 15 g，杜仲 10 g，续断 15 g，寻骨风 30 g，徐长卿 30 g，木瓜 10 g，萆薢 10 g，川牛膝 10 g，威灵仙 15 g。7 剂。

【按】

本案起病于湿热蕴积于下，损伤任带二脉，故见带下色黄黏、有泡沫、气臭等症状；湿邪内阻，遇冷则脾运迟滞，故受凉则脘胀，肢体乏力；湿热蕴结，瘀阻胞脉，则左下腹胀，检查有肿块；湿热蕴于下焦，故腰痛；舌质偏红，脉弦，皆为湿热之征。方中土茯苓、薏苡仁、蒲公英、龙葵、大血藤清热解毒，利湿，乌药、佛手、莪术理气化瘀止痛，山药、麦芽健脾助运，与乌药、佛手，可防止诸苦寒解毒之品寒凉伐脾伤胃。全方共奏清热解毒，利湿止带之功，与病机丝丝入扣，故见效甚捷。

2. 血虚络损、湿热蕴阻案（刘老亲诊医案）

潘某，女，32 岁。

【初 诊】

1996 年 7 月 19 日。

【主诉】右下腹痛 1 年余。

【病史】1 年多前出现右下腹隐痛或刺痛，曾在西医院诊断为慢性盆腔炎，经西药（药物不详）治疗症状缓解不明显，遂来刘老处求治。

【现在症】右下腹隐痛或刺痛，腹痛与活动有关，与月经无关，带下色黄白带赤。

【体格检查】舌质红、边有瘀点、苔薄黄，脉细弦。

【诊断】西医：盆腔炎；中医：腹痛，血虚络瘀、湿热蕴阻证。

【治法】补血通络止痛，清热利湿止带。

【选方】四物汤合银翘红藤解毒汤加减。

【用药】白芍 30 g，甘草 15 g，当归 10 g，益母草 10 g，荆芥炭 10 g，五灵脂炭 10 g，蒲黄炭 10 g，大血藤 15 g，金银花 15 g，蒲公英 15 g，川楝子 15 g，乌药 10 g，薏苡仁 30 g，山楂 15 g。7 剂。

【二 诊】

8 月 2 日。症状减轻，唯跳蹦时右下腹痛。上方去荆芥，加泽兰 10 g，三棱 10 g。7 剂。

【结　果】

服上方病情稳定，遂自行用上方间常服用。

【按】

本案右下腹隐痛或刺痛，为胞脉瘀阻之象，带下色黄白，为湿热蕴阻胞宫之症；带下色赤，为病久胞络受损，血溢脉外之故。综合诸症，为血虚络瘀、湿热蕴阻证。方中白芍、当归养血补血；大血藤、金银花、蒲公英清热解毒，川楝子、乌药理气止痛；益母草、荆芥炭、五灵脂炭、蒲黄炭调经化瘀止血，薏苡仁利湿，山楂和胃，甘草调和诸药。全方共奏补血通络止痛，清热利湿止带之效，与此血虚络损、湿热蕴阻之病机相符，故见显效。

◎妊娠剧吐

妊娠剧吐又称妊娠呕吐，是一种因脾胃虚弱、肝胃不和，致冲气上逆，胃失和降而发生，呕伤气阴，甚则引起阴亏气耗之重症。以妊娠早期出现严重的恶心呕吐，头晕厌食，甚则食入即吐为主要表现的妊娠病。若妊娠早期仅有择食，头晕，或晨起偶有呕吐者，为早孕反应，不属病态，一般3个月后逐渐消失。

诊断要点

【病史】有停经史、早孕反应。

【临床表现】恶心呕吐频繁，头晕厌食，甚则恶闻食气，食入即吐，不食亦吐。严重者可出现全身乏力，精神萎靡，消瘦；甚者可见血压下降，体温升高，黄疸，嗜睡或昏迷。

【检查】子宫增大与停经月份相符，子宫变软。

【辅助检查】尿妊娠试验阳性。酌情检查尿酮体、体温、脉搏、血压、电解质、肝肾功能及心电图以识别病情轻重和判断预后。

刘老经验

刘老认为本病中医病名国家标准亦称妊娠剧吐或恶阻，亦属于阻病、子病、病儿、病食等范畴。乃因怀孕后阴血下聚以养胎元，使冲脉之气不足，若素体脾胃虚弱、肝胃不和、痰湿阻滞等，则致冲气上逆而引起胃失和降，发生妊娠剧吐。其病位在胃与冲脉，与肝、脾有关；其病性为本虚标实，虚在脾胃，

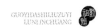

实在气郁、痰滞。提出本病以脾胃虚弱、肝胃不和、痰湿阻滞为基本病机，若呕伤气阴，可继发阴亏气耗之恶阻重症。其治疗宜以平冲降逆、和胃止呕为原则，重视健脾、疏肝、化痰，并根据标本虚实缓急的不同和虚实相互兼夹的多少，采取相应的治疗方法。

论治特色

1. 脾胃虚弱证

【主症】妊娠早期，恶心呕吐，吐出食物，甚则食入即吐，脘腹胀闷，不思饮食，头晕体倦，怠惰思睡，舌质淡、苔白，脉缓滑无力。

【治法】健胃和中，降逆止呕。

【方药】香砂六君子汤加减。

党参 10 g，白术 10 g，茯苓 10 g，炙甘草 6 g，广藿香梗 10 g，砂仁 3 g，紫苏梗 10 g。

【加减】若脾胃虚寒者，加丁香、豆蔻；若吐甚伤阴，症见口干便秘者，去砂仁、茯苓，加玉竹、麦冬、石斛、黑芝麻；若时时流涎者，加益智仁、豆蔻。

2. 肝胃郁热证

【主症】妊娠早期，呕吐酸水或苦水，胸胁满闷，嗳气叹息，头晕目眩，口苦咽干，渴喜冷饮，便秘溲赤，舌质红、苔黄燥，脉弦滑数。

【治法】清肝和胃，降逆止呕。

【方药】苏叶黄连汤加味。

紫苏叶 3 g，竹茹 7 g，乌梅 10 g，黄连 1.5 g，谷芽 30 g，佛手 5 g，大枣 5 枚。

【加减】若呕甚而伴口干、舌质红者，加沙参、石斛。

3. 痰湿阻滞证

【**主症**】妊娠早期，呕吐痰涎，胸膈满闷，不思饮食，口中淡腻，头晕目眩，心悸气短，舌质淡胖、苔白腻，脉滑。

【**治法**】化痰除湿，降逆止呕。

【**方药**】小半夏加茯苓汤加减。

半夏（姜汁制）15 g，生姜 10 g，茯苓 15 g，白术 9 g，砂仁 6 g，陈皮 6 g。

【**加减**】若夹热者，加竹茹；兼寒者，加干姜、丁香、豆蔻，痰饮甚者，加厚朴、苍术；腰骶酸楚者，加桑寄生、杜仲；小腹下坠者，加太子参、炙黄芪。

4. 气阴两虚证

【**主症**】妊娠早期剧烈呕吐，甚至呕吐咖啡色血性液体，精神萎靡，形体消瘦，肌肤不润，眼眶下陷，双目无神，发热口渴，唇舌干燥，尿少，便秘，舌质红无津、苔花剥，脉细数无力。

【**治法**】益气养阴，和胃止呕。

【**方药**】生脉散合增液汤加减。

人参 9 g，麦冬 15 g，五味子 10 g，玄参 15 g，生地黄 15 g，芦根 30 g，天花粉 10 g，竹茹 10 g，陈皮 6 g，生姜 3 片。

【**加减**】若呕吐带血样物者，加藕节、乌梅炭、海螵蛸；剧吐不止者，加姜半夏、炙枇杷叶；口干烦渴者，加石斛、知母；腰骶酸楚者，加桑寄生、杜仲；大便秘结者，药中加蜂蜜；五心烦热者，可频服西洋参。

临证实录

肝胃郁热案（刘老亲诊医案）

陈某，女，24 岁，长沙人。

211

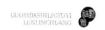
【初　诊】

1989 年 9 月 8 日。

【主诉】 妊娠后呕吐剧烈 2 个月。

【病史】 妊娠 3 个月，呕吐剧烈 2 个月。

【现在症】 时作呕吐，呕吐酸水或苦水，伴头晕、食少、乏力，口苦咽干，渴喜冷饮，小便黄赤。

【体格检查】 血压不高。舌质红、苔薄黄，脉弦细滑。

【诊断】 西医：妊娠剧吐；中医：恶阻，肝胃郁热证。

【治法】 清肝和胃，降逆止呕。

【选方】 苏叶黄连汤加味。

【用药】 紫苏叶 3 g，竹茹 7 g，乌梅 10 g，黄连 1.5 g，谷芽 30 g，佛手 5 g，大枣 5 枚。7 剂。

【结　果】

药后呕吐渐止，直至小儿出生一直未再出现呕吐。

【按】

本案病人已妊娠 3 个月。出现呕吐剧烈已 2 个月，其呕吐酸水或苦水，为孕后冲气夹肝火上逆犯胃之故；肝火上逆，因而头晕，口苦咽干；热盛伤津，故渴喜冷饮，小便黄赤；肝气横逆侮脾，脾失健运，故食少、乏力。舌质红、苔薄黄，脉弦细滑，为肝热犯胃之征。刘老用苏叶黄连汤加味治之。方中黄连、竹茹清肝热，除烦止呕；紫苏叶、佛手疏肝理气，和胃降逆；乌梅养阴生津；谷芽、大枣健脾助运，和胃止呕。全方共奏清肝和胃，降逆止呕之效，与本案病机丝丝入扣，故见效甚捷。

◎ 先兆流产

先兆流产，是一种因冲任不固，不能摄血养胎，或邪热内盛，热扰冲任，迫血妄行，使冲任损伤、胎元不固而发生，以妊娠期阴道少量出血，时下时止，或淋漓不断，而无腰酸、腹痛、小腹下坠为主要表现的妊娠病。

诊断要点

【**病史**】有孕后不节房事史，人工流产或自然流产等病史。

【**临床表现**】妊娠期阴道少量出血，时下时止，或淋漓不断，而无明显的腰酸、腹痛。脉滑。

【**妇科检查**】发现子宫颈口未开，子宫增大与孕月相符。

【**辅助检查**】尿妊娠试验阳性。B超提示宫内妊娠、活胎。

刘老经验

刘老认为本病即中医胎漏，亦称胞漏或漏胎。乃因肾虚、气虚致冲任不固，不能摄血养胎，或邪热内盛，热扰冲任，迫血妄行，使阴道不时少量下血。其病位在胞宫，与肾、脾有关；其病性以虚为本，亦有血热内盛者。提出本病以冲任不固，不能摄血养胎为基本病机。其治疗宜以补肾安胎为基本大法，根据脾虚、肾虚、血热的不同，辅以相应的治疗方法。

论治特色

1. 肾气不足证

【**主症**】妊娠期阴道少量下血，色淡质稀，头晕耳鸣，腰

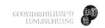
膝酸软，小便频数，舌质淡、舌苔白，脉沉滑无力。

【治法】补肾固冲，止血安胎。

【方药】寿胎丸加减。

菟丝子 20 g，桑寄生 10 g，续断 10 g，山药 20 g，党参 10 g，仙鹤草 30 g。

【加减】若兼气虚下坠甚者，加黄芪；若阴道出血不止者，加山茱萸、地榆。

2. 脾气亏虚证

【主症】妊娠期阴道少量下血，色淡红，质稀薄，神疲肢倦，气短懒言，面色苍白，舌质淡、舌苔薄白，脉滑无力。

【治法】健脾益气，固冲止血。

【方药】固下益气汤加减。

人参 10 g，白术 10 g，熟地黄 12 g，阿胶 10 g，白芍 10 g，砂仁 10 g，艾叶炭 10 g，炙甘草 5 g。

【加减】若神疲乏力明显者，加黄芪、仙鹤草。

3. 血热扰胎证

【主症】妊娠期阴道下血，色深红或鲜红，质稠，心烦少寐，口渴饮冷，溲黄便结，面红唇赤，舌质红、舌苔黄，脉滑数。

【治法】清热凉血，固冲止血。

【方药】保阴煎加减。

阿胶 10 g，艾叶 10 g，生地黄 20 g，白芍 20 g，杜仲 10 g，白术 10 g，黑栀子 10 g，侧柏叶 10 g，黄芩 6 g。

【加减】若阴虚口干明显者，加女贞子。

临证实录

肾气不足案（刘老亲诊医案）

李某，女，28 岁。

【初　诊】

2007 年 5 月 12 日。

【主诉】 阴道流血 5 日。

【病史】 病人婚后 2 次怀孕，但均自然流产。此次妊娠已 2 个月，但阴道流血 5 日，因惧再度流产，急来求治。

【现在症】 阴道流血，色淡质稀，头昏，乏力，腰酸软。

【体格检查】 舌质淡、苔薄白，脉细弱。

【诊断】 西医：先兆流产；中医：胎漏，肾气不足证。

【治法】 益肾固精、健脾安胎。

【选方】 寿胎丸加减。

【用药】 菟丝子 20 g，桑寄生 10 g，续断 10 g，山药 20 g，党参 10 g，仙鹤草 30 g。7 剂，每日 1 剂，水煎，早晚分服。

【结　果】

服药后，病人阴道出血止，形神转旺，后足月生子。

【按】

肾藏精，主生殖。胎儿的形成、正常发育有赖于先天肾气的充盛。肾气虚，气血不足，胎失濡养，则易于殒堕。如傅青主云："夫妇人受孕，本于肾气之旺也。"《女科经纬·引女科集略》所说："女子肾藏系于胎，是母之真气，子之所赖，若肾气亏损，便不能固摄胎元。"本案病人曾经两度受孕，但均流产，为肾气不足、气血亏虚，不能巩固胎元所致。治宜益肾固精、健脾安胎，方予寿胎丸加减。原方去阿胶，改用菟丝子补肾益精以固胎元；因有乏力、脉弱等脾气亏虚之证，故加山药、党参以益气健脾，并入仙鹤草以益元气而助增摄纳之功。药后脾肾气血渐旺，则固摄有权，而胎漏得止。

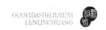
◎产后尿失禁

产后尿失禁又称产后遗尿，是一种因气虚、肾虚或膀胱损伤，导致膀胱气化失职而发生，以产后小便淋沥不断，不能自止或睡中自遗，不能约束为主要表现的产后疾病。

诊断要点

【病史】平素体虚，有难产、产程过长或有手术助产史。

【临床表现】产后排尿不能自行控制。

【辅助检查】尿道内口松弛，或有尿瘘。

刘老经验

刘老认为本病即中医产后小便失禁。乃因气虚、肾虚，导致膀胱气化失职而引起产后排尿不能自行控制。其病位在尿道，与肾、肺、膀胱有关；其病性以虚为本。提出本病以肺、肾功能失调，膀胱气化失司为基本病机。其治疗宜以补气固涩为基本大法，根据气虚、肾虚的不同证候，辅以相应的治疗方法。

论治特色

1. 肾虚不固证

【主症】产后小便自遗，夜间更甚，面色灰暗，四肢畏冷，腰酸腿软，舌质淡、舌苔润，脉沉迟。

【治法】补肾固脬。

【方药】五子缩泉止遗汤（刘老自拟方）加减。

熟地黄 10 g，山药 10 g，山茱萸 10 g，菟丝子 30 g，覆盆子 15 g，枸杞子 15 g，益智仁 15 g，桑螵蛸 10 g，补骨脂 10 g。

【加减】若兼气虚下坠甚者，加黄芪、党参。

2. 气虚失摄证

【主症】产后小便失禁，胸闷不畅，气短自觉下陷，四肢无力，舌质淡、苔少，脉细弱。

【治法】补气固摄，佐以止涩。

【方药】补中益气汤加减。

黄芪 18 g，甘草（炙）9 g，人参 6 g，当归 3 g，陈皮 6 g，升麻 6 g，柴胡 6 g，白术 9 g，山茱萸 10 g，益智仁 10 g。

【加减】若小便失禁明显者，加桑螵蛸。

临证实录

肾虚不固案（刘老亲诊医案）

章某，女，40 岁。

【初　诊】

2008 年 11 月 2 日。

【主诉】分娩后小便失禁 3 月余，加重 2 个月。

【病史】病人于分娩 1 个月后，外出时每有尿失禁，初时尚可控制，尿量少，未予治疗。近 2 个月来症状加重，排尿难以控制，连外裤亦湿，且浸渍坐椅，甚为尴尬，因而求治。

【现在症】排尿难以控制，腰酸冷，神疲乏力，不耐劳作。

【体格检查】舌质淡、舌苔白，脉细弱。

【诊断】西医：产后尿失禁；中医：产后小便失禁，肾虚不固证。

【治法】补肾固摄。

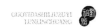

【选方】五子缩泉止遗汤（刘老自拟方）加减。

【用药】熟地黄 10 g，山药 10 g，山茱萸 10 g，菟丝子 30 g，覆盆子 15 g，枸杞子 15 g，益智仁 15 g，桑螵蛸 10 g，补骨脂 10 g。7 剂，每日 1 剂，水煎，早晚分服。

【二　诊】

尿失禁时尿量减少，守上方续进 14 剂。

【三　诊】

尿失禁改善，但仍难完全控制。思肾与膀胱相表里，试肺肾同治。处方：熟地黄 15 g，山药 30 g，山茱萸 10 g，菟丝子 30 g，覆盆子 15 g，益智仁 15 g，桑螵蛸 10 g，麻黄 5 g，肉桂 3 g，7 剂。

【结　果】

已能完全控制排尿，形神亦旺。守原方调治 1 个月，迄今未再发。

【按】

中医将产后尿失禁归入"产后小便数候""产后尿血候""产后遗尿候"范畴，统称"产后排尿异常"。病机为膀胱气化失职所致，与肺、肾有密切关系。因肾司二便，与膀胱为表里；肺主一身之气，通调水道，下输膀胱。本案病人产时劳伤气血，脾肺气虚，不能制约水道，从而发生产后尿失禁。病久耗及肾阳，下元不固，当以温补肾阳而固脬。故用熟地黄、山药、山茱萸取六味地黄丸"三补"之意，熟地黄滋肾填精以养肾阴，山药补益脾胃以益脾阴，山茱萸温养肝肾以养肝血，为肾、肝、脾三阴并补之剂且以补肾阴为主，并用枸杞子、菟丝子补肝肾、益精血，覆盆子、益智仁、桑螵蛸、补骨脂起补肾固精缩尿之功。二诊症状减轻，遂守原方。三诊尿失禁仍未完全控制，试肺肾同治，加麻黄、肉桂同用宣肺利水，温散寒邪，调治月余病愈。刘老指出，麻黄入补药能增强补药之功，合肉桂温肾阳，肺肾同治，而收意外之功。

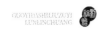
◎产后身痛

产后身痛又称产后遍身痛，是一种因营血亏虚，筋脉关节失养或风寒湿邪稽留关节筋络而发生，以产褥期内出现肢体、关节酸痛、麻木、重着为主要表现的产后病。西医学产褥期中因风湿、类风湿引起的关节痛、产后坐骨神经痛、多发性肌炎、产后血栓性静脉炎出现类似症状者，可参照本病治疗。

诊断要点

【病史】有产时失血过多、产褥期起居不慎，当风感寒，居住环境潮湿阴冷等病史。多突然发病，常见于冬春严寒季节分娩者。

【临床表现】产褥期内，出现肢体、关节酸痛、麻木、重着，畏寒恶风，关节活动不利，甚者关节肿胀。

【检查】关节活动不利，或关节肿胀。病久不愈者可见肌肉萎缩，关节变形。

【辅助检查】抗"O"、红细胞沉降率均正常。

刘老经验

刘老认为本病又称为产后关节痛。其发病乃因营血亏虚或风寒湿邪稽留经络、关窍，引起肢体筋脉关节失养，或经络气血运行受阻所致。其病位在经络、关节，与血虚、风寒、血瘀有关；其病性为本虚标实，虚在营血、肾气，实在风、寒、瘀。提出本病以因产失血多虚为基本病机，在不同的发病阶段有兼寒、夹湿、兼瘀、肾虚等不同的病机变化。其治疗以养血为主，再根据风、寒、湿、瘀、虚相互兼夹的多少，采取相应的治疗方法。

论治特色

1. 营血亏虚，风寒痹阻证

【主症】产后遍身关节酸痛、肢体麻木，面色萎黄，头晕心悸，畏寒肢冷，舌质淡、舌苔薄，脉细弱。

【治法】养血益气，温经通络。

【方药】当归补血汤加味。

黄芪 30 g，当归 15 g，鸡血藤 15 g，徐长卿 30 g，寻骨风 15 g，威灵仙 24 g，羌活 10 g，桂枝 10 g，甘草 7 g，白芷 10 g。

【加减】若身痛明显者，加延胡索；若无汗恶寒较重，神疲嗜卧，脉沉微者，合麻黄附子细辛汤。

2. 风寒痹阻证

【主症】产后肢体关节疼痛，屈伸不利，或痛无定处，或冷痛剧烈如针刺，得热则舒；或关节肿胀、麻木、重着，伴恶寒怕风，舌质淡、舌苔薄白，脉濡细。

【治法】养血祛风，散寒除湿。

【方药】重订独活寄生汤（刘老自拟方）加减。

独活 12 g，桑寄生 30 g，青风藤 15 g，威灵仙 30 g，防己 15 g，寻骨风 10 g，狗脊 15 g，牛膝 10 g。

【加减】若寒邪偏重而痛甚者，加制附子、全蝎；湿邪偏重而重着、麻木者，加薏苡仁、蚕沙、苍术；日久不愈者，加红花、乌梢蛇。

3. 血虚络瘀证

【主症】产后身痛，尤见下肢疼痛、麻木、发硬、重着、

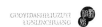
肿胀明显，屈伸不利，小腿压痛，恶露量少色黯夹血块，小腹疼痛拒按，舌质黯、舌苔白，脉弦涩。

【治法】养血活血，化瘀祛湿。

【方药】身痛逐瘀汤加减。

秦艽 10 g，川芎 6 g，桃仁 10 g，红花 6 g，羌活 3 g，没药 6 g，当归 10 g，五灵脂 6 g，香附 3 g，牛膝 10 g，地龙 10 g，甘草 6 g，忍冬藤 10 g，益母草 10 g，木瓜 10 g。

【加减】若伴气短懒言者，加黄芪、党参。

4. 肾虚失养证

【主症】产后腰膝足跟疼痛，艰于俯仰，头晕耳鸣，夜尿多，舌质淡黯，脉沉细弦。

【治法】补肾养血，强腰壮骨。

【方药】养血壮筋健步丸加减。

熟地黄 10 g，当归 6 g，防风 3 g，秦艽 10 g，独活 3 g，肉桂 3 g，杜仲 6 g，续断 6 g，桑寄生 6 g，生姜 3 片。

【加减】若艰于俯仰者，加白芍、伸筋草；夜尿多者，加淫羊藿。

临证实录

营血亏虚，风寒痹阻案（刘老亲诊医案）

范某某，女，29 岁。

【初　诊】

1991 年 11 月 18 日。

【主诉】产后背痛、畏寒肢冷 12 日。

【病史】11 月 7 日平产，产后发热，未用药热退，但 12 日来一直背痛酸胀，畏寒肢冷，眠差。

【现在症】背痛酸胀，畏寒肢冷，眠差。

【体格检查】舌质淡红、苔薄，脉细。

【诊断】产后身痛，营血亏虚，风寒痹阻证。

【治法】养血温经，散寒除湿。

【选方】当归补血汤加味。

【用药】黄芪 30 g，当归 15 g，鸡血藤 15 g，徐长卿 30 g，寻骨风 15 g，威灵仙 24 g，羌活 10 g，桂枝 10 g，甘草 7 g，白芷 10 g。7 剂。

【二　诊】

11 月 29 日。背痛，畏寒，肢冷，腰脊酸胀，头晕，多梦，记忆力减退，脉细。药用黄芪 30 g，当归 15 g，桂枝 10 g，制附子 10 g，炙麻黄 10 g，细辛 3 g，徐长卿 30 g，寻骨风 30 g，威灵仙 24 g，延胡索 10 g，甘草 7 g。7 剂。

【三　诊】

12 月 13 日。仍畏寒肢冷，四肢酸胀明显，头时晕，有旋转感，时恶心，无耳鸣，纳减，舌质偏红、苔薄，脉细。药用黄芪 30 g，当归 15 g，川芎 10 g，丹参 15 g，三七 3 g，桂枝 10 g，制附子 10 g，炙麻黄 10 g，细辛 3 g，羌活 10 g，独活 10 g。7 剂。

【四　诊】

1992 年 1 月 3 日。头已不晕，脊痛向下移，畏冷明显，四肢酸胀，夜间心悸，唇疮，足冷，舌质淡红，脉细弦。药用黄芪 30 g，当归 30 g，丹参 15 g，红花 3 g，桂枝 10 g，制附子 10 g，炙麻黄 10 g，细辛 3 g，羌活 12 g，木瓜 10 g，薏苡仁 10 g，甘草 3 g，淫羊藿 15 g。7 剂。

【五　诊】

1 月 10 日。自觉症状如前。守 1 月 3 日方去木瓜、薏苡仁，加沙苑子 10 g，萆薢 10 g，生姜 3 g。7 剂。

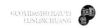
【结　果】

1月17日。畏冷、疲乏、酸胀、足冷均好转，但下背仍痛，舌质红、苔薄，脉细。药用黄芪30 g，淫羊藿15 g，沙苑子12 g，当归15 g，桂枝12 g，制附子10 g，炙麻黄10 g，细辛3 g，生姜3 g，徐长卿15 g，山楂15 g，佛手10 g。续服7剂以巩固疗效。

【按】

本案病人因产耗血，复又感受风寒，致风寒湿邪乘虚而入，稽留经络、关窍，引起肢体筋脉关节失养而疼痛。其背痛酸胀，畏寒肢冷，舌质淡红、苔薄，脉细，皆营血亏虚，风寒痹阻之象。刘老用黄芪、当归组成的当归补血汤加鸡血藤益气生血，补其亏耗之营血而治血虚之根本，用鸡血藤、徐长卿、寻骨风、威灵仙、羌活、桂枝、白芷温经散寒、祛风除湿，止其痹阻之经络以治身痛之标症，甘草调和诸药。二诊时仍背痛，畏寒，肢冷症状明显，故在上方中加用麻黄附子细辛汤及延胡索以加强发表温经止痛之效，此后守方化裁，共服药42剂，治疗2月有余，终使背脊疼痛酸胀、畏冷、疲乏、足冷诸症缓消渐散。

◎ 不孕症

不孕症是一种因肝、脾、肾三脏功能失常，气血失调，使冲任不能相资，胞宫不能摄精成孕，以夫妇同居 2 年、有正常性生活、未避孕而从未受孕为主要表现的妇科病。从未妊娠者古称"全不产"，西医称原发性不孕；有过妊娠而后不孕者，古称"断绪"，西医称继发性不孕。夫妇一方有先天或后天生殖器官解剖生理方面的缺陷或损伤，无法纠正的不孕者，称绝对性不孕；一旦得到纠正仍可受孕者，称为相对性不孕。

诊断要点

【病史】有先天禀赋不足，或房事不节；情志不畅，肝气郁结；肥胖、脾虚而痰湿内盛或经期、产后涉水感寒、不禁房事等病史。

【临床表现】夫妇同居 2 年以上，配偶生殖功能正常，未避孕而未受孕者，或曾孕育过，未避孕又 2 年以上未再受孕。

【体格检查】检查第二性征及内外生殖器的发育，有无畸形、炎症、包块及溢乳等。

【辅助检查】卵巢功能检查了解有无排卵及黄体功能状态；输卵管通畅试验了解输卵管有无畸形、阻塞；免疫因素检查了解抗精子抗体、抗内膜抗体、抗心磷脂抗体；子宫腔镜检查了解有无子宫内膜异位；头颅 CT、MRI 检查了解有无垂体病变。

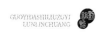

论治特色

刘老认为本病相当于中医病名国家标准的不孕症，亦属于断绪、断续、全不产、绝产、绝嗣、绝子等范畴。其发病乃因脏腑功能失常，气血失调，引起冲任不能相资，胞宫不能摄精成孕所致。其病位在冲任、胞宫，与肾、肝、脾有关；其病性有虚实之别，虚在脾、肝、肾，实在气郁、痰瘀。提出本病以肝、脾、肾三脏功能失调为基本病机，在不同的发病阶段有兼肝郁、痰湿、脾虚、肾虚、血虚、血瘀等不同的病机变化。刘老诊治该病，多从脾肾肝论治，尤其重视脾胃，六君子汤、四物汤、五子衍宗丸及通气散等健脾、补血、补肾、疏肝类方药为刘老治疗不孕症的常用方药。

论治特色

1. 肝肾不足证

【主症】婚久不孕，月经不调，经前腹痛，月经量少色黯，头晕耳鸣，腰酸腿软，舌质淡暗、苔薄，脉细。

【治法】温肾益精、补血通经。

【方药】五子衍宗丸合四物汤加减。

菟丝子30 g，覆盆子10 g，枸杞子10 g，续断10 g，当归10 g，白芍10 g，川芎10 g，山楂30 g。

【加减】若舌质红者，加熟地黄、山茱萸、龟甲胶；怯寒、舌质淡者，加巴戟天、淫羊藿、仙茅、鹿角胶；心悸气短者，加黄芪、人参、当归、阿胶。

2. 脾虚肝郁证

【主症】多年不孕，月经愆期，量少而暗，经前乳房胀痛，心烦不寐，形体瘦弱，纳少，便溏，舌质淡红、苔薄，脉细弦。

【治法】健脾益气，疏肝益肾。

【方药】香砂六君子汤合通气散加减。

党参 10 g，炒白术 10 g，茯苓 10 g，砂仁 10 g，香附 10 g，当归 10 g，白芍 10 g，川芎 10 g，山楂 10 g，生姜 3 片，大枣 3 枚。

【加减】若腰膝酸软者，加菟丝子、覆盆子、枸杞子。

3. 痰湿壅阻证

【主症】多年不孕，形体肥胖，经行延后，白带多、质黏无臭，胸闷泛恶，舌苔白腻，脉滑。

【治法】燥湿化痰，理气调经。

【方药】苍莎导痰丸加减。

法半夏 10 g，陈皮 10 g，茯苓 15 g，枳壳 5 g，香附 10 g，胆南星 6 g，苍术 6 g，川芎 10 g，甘草 5 g。

【加减】若神疲便溏者，加党参、白术；腰膝酸软者，加覆盆子、菟丝子、枸杞子。

临证实录

1. 肝肾不足案（刘老亲诊医案）

陆某，女，32 岁。

【初 诊】

1991 年 4 月 21 日。

【主诉】有正常性生活，未避孕未孕 8 年。

【病史】病人结婚 8 年未孕。男女双方经医院检查，均无异常，不孕原因不明，经中西医多方治疗未效，遂来诊。

【现在症】结婚 8 年未孕，月事如期，但经前腹痛，经色黑且量少，心烦郁闷，夜寐不安，腰酸而冷。

【体格检查】舌质淡、苔薄白，脉细。

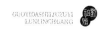
【诊断】西医：不孕症；中医：不孕症，肝肾不足证。

【治法】温肾益精、补血通经。

【选方】五子衍宗丸合四物汤加减。

【用药】菟丝子30 g，覆盆子10 g，枸杞子10 g，续断10 g，当归10 g，白芍10 g，川芎10 g，山楂30 g。14剂，每日1剂，水煎，分两次服。

【二 诊】

本月行经无腹痛，经量增多且色转红；腰无酸冷，寐安。续用上方加巴戟天10 g，淫羊藿10 g。连续服用2个月，电话告知已怀孕，后足月生子。

【按】

刘老在治疗本案时抓住两个临床特征，一为肝肾亏虚，一为月经不调。因肾藏精而主生殖，任脉系阴脉之海而主胞胎，月经又以冲任为主，故肾藏精及月经正常是结胎受孕的重要保障因素。腰为肾之府，本案病人腰酸而冷，系肾中阴精、阳气亏虚之征。肾精亏虚，则胞宫失养；肾阳不足，则宫寒不能摄精受孕。又月经色黑而少、痛经，为瘀阻胞宫之征。今胞脉受阻，冲任不通，故难以受孕。如《针灸甲乙经》云："女子绝子，坏血在内不下。"《医宗金鉴》谓："不子之故伤冲任，或因积血胞寒热。"治疗以温肾益精、补血通经为法。用菟丝子、覆盆子、枸杞子益肾中精气，伍续断以益肾；当归、白芍、川芎养血活血、通调冲任，且配合山楂，既活血，又可助脾胃运化。药后月经转调，腰楚且冷并无，故继用原方加巴戟天、淫羊藿以助温肾暖宫之力。药后精血足，胞脉通，故能受孕。

2. 脾虚肝郁案（刘老亲诊医案）

陈某，女，38岁。

【初 诊】

2008 年 7 月 14 日。

【主诉】有正常性生活，未避孕未孕 6 年。

【病史】6 年前，病人女儿溺死，伤痛不已，因思再生一胎，虽多方治疗，亦总未如愿，辗转来刘老处求治。

【现在症】6 年未孕，形体瘦弱，月经衍期，量少而暗，心烦不寐，纳少，便溏，腰酸冷。

【体格检查】舌质淡红、苔薄白，脉细弦。

【诊断】不孕症，脾虚肝郁证。

【治法】健脾益气，疏肝益肾。

【选方】香砂六君子汤合通气散加减。

【用药】党参 10 g，炒白术 10 g，茯苓 10 g，砂仁 10 g，香附 10 g，川芎 10 g，山楂 10 g，生姜 3 片，大枣 3 枚。7 剂，每日 1 剂，水煎，分两次服。

【二 诊】

纳谷已馨，大便转实，寐亦安。此时当以补益肾精肝血为主，因脾气已旺，益肾药虽味厚滋腻，已可任受。处方：熟地黄 10 g，当归 10 g，白芍 10 g，川芎 10 g，菟丝子 10 g，覆盆子 10 g，枸杞子 10 g，炒白术 10 g，党参 10 g，砂仁 10 g，制香附 10 g，生麦芽 10 g，山楂 10 g。14 剂。

【三 诊】

月经已于 3 日前来潮，量增多、色转红。仍守原方，14 剂。

【四 诊】

形神俱旺，稍腰酸。原方加巴戟天 10 g，14 剂。

【五 诊】

月经如期，无何不适。续以原方调治。

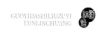

【结　果】

又越 1 月，告知已结珠胎，后喜得一女。

【按】

观本案病人四诊资料，可知其既有纳少、便溏之脾虚失运之证，又有心烦寐差之肝郁证，以及形瘦、腰酸冷、月经量少之肾虚证，今肝、脾、肾三脏皆病，而刘老初诊方独从脾胃论治，不知其解。刘老释曰，脾胃为中土之脏、后天之本，系气机升降之枢、气血生化之源，奉养五脏六腑以清气、精微，肾中精气尤赖此后天供奉，故脾胃健旺为诸脏腑功能正常之基础；脾胃虚弱，则水谷不化精微，脏腑无所奉养，而生机微茫。如本例虽脾、肝、肾俱病，仍当由调理脾胃入手，胃纳开，脾运健，则精气渐盛，气血流动有力，而肝郁、肾虚易解，其有所借力，如四两拨千斤之妙。因此首诊中，极少补肾调肝药物，而以香砂六君为主以健脾开胃，辅入川芎、山楂活血且助化食开胃。二诊中，胃纳已开，已能克化味厚之物，故入四物以养血调经，用菟丝子、覆盆子、枸杞子以益肾精，仍取香砂六君中主药以健脾胃。如此，三诊时月经量增多，形神俱旺，胞脉畅通，故调理 2 月余即能受孕。

◎子宫肌瘤

子宫肌瘤是一种因女性激素分泌旺盛引起子宫平滑肌细胞增生肥大、肌层变厚，子宫体增大、瘤体生长和发展的，以月经过多、经期延长或不规则出血、下腹硬块、疼痛为主要表现的女性生殖系统疾病。

诊断要点

【临床表现】月经过多，经期延长或不规则出血，可引起继发性贫血。下腹可出现硬块，少数可有疼痛及压迫症状，有的并发高血压。

【检查】子宫增大，质硬。探测宫腔可发现其增长或变形。诊刮时可在宫腔内触及凸起面。

【辅助检查】超声、子宫镜及病理检查可助确诊。

刘老经验

刘老认为本病相当于中医病名国家标准的石瘕，亦属于中医学的癥瘕、崩漏等病范畴。其发病乃因正气虚弱，血气失调，引起痰、湿、瘀结聚胞宫所致。其病位在胞宫，与脾、肝、肾有关；其病性为本虚标实，虚在脾、肾，实在郁、痰、湿、热、瘀。提出本病以正气虚弱为基本病机，在不同的发病阶段有兼郁、痰、湿、热、瘀、虚等不同的病机变化。其治疗宜在扶正的基础上辅以活血化瘀、软坚散结为原则，根据标本虚实缓急的不同和虚实相互兼夹的多少加减变化，并宜遵《素问·六元正纪大论》"大积大聚……衰其大半而止"的原则，不可一味

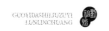
地猛攻峻伐，以免损伤元气。

论治特色

1. 寒凝血瘀证

【主症】小腹可触及包块，或子宫不规则增大、质硬，带下增多，色白质黏，畏寒肢冷，舌质黯有瘀点、苔白腻，脉弦紧。

【治法】温经散寒，散结消癥。

【方药】桂枝茯苓丸加减。

桂枝6g，茯苓10g，牡丹皮10g，桃仁10g，赤芍10g，莪术10g，三棱10g，海藻10g，牛膝10g，水蛭3g。

【加减】若阴道出血、腹痛者，加丹参、地榆炭；若出血有块、腹痛较甚者，加蒲黄、五灵脂；腹胀乳胀者，加香附、青皮、川楝子；腰膝酸痛者，加续断、菟丝子、桑寄生。

2. 气滞血瘀证

【主症】小腹有包块，精神抑郁，经前乳房胀痛，胸胁胀满不舒，舌边有瘀点，脉弦涩。

【治法】疏肝理气，活血化瘀，软坚散结。

【方药】膈下逐瘀汤加减。

五灵脂6g，当归10g，川芎10g，桃仁10g，牡丹皮10g，赤芍10g，乌药6g，延胡索10g，香附6g，红花9g，枳壳6g，甘草9g，莪术10g，三棱10g，昆布10g，鳖甲3g。

【加减】若精神抑郁者，加郁金、佛手。

3. 痰湿瘀结证

【主症】小腹结块，按之不坚，固定难移，经行量多，淋漓难净，经间带下增多，胸脘痞闷，时欲呕恶，腰腹疼痛，舌体胖大、紫黯、有瘀斑瘀点，舌苔白厚腻，脉弦滑。

【治法】化痰除湿，活血消癥。

【方药】苍莎导痰丸合桂枝茯苓丸加减。

苍术 10 g，香附 10 g，枳壳 10 g，陈皮 10 g，茯苓 10 g，胆南星 3 g，甘草 3 g，桂枝 6 g，茯苓 10 g，牡丹皮 10 g，桃仁10 g，赤芍 10 g，莪术 10 g。

【加减】若气短乏力者，加黄芪、党参、白术；脘闷食少者，加鸡内金、神曲；腰痛者，加乌药、续断。

4. 湿热瘀阻证

【主症】小腹肿块，热痛起伏，触之痛剧，连及腰骶，经行量多，经期延长，带下量多，色黄如脓，或黄白兼夹，兼身热口渴，心烦不宁，便秘溲赤，舌质黯红、有瘀斑，舌苔黄，脉弦滑数。

【治法】清热利湿，化瘀消癥。

【方药】大黄牡丹汤加减。

大黄 12 g，牡丹皮 9 g，桃仁 12 g，冬瓜子 30 g，芒硝 9 g，大血藤 30 g，蒲公英 30 g，赤芍 10 g，苦参 6 g，木通 3 g，茯苓10 g。

【加减】若食少者，加鸡内金、神曲；肿块痛剧者，加延胡索、王不留行。

5. 正虚痰瘀证

【主症】小腹结块，触痛，经期延长、量多色淡、有瘀块，呕恶食少，腰部酸痛，舌质淡、苔薄，脉细。

【治法】健脾益肾，化痰散结。

【方药】当归补血汤加减。

黄芪 30 g，仙鹤草 30 g，桑叶 30 g，龙葵 25 g，牡蛎 30 g，莪术 12 g，白芥子 10 g，续断 10 g，山楂 10 g。

【加减】若月经瘀块多者，加三七；食少者，加鸡内金、

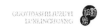

麦芽。

临证实录

正虚痰瘀案（刘老亲诊医案）

王某，女，25 岁，长沙人。

【初　诊】

1993 年 2 月 26 日。

【主诉】经期延长半年。

【病史】近半年月经期延长，9～10 日始净，经量增多，夹有瘀块，曾在某西医院检查诊断为子宫肌瘤，曾用子宫收缩药和止血药（药物不详）治疗效果欠佳，遂来刘老处求治。

【现在症】经期延长，需 9～10 日方净，量多、色淡红、有瘀块，腰部酸痛，口不干，纳可，睡眠可。

【体格检查】舌质淡、舌苔薄，脉细滑。

【诊断】西医：子宫肌瘤；中医：石瘕，崩漏，正虚痰瘀证。

【治法】健脾益肾，化痰散结。

【选方】加减当归补血汤化裁。

【用药】黄芪 30 g，仙鹤草 30 g，桑叶 30 g，龙葵 25 g，牡蛎 30 g，莪术 12 g，白芥子 10 g，续断 10 g，山楂 10 g。7 剂。

【结　果】

6 月 18 日病人来诉，3 个月来每于经行 5～6 日时服上方数剂，症状完全消失，月经期、量、色、质已复常。舌质淡红、苔薄，脉细。复查 B 超：子宫肌瘤已消失。药用黄芪 30 g，熟地黄 10 g，菟丝子 10 g，枸杞子 10 g，续断 10 g，杜仲 10 g，仙鹤草 30 g，龙葵 30 g，山楂 10 g，佛手 10 g。7 剂，以巩固疗效。

【按】

子宫肌瘤的发生，乃因正气虚弱，血气失调，引起痰、湿、瘀结聚胞宫所致。本案亦起病于正气虚弱，痰瘀结聚胞宫，故有月经量多、色淡红、舌质淡、脉细、腰部酸痛等脾肾亏虚之症，亦有脉滑、月经夹有瘀块等痰瘀之象。故刘老用加减当归补血汤化裁以治之。加减当归补血汤由黄芪、当归、桑叶、三七组成，刘老取黄芪、桑叶二药重用，以黄芪健脾益气，桑叶补益阴血、凉血止血。尤其是桑叶不但能止血塞其流，亦可清热凉血以澄其源，且能润燥补血以复其旧，自始至终均可配伍运用以疗崩漏。黄芪、桑叶二药相合，既能大补气血以扶元气，还能凉血止血以疗崩漏。又用续断补肾壮腰，仙鹤草益气止血，牡蛎平肝敛阴，莪术消瘀散结，白芥子化痰通络，山楂和胃助运。再用龙葵凉血清热，既可监制黄芪防止其温补动血，又能增强免疫。诸药合用，具有健脾益肾，化痰散结之功，与本案病机丝丝入扣，故见效甚捷。

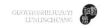
◎多囊卵巢综合征

多囊卵巢综合征是一种在青春期前后发病，卵巢泡膜细胞良性增生引起的雄激素生成过多造成月经不调、持续排卵障碍、高雄激素血症、卵巢多囊样变等，出现以月经稀发、闭经、多毛、肥胖、排卵障碍等为主要表现的妇科病。

诊断要点

【病史】 见于青春期前后。

【临床表现】 月经稀发、过少甚至闭经，多毛，肥胖，原发不孕或孕后易流产，黑棘皮症。

【妇科检查】 子宫大小正常，双侧卵巢增大，比正常大 1~3 倍，较坚韧。

【辅助检查】 ①基础体温呈单相或表现为黄体功能不足。②B 超检查显示双侧卵巢增大，表面光滑，包膜增厚，无排卵痕迹。包膜下可见多个小卵泡，呈"项链征"排列，髓质增生。③诊断性刮宫提示月经期子宫内膜无分泌现象，呈增生或增殖状态。④性激素测定示：LH/FSH 比值>2.5~3，LH 峰值消失；LHRH 兴奋试验呈亢进型；血睾酮水平高于正常；雌激素水平恒定，雌酮/雌二醇的比值增大；高胰岛素血症。

刘老经验

刘老认为本病属于中医闭经、不孕、崩漏、癥瘕等病证范畴，其发病主要是脾、肾、肝三脏功能失调，外因痰湿侵袭，致使痰湿阻滞胞宫。其病位主要在冲任，与脾、肾、肝有关。

其病性为本虚标实，虚在脾、肾，实在痰湿、气滞、血瘀，且虚实互为因果，每多相互兼夹。在治疗上，虚证多从脾肾入手，实证常从郁、痰、热、瘀着眼，常根据虚实相互兼夹的多少，采取相应的加减治疗方法。

论治特色

1. 肾阳不足证

【主症】月事后期、量少、稀发，渐至闭经，不孕，伴头晕耳鸣，腰膝酸软，形寒肢冷，性欲淡漠，形体肥胖，多毛，舌质淡、苔白，脉细无力。

【治法】温肾填精，调补冲任。

【方药】右归丸加减。

附子（炮）6 g，肉桂 6 g，熟地黄 24 g，山茱萸 9 g，山药 12 g，枸杞子 9 g，菟丝子 12 g，鹿角胶 12 g，杜仲（炒）12 g，当归 9 g。

【加减】若形寒肢冷，性欲淡漠者，加紫河车、覆盆子、淫羊藿、巴戟天。

2. 肾阴不足证

【主症】月事稀少，渐成闭经，面多粉刺，体毛粗黑，不孕，舌质红、苔薄，脉细涩。

【治法】滋补肾阴，养血调经。

【方药】左归丸合生四物汤加减。

生地黄 10 g，山药 10 g，菟丝子 15 g，丹参 15 g，续断 10 g，赤芍 10 g，当归 10 g，牡丹皮 10 g，泽兰 10 g，川芎 10 g，山楂 10 g。

【加减】若阳气不足者，加覆盆子、枸杞子、巴戟天。

3. 痰湿阻滞证

【主症】月经量少，经行延后甚或闭经，婚久不孕，或带下量多，头晕头重，胸闷泛恶，四肢倦怠，形体肥胖，多毛，大便不实，舌苔白腻，脉滑。

【治法】燥湿除痰，理气行滞。

【方药】苍莎导痰丸合佛手散加减。

苍术 10 g，白术 10 g，法半夏 10 g，茯苓 15 g，陈皮 10 g，滑石 6 g，香附 6 g，当归 10 g，胆南星 6 g，枳壳 10 g，神曲 9 g，川芎 9 g，生姜 6 g。

【加减】若形体肥胖、多毛者，加山慈菇、穿山甲、皂角刺、石菖蒲；若小腹结块者，加海藻、昆布、夏枯草。

4. 肝郁化火证

【主症】闭经或月经稀发，量少，或先后无定期，崩漏，婚久不孕，毛发浓密，面部痤疮，经前乳房胀痛，或有溢乳，口干喜冷饮，大便秘结，舌苔薄黄，脉弦数。

【治法】疏肝解郁，清热泻火。

【方药】丹栀逍遥散加减。

柴胡 6 g，白芍 10 g，茯苓 10 g，当归 6 g，白术 10 g，牡丹皮 3 g，栀子 3 g，甘草（炙）3 g。

【加减】若大便秘结明显者，加生大黄；溢乳者，加牛膝、炒麦芽；乳房胸胁胀痛者，加郁金、王不留行、路路通。

5. 气滞血瘀证

【主症】月经延后，或量少不畅，经行腹痛、拒按，或闭经，婚后不孕，精神抑郁，胸胁胀满，舌质暗紫或舌边尖有瘀点，脉沉弦或沉涩。

【治法】行气导滞，活血化瘀。

【方药】膈下逐瘀汤加减。

五灵脂（炒）6 g，当归9 g，川芎6 g，桃仁9 g，牡丹皮6 g，赤芍6 g，乌药6 g，延胡索3 g，香附4.5 g，红花9 g，枳壳4.5 g，甘草9 g。

【加减】若心烦易怒者，加青皮、木香、柴胡；若腹内有癥块者，加三棱、莪术。

临证实录

肾阴不足案（刘老亲诊医案）

童某，女，26岁。

【初　诊】

2010年11月8日。

【主诉】闭经2年余。

【病史】患者素有月经衍期，近两年来月事稀少，渐成闭经，须用黄体酮才得一行。外院诊断为多囊卵巢综合征。

【现在症】经闭不行，形体略丰，面多粉刺，体毛粗黑如男性。

【体格检查】舌质红、苔薄，脉细涩。

【诊断】西医：多囊卵巢综合征；中医：闭经，肾阴不足证。

【治法】滋补肾阴，养血调经。

【选方】左归丸合生四物汤加减。

【用药】生地黄10 g，山药10 g，菟丝子15 g，丹参15 g，续断10 g，赤芍10 g，当归10 g，牡丹皮10 g，泽兰10 g，川芎10 g，山楂10 g。14剂，每日1剂，水煎，早晚分服。

【二　诊】

月水仍未行，粉刺已消，微感肢冷；舌质转淡红。今肾阴先亏，恐肾阳已不足。宜稍加助阳之品。处方：熟地黄

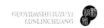

10 g，山药 10 g，菟丝子 15 g，覆盆子 10 g，枸杞子 10 g，丹参 20 g，续断 10 g，当归 10 g，川芎 10 g，泽兰 10 g，山楂 10 g。14 剂。

【三　诊】

经水仍未潮，但有乳胀、小腹胀感。守方不变，续进 30 剂。

【四　诊】

本月经水已行，但量少，两日即净。药已见效，宗原方，加大剂量。处方：熟地黄 15 g，山药 30 g，菟丝子 30 g，覆盆子 10 g，枸杞子 10 g，当归 10 g，川芎 10 g，丹参 30 g，续断 10 g，泽兰 10 g，莪术 10 g，巴戟天 10 g，山楂 10 g。30 剂。

【结　果】

月事如期，量已正常。守原方加减，调治 2 个月经周期，月经按期而至，色、量均正常。

【按】

多囊卵巢综合征病人除闭经的常见症状外，还常有其他高雄激素表现如体毛增多、粉刺等，多属于阳热证。加之本病人尚有舌质红、舌苔薄，更为阴虚阳盛之候，故辨为肾阴不足、阳热偏盛之证。正如《医学正传》云："月经全藉肾水施化，肾水既乏，则经血日以干涸……渐而至于闭塞不通。"治疗以滋养肾阴为主，药用生地黄、山药、菟丝子、续断；又入"生四物"及丹参、泽兰等凉血清热、活血通经。其中续断、丹参及其他补肾药物，除补肾活血的作用外，还可上调雌激素水平，抑制高雄激素血症。二诊时，粉刺消失，舌质转淡，说明阳热之势已平；稍感肢凉，为气阳不足之先兆，故立即改治法为温补肾气，配合活血通经之药。方中菟丝子、覆盆子、枸杞子种仁类药物柔润而平补肾精，入一味巴戟天温补肾气，补水中之火，非为补阳，而意在鼓舞气化，因阳生则阴长。本案病人仅调治两个月而愈，体现临床中不应拘泥于一法，当根据具体情况灵活辨治，方能取得较好疗效。

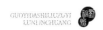
◎子宫脱垂

子宫脱垂是一种因分娩用力太过、房劳伤肾或感受湿热，使气虚不固，带脉失约，或湿热内蕴、损伤任带而引起子宫脱出，以小腹下坠隐痛，阴道口有物脱出，持重、站立则脱出加重为主要表现的妇科杂病。

诊断要点

【病史】多有分娩用力太过、产后过早操劳负重或便秘努责、久咳等病史。

【临床表现】自觉小腹下坠隐痛，阴道口有物脱出，持重、站立则脱出加重，卧床休息则可缩复还纳。

【妇科检查】令病人向下屏气用力，检查判断子宫脱垂的程度、阴道前后壁膨出及会阴撕裂的程度。

根据病人平卧，用力屏气时子宫下降的程度，划分为3度。

Ⅰ度：轻型，宫颈外口距处女膜缘少于4 cm；重型，宫颈已达处女膜缘。

Ⅱ度：轻型，宫颈已脱出阴道口；重型，宫颈及部分宫体已脱出阴道口。

Ⅲ度：宫颈及宫体全部脱出至阴道口外。

刘老经验

刘老认为本病相当于中医病名国家标准的阴挺，亦属于阴脱、阴痔、阴茄、阴突、阴纵、阴菌、鸡冠疮、产肠不收、子肠不收等病证范畴。其发病乃因产后过早操劳负重或便秘努责、久咳，导致脾肾气虚，任带不固；或感受湿邪，蕴生湿热，郁热下坠，胞失所系，致子宫脱垂。其病位在胞宫、冲任，与脾、肾有关；其病性以虚证为多，兼夹实证。虚在脾、肾，实在湿热。提出本病以脾肾气虚，胞络损伤，胞宫失摄为基本病机，在不同的发病阶段有兼气虚、肾虚、湿热等不同的病机变化。其治疗以补虚、举陷、固脱为基本原则，或补中气，或补肾气，佐以升提。合并湿热者，先清热利湿治其标，待湿热清除后，再升提固涩治其本，或清热利湿、升提固脱并用以攻补兼施。

论治特色

1. 气虚下陷证

【主症】子宫下移或脱出阴道口外，阴道壁松弛膨出，劳则加重，小腹下坠，体倦懒言，面色不华，四肢乏力，小便频数，带下量多，质稀色淡，舌质淡、苔薄，脉缓弱。

【治法】补中益气，升阳举陷。

【方药】补中益气汤加减。

黄芪30g，炙甘草9g，人参6g，当归3g，陈皮6g，升麻6g，柴胡6g，白术9g，枳壳30g，续断9g，金樱子30g。

【加减】若伴黄带量多，去金樱子，加黄柏、薏苡仁、败酱草。

2. 肾虚失固证

【主症】子宫下脱，日久不愈，头晕耳鸣，腰膝酸软冷痛，小腹下坠，小便频数，带下清稀，舌质淡红，脉沉弱。

【治法】补肾固脱，益气升提。

【方药】大补元煎加减。

人参9g，山药12g，杜仲9g，熟地黄12g，当归15g，枸杞子15g，山茱萸9g，甘草（炙）6g，黄芪30g。

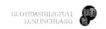
【加减】若见腰酸软、小腹下坠、夜尿多者，加金樱子、芡实、鹿角胶、紫河车。

3. 湿热下注证

【主症】子宫脱出阴道口外，表面红肿溃烂，黄水淋漓，带下量多，色黄热稠，臭秽，肛门肿痛或大便溏泄，肛门有灼热感，小便黄赤灼痛，口干，口苦，舌质红、苔黄腻，脉濡数。

【治法】先清热利湿，后益气补肾。

【方药】龙胆泻肝汤加减。

龙胆6g，黄芩9g，栀子9g，泽泻9g，木通6g，当归（酒炒）3g，生地黄6g，柴胡6g，车前子6g，甘草6g，黄芪30g。

【加减】若带下量多、赤白相兼者，加侧柏叶、三七粉；兼气虚下陷者，加太子参、升麻；肛门痒甚者，加白鲜皮、黄柏。

4. 气虚湿热证

【主症】子宫下移或脱出阴道口外，每因劳累或受寒而加重，小腹下坠，外阴、下肢作胀，白带量多质稀，舌质红、舌苔黄腻，脉弦。

【治法】健脾益气，佐以清热利湿。

【方药】参苓白术散加减。

黄芪15g，白术10g，茯苓10g，薏苡仁30g，龙葵15g，仙鹤草15g，败酱草12g，枳壳10g，鸡内金10g，麦芽30g，佛手10g。

【加减】若腰酸痛者，加杜仲。

临证实录

气虚湿热案（刘老亲诊医案）

易某，女，60岁，长沙人。

【初　诊】

1990 年 5 月 18 日。

【主诉】 子宫脱出反复 14 年，加重 2 个月。

【病史】 14 年前出现子宫脱出阴道口外，每因劳累、受寒而加重，曾在某西医院诊断为子宫脱垂。2 个月前因劳累、受寒，病情加重，伴白带增多，外阴作胀，曾在某医院检查诊断为老年性子宫内膜炎、子宫脱垂，服西药抗生素疗效欠佳，遂前来刘老处求治。

【现在症】 子宫脱出阴道口外，每因劳累、受寒而加重，白带增多，清稀无气味，外阴胀，肠鸣腹胀，大便稀，每日 1～3 次，头痛，下肢流胀，口干苦。

【体格检查】 舌质红、苔黄腻，脉弦。

【诊断】 西医：老年性子宫内膜炎、子宫脱垂；中医：带下、阴挺，气虚湿热证。

【治法】 健脾益气，佐以清热利湿。

【选方】 参苓白术散加减。

【用药】 白术 10 g，茯苓 10 g，薏苡仁 30 g，山药 10 g，龙葵 15 g，楤木 12 g，仙鹤草 15 g，鸡内金 10 g，麦芽 30 g，佛手 10 g。7 剂。

【二　诊】

5 月 25 日。病情好转，白带减少。现稍有阵发性头晕，外阴胀，腰稍痛，大便稀，坠胀痛，舌苔根部黄腻。药用：黄芪 15 g，白术 10 g，茯苓 10 g，薏苡仁 30 g，龙葵 15 g，仙鹤草 15 g，败酱草 12 g，枳壳 10 g，鸡内金 10 g，麦芽 30 g，佛手 10 g。7 剂。

【三　诊】

6 月 1 日。白带减少，质清稀，腹胀好转，外阴及肛胀基

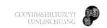

本消失，时有头晕，腰酸痛，大便偏稀。舌质红、苔黄，脉细弦。药用：黄芪15g，苍术10g，茯苓10g，薏苡仁30g，龙葵15g，仙鹤草15g，大血藤12g，杜仲10g，鸡内金10g，山楂10g，麦芽30g，佛手10g。续服7剂以巩固疗效。

【按】

《景岳全书·妇人规》云："妇人阴中突出如菌、如芝，或挺出数寸，谓之阴挺。此或因胞络伤损，或因分娩过劳，或因郁热下坠，或因气虚下脱，大都此症。当以升补元气、固涩真阴为主。"本案病人现症见子宫脱出，白带增多，清稀无气味，外阴胀，肠鸣腹胀，大便稀，实为脾虚失摄、湿邪阻滞胞宫之征；其下肢流胀，口干苦，为湿郁化热之象；湿热上蒙清窍，故见头痛；舌质红、苔黄腻，脉弦，均属湿热内蕴之象。刘老用白术、茯苓、山药、鸡内金、麦芽、佛手健脾助运以固其本，稍佐薏苡仁、龙葵、楤木、仙鹤草清热利湿以消其症。二诊白带减少，而稍有阵发性头晕、外阴胀、腰稍痛，大便稀、坠胀痛，表明湿热症减轻，脾虚症仍显，遂加黄芪、枳壳加强升提固脱之效，以败酱草易楤木清热利湿。三诊腹胀好转，外阴及肛胀基本消失，唯时有头晕，腰酸痛，大便偏稀，仍见舌质红、苔黄，脉细弦。此脾肾两虚症显，湿热续减，刘老遂于方中加入杜仲以强腰壮肾，以苍术、大血藤易败酱草继续清热利湿，且苍术有健脾燥湿之功。综观辨治全程，刘老根据病人年已六旬，脾肾俱衰，其患带下、阴挺14年，每因劳累、受寒而加重，认为正虚气弱是其根本，而白带增多、口干苦等则为标症。故始终以健脾补肾、和胃助运、升提固涩为治疗主轴，仅稍佐清利湿热之品，使补虚固涩而不恋邪，清热利湿而不伤正，尤适于此年老气虚湿热之阴挺下脱之证。

◎乳腺囊性增生病

乳腺囊性增生病又称乳腺小叶增生病，是一种因肝郁、脾虚、肾虚、瘀血和痰浊凝滞，使脏腑气血失调、凝聚，阻于乳络，结成肿块而发生，以乳房有形状大小不一的肿块、疼痛，与月经周期相关为主要表现的乳腺组织的良性增生性疾病。

诊断要点

【病史】多见于中青年妇女，尤以 30~45 岁为多。

【临床表现】多数病人有乳房疼痛，疼痛可随月经周期或情绪变化而变化，有不规则肿块，常为多发性，呈串珠状结节，可活动，伴有压痛，肿块多发于乳房外侧；少数病人有乳头溢液，呈白色、淡黄色或浆液样。

【辅助检查】①乳房钼靶 X 线摄片：有棉花状、雪片状或绒毛状阴影，或整片均匀密度增高阴影，甚者可见结节形阴影。阴影大小与临床触诊肿块大小相同。②热红外图像：可见增生的乳腺组织温度略高（在 2℃ 之内），或血管数量增多。

刘老经验

刘老认为本病相当于中医病名国家标准的乳癖。其发病乃因情志不遂，或受到精神刺激，导致肝气郁结，气机阻滞，思虑伤脾，脾失健运，痰浊内生，肝郁痰凝，气血瘀滞，阻于乳络而发；或因冲任失调，上则乳房痰浊凝结而发病，下则经水逆乱而月经失调。其病位在乳房，与肝、脾、肾有关；其病性为本虚标实，虚在气、阴，实在气、血、痰、瘀。提出本病以

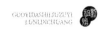
肝气郁结、肝肾亏虚为基本病机，在不同的发病阶段有兼痰、化火、夹瘀、气虚、肾虚等不同的病机变化。其治疗需明辨病机，区分肝郁、肾虚的主次轻重，或疏肝为主兼以补肾，或补肾为主兼以疏肝，补肾有温补肾阳或阴阳双补，均需权衡使用，治疗方能中肯。

论治特色

1. 肾虚肝郁瘀阻证

【主症】乳房肿块，胀痛或刺痛，乳房肿块随喜怒消长，伴胸闷胁胀，善郁易怒，失眠多梦，舌质暗红或有瘀斑点、苔薄白，脉细涩。

【治法】养肾疏肝，活血散结。

【方药】二仙汤合四逆散加减。

柴胡 10 g，生白芍 10 g，炒枳壳 10 g，王不留行 10 g，漏芦 10 g，仙茅 10 g，鹿角霜 15 g，苏木 10 g，威灵仙 30 g，徐长卿 15 g，鸡血藤 15 g，牛膝 10 g，醋延胡索 10 g，三七粉（分冲）3 g。

【加减】若急躁易怒者，加郁金、蒲公英。

2. 肾虚肝郁痰凝证

【主症】乳房胀痛或刺痛，乳房肿块随喜怒消长，伴胸脘痞闷，形体肥胖，舌质淡红、苔腻，脉弦滑。

【治法】养肾疏肝，化痰散结。

【方药】二仙汤合清肝化痰丸加减。

淫羊藿 10 g，鹿角霜 15 g，枸杞子 10 g，柴胡 10 g，白芍 10 g，漏芦 10 g，王不留行 10 g，海藻 10 g，夏枯草 10 g，生牡蛎 15 g。

【加减】若乳房肿块疼痛明显者，加半枝莲、莪术。

3. 肝肾不足证

【主症】乳房肿块或胀痛，经前加重，月事衍期，月经量少，舌质淡红、苔薄白，脉细。

【治法】补肾填精。

【方药】左归丸加减。

熟地黄 10 g，山药 10 g，山茱萸 10 g，菟丝子 15 g，丹参 10 g，续断 10 g，当归 10 g，川芎 10 g。

【加减】若月事衍期、经量少者，加淫羊藿、鹿角霜。

临证实录

1. 肾虚肝郁瘀阻案（刘老亲诊医案）

周某，女，52 岁。

【初　诊】

2007 年 9 月 21 日。

【主诉】月经前乳房胀痛 9 年余。

【病史】病人约于 9 年前出现月经前乳房胀痛，经行则消失。本月初于湘雅二医院进行彩超检查，发现双侧乳腺囊性增生，左侧外下象限为 23 mm×12 mm 大小，右侧外下象限为 7 mm×5 mm。又值腰部扭伤后疼痛，故来就诊。

【现在症】乳房外侧可扪及肿块，按之微痛，腰痛，起坐更甚，心烦，寐差。

【体格检查】舌质暗红、苔薄白，脉细涩。

【诊断】西医：乳腺囊性增生病；中医：乳癖，肾虚肝郁瘀阻证。

【治法】养肾疏肝，活血散结。

【选方】二仙汤合四逆散加减。

【用药】柴胡 10 g，生白芍 10 g，炒枳壳 10 g，王不留行

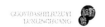

10 g，漏芦 10 g，仙茅 10 g，鹿角霜 15 g，苏木 10 g，威灵仙 30 g，徐长卿 15 g，鸡血藤 15 g，牛膝 10 g，醋延胡索 10 g，三七粉 3 g。7 剂，每日 1 剂，水煎，早晚分服。

【二 诊】

2008 年 1 月 8 日。服上药后腰痛遂止，行经前亦无乳房胀痛。向日因工作繁忙而停药，今来复查 B 超，示囊性增生同前。仍守上方化裁。处方：柴胡 10 g，炒白芍 10 g，制香附 10 g，莪术 12 g，王不留行 10 g，穿山甲 6 g，漏芦 10 g，川芎 10 g，仙茅 10 g，枸杞子 30 g，三七粉（分冲）3 g，生牡蛎 30 g，昆布 15 g，生山楂 30 g。7 剂。

【三 诊】

1 月 15 日。乳房肿块同前。仍宗上法，去川芎，改枸杞子 10 g，加海藻 10 g，夏枯草 10 g。14 剂。

【四 诊】

2 月 26 日。乳房肿块无明显变化，加温阳化痰湿之品。处方：柴胡 10 g，炒白芍 10 g，制香附 10 g，王不留行 10 g，漏芦 10 g，穿山甲 6 g，瞿麦 30 g，冬葵子 10 g，昆布 15 g，生牡蛎 30 g，枸杞子 30 g，淫羊藿 10 g，鹿角霜 15 g，山楂 15 g。14 剂。

【五 诊】

4 月 15 日。乳房肿块扣之已不明显。续服上方半个月，复查 B 超，示双侧乳房囊性增生已消失。

【按】

本案病人乳房外侧可扪及肿块，系因乳腺囊性增生多发于乳房外侧，为肝经、胆经循行之处。女性多愁善感，常由情志不遂而致肝气郁结，造成乳络不通，瘀血、痰浊凝滞，结成乳房肿块。其乳房疼痛与月经周期有关，因冲脉隶于阳明而附于肝，经前期冲任气血开始充盈，亦有赖于肝气疏泄。今肝气郁结，则冲任气血运行不畅，故见经前期乳房疼痛。而肝肾同源，受肾阳温煦蒸腾之力，肾水方能上承于肝木，使肝木条达；肾阳亏虚，则肝木失其条达之性，又肾阳虚，失于温煦，则痰凝血瘀阻于肝脉，致成乳房肿块。本案病人经前乳痛，伴心烦、寐差，确是肝郁之候；兼之年已过半百，肾气亏虚，腰府不利，故见腰痛。综合舌脉，考虑为肝郁肾虚、瘀阻乳络之证，治当疏肝温肾、活血散结。方用四逆散以疏肝理气，王不留行、漏芦入阳明冲任而活血通乳，仙茅、鹿角霜温肾阳而濡肝木；入苏木、延胡索、威灵仙等活血祛湿通络，重在止腰痛。二诊时腰痛已无，故减去祛湿通络之品，加重化痰散结之力，故入牡蛎、昆布等。但乳房肿块变化仍不明显，故于四诊中除疏肝理气、活血散结外，更予加重温肾阳之力，故合淫羊藿、鹿角霜、枸杞子，1个月后复查示乳房囊性增生消失。本案提示，治疗乳腺增生性疾病，在疏肝理气、活血的基础上，加入温肾阳药物可明显增强疗效。另外，昆布、牡蛎、海藻、夏枯草等为治疗甲状腺肿大及结节的常用药物，而刘老取其化痰散结之功效，用于本病治疗，亦取得良好效果，此亦为中医异病同治之妙用实例。

2. 肾虚肝郁痰凝案（刘老亲诊医案）

彭某，女，45岁。

【初 诊】

2009年11月20日。

【主诉】经前乳房胀痛4年。

【病史】病人近4年来每于月事前乳房胀痛，医院诊断为乳腺小叶增生，迭经中西医药物治疗，效果不显。近年来月经衍期，量少，服雌激素类药物，乳房胀痛更甚，时间延长，于

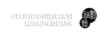

经净后不久即开始作胀、疼痛，不能触衣。

【现在症】经净后不久至经前乳房胀痛，不可触扪，月经衍期，量少，心烦易怒。

【体格检查】舌质淡暗、苔薄腻，脉细弦。

【诊断】西医：乳腺囊性增生病；中医：乳癖，肾虚肝郁痰凝证。

【治法】温补肾阳，疏肝解郁，化痰散结。

【选方】二仙汤合清肝化痰丸加减。

【用药】淫羊藿 10 g，鹿角霜 15 g，枸杞子 10 g，柴胡 10 g，白芍 10 g，漏芦 10 g，王不留行 10 g，海藻 10 g，夏枯草 10 g，生牡蛎 15 g。7 剂，每日 1 剂，水煎，早晚分服。

【二　诊】

乳房胀痛无，月信未潮。治已取效，仍守原方 14 剂。

【三　诊】

月事已行，经前乳房胀痛已无，经量增加。效不更方，14 剂。

【结　果】

病人服药 3 个月，月事如期且经量中等，亦未发乳房胀痛。

【按】

本案病人服雌激素后，乳房胀痛时间延长，且痛不能触衣，伴心烦易怒，为肝郁夹痰，并有化火之势，故用柴胡、白芍、夏枯草以疏肝、柔肝、清肝；今虽有化火之势，但乳腺增生之肝郁总由肾阳虚、肾水不能上承之故，且病人舌质淡、苔白，并无明显热象，故刘老仍予益肾精、温肾阳之药，且此类药物可提高血浆睾酮含量，对抗因雌激素过多而引起的乳腺增生；再伍以海藻、牡蛎化痰散结，漏芦、王不留行活血通经，兼清冲任郁热。本案之辨证，将辨现代疾病与传统辨证相参，其证虚实相兼，其用药寒热错杂、补泻兼施，方、药与病、证相合，故效若桴鼓。

3. 肝肾不足案（刘老亲诊医案）

唐某，女，35 岁。

【初　诊】

2012 年 4 月 3 日。

【主诉】经前乳房胀痛近 1 年。

【病史】1 年来，病人因工作繁重，心情抑郁，经前乳房胀痛，且月事多衍期 7~8 日，经量亦少；体检发现乳腺小叶增生。

【现在症】经前乳房胀痛，月事衍期，月经量少，心情抑郁。

【体格检查】舌质淡红、苔薄白，脉细。

【诊断】西医：乳腺囊性增生病；中医：乳癖，肝肾不足证。

【治法】补肾填精。

【选方】左归丸加减。

【用药】熟地黄 10 g，山药 10 g，山茱萸 10 g，菟丝子 15 g，丹参 10 g，续断 10 g，当归 10 g，川芎 10 g。7 剂，每日 1 剂，水煎，早晚分服。

【二　诊】

月事如期，且经量增加，但经前乳房胀痛更甚。拟温肾疏肝，冀肾阳旺，使肾水可上承，濡养肝木。处方：熟地黄 10 g，山药 10 g，淫羊藿 10 g，鹿角霜 15 g，丹参 15 g，续断 10 g，王不留行 10 g，橘核 10 g，莪术 10 g，山楂 10 g，泽兰 10 g。14 剂。

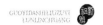

【结　果】

复诊时，病人经前乳房胀痛消失，月事按期而至。

【按】

本案病人服初诊药物后乳房胀痛更甚。刘老谓，临床曾遇此类病例，补充雌激素后乳房胀痛加重。考虑此病人有月经稀少等卵巢早衰表现，当予滋肾复癸水之药，而其作用类似西医之雌激素，故使乳房疼痛加重。其治疗颇为矛盾。思之再三，刘老于二诊中在原方基础上加以改动，益肾阴、温肾阳兼顾。以熟地黄、山药、续断益肾阴，其中续断配丹参有调整卵巢功能作用，为刘老常用对药；再用淫羊藿、鹿角霜温肾阳，鼓舞真气，益火之源以消阴翳；配合王不留行、莪术、泽兰等活血通经药物，调理冲任。仅服药14剂而乳房胀痛消失，且月事亦如期而至。反思本案，其卵巢功能衰退、乳腺增生从西医病理而言似有矛盾，前者与雌激素相对减少有关，而后者与雌激素相对增多有关，但从中医学看，总因天癸失调所致。而张景岳谓："天癸者，天一所生真水……夫天一者，一即阳也，故水之生物者，赖此一物，水之化气者，亦赖此一物。"故补天癸当益肾阴、温肾阳兼用，此阴阳互根、互生之用也。本案阴阳双补而获效，又为医理之明证。

第六章

常见儿科疾病证治

◎小儿感冒

小儿感冒又名伤风，是一种因感受触冒风邪或时行病毒，使肺卫功能失调而发生，以发热、鼻塞流涕、喷嚏、咳嗽为主要表现的小儿外感疾病。

诊断要点

【病史】有气候骤变，冷暖失调，或与感冒病人接触，或感受外邪病史。

【临床表现】发热恶风寒，鼻塞流涕，喷嚏，咳嗽。

【辅助检查】血常规：病毒感染见白细胞总数正常或偏低；细菌感染见白细胞总数增高。

刘老经验

刘老认为中医学的感冒，常见于西医学的普通感冒、上呼吸道感染及流行性感冒。其发病乃因感受触冒风邪或时行病毒，引起肺气失宣所致。其病位在肺，与脾有关；其病性以实为主，亦有本虚标实者。虚在肺与脾，实在风、热、寒、暑，感邪以风寒、风热为多。提出本病以风热犯肺与风寒束表为基本病机，在不同的发病阶段有兼痰、化火、夹食、气虚等不同的病机变化，不同发病季节有兼暑、兼湿、化燥的病理机转。其治疗宜明辨寒热主次，谨守病机，并非将寒热绝对割裂开来，常常"有寒不忘解毒，表热不忌温宣"，并根据兼夹症状之异、发病季节之别，采取相应的治疗方法。

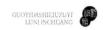

论治特色

1. 风寒外感证

【主症】恶寒重，发热轻，无汗，鼻塞流清涕，咳嗽声紧，舌苔薄白，脉浮或浮紧，指纹浮红。

【治法】辛温解表。

【方药】杏苏散加减。

紫苏叶 10 g，防风 10 g，薄荷 10 g，百部 10 g，苦杏仁 3 g，矮地茶 10 g，金银花 10 g，蝉蜕 10 g，陈皮 10 g，甘草 3 g。

【加减】头身痛甚者，加羌活、独活、川芎；风寒重，恶寒甚者，加麻黄、桂枝；项背强痛者，加葛根；体虚易感冒者，加黄芪、白术。

2. 风热外感证

【主症】发热汗出，恶风，鼻塞流浊涕，咳嗽，痰黄稠，咽喉红肿疼痛，口渴，舌苔黄，指纹红紫。

【治法】辛凉解表。

【方药】银翘散加减。

金银花 6 g，连翘 5 g，薄荷 3 g，紫苏叶 5 g，荆芥 5 g，桔梗 6 g，芦根 6 g，甘草 3 g。

【加减】若发热甚者，加黄芩、石膏、大青叶；头痛重者，加桑叶、菊花、蔓荆子；咽喉肿痛者，加板蓝根、玄参；咳嗽痰黄者，加重楼、鱼腥草。

3. 风热袭鼻证

【主症】鼻塞流涕，不咳，舌质偏红、舌苔薄腻，脉浮滑数。

【治法】疏风清热，宣通鼻窍。

【方药】苍耳子散加减。

白芷 10 g，紫苏叶 5 g，辛夷 10 g，苍耳子 3 g，防风 5 g，

细辛 1 g，重楼 10 g，蝉蜕 5 g。

【加减】若饮食减少者，加麦芽、神曲。

4. 寒热夹杂证

【主症】发热无汗，畏恶风寒，鼻塞流浊涕，大便偏干，小便黄，舌质边尖红、舌苔薄，指纹浮紫。

【治法】散寒清热。

【方药】银翘散合香苏散加减。

金银花 5 g，连翘 3 g，薄荷 3 g，蝉蜕 3 g，紫苏叶 3 g，香附 3 g，桔梗 3 g，黄芩 3 g，甘草 1.5 g。

【加减】若咳嗽痰黄者，加苦杏仁、瓜蒌子；鼻塞涕浊者，加辛夷、苍耳子；食少者，加神曲、麦芽。

5. 暑热外侵证

【主症】夏天发病，身热不扬，汗出不畅，鼻塞，身重困倦，胸闷纳少，小便短黄。

【治法】宣表化湿。

【方药】新加香薷饮加减。

香薷 3 g，厚朴 3 g，金银花 5 g，连翘 5 g，鲜白扁豆花 5 g，薄荷 5 g，蝉蜕 3 g。

【加减】若恶心欲呕、苔黄腻者，加广藿香、佩兰；泄泻者，加葛根、黄芩、黄连。

6. 暑热夹滞证

【主症】暑天发热，困倦，食少，恶心呕吐，吐物酸馊，腹泻、大便黏滞不畅，小便短黄，舌质偏红、舌苔浊，指纹紫滞。

【治法】宣表化湿，清热导滞。

【方药】新加香薷饮合焦三仙加减。

香薷 7 g，金银花 10 g，厚朴 7 g，陈皮 7 g，神曲 7 g，谷芽

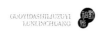
10 g，白头翁 10 g，蒲公英 10 g，甘草 5 g，薄荷 7 g。

【加减】若恶心、口臭者，加广藿香、佩兰；腹泻大便不畅者，加葛根、黄芩、黄连。

7. 气虚外感证

【主症】反复感冒，恶寒较重，或发热，热势不高，鼻塞流涕，头痛，汗出，倦怠乏力，气短，咳嗽咯痰无力，舌质淡、舌苔薄白，脉浮无力。

【治法】益气解表。

【方药】参苏饮加减。

人参 3 g，茯苓 6 g，紫苏叶 3 g，葛根 6 g，法半夏 3 g，陈皮 3 g，桔梗 6 g，前胡 6 g，甘草 3 g。

【加减】表虚自汗者，加黄芪、白术、防风；咳嗽咯痰无力者，加党参、黄芪、升麻。

临证实录

1. 风寒外感案（刘老亲诊医案）

李某，女，1 岁，长沙人。

【初　诊】

1992 年 10 月 16 日。

【主诉】发热伴咳嗽 1 日。

【病史】因昨日白天大人带其外出吹风受凉，昨晚即出现发热，今日出现轻微咳嗽。

【现在症】发热，无汗，微咳，不流涕。

【体格检查】体温 40 ℃。舌质淡红、舌苔薄少津，指纹浮红。

【辅助检查】血细胞分析示白细胞增高。

【诊断】西医：急性上呼吸道感染；中医：感冒，风寒外感证。

【治法】辛温解表。

【选方】杏苏散加减。

【用药】紫苏叶7g，薄荷7g，前胡6g，苦杏仁6g，桔梗6g，金银花15g，连翘10g，蝉蜕5g，甘草6g，防风6g。2剂。

【二　诊】

10月20日。上药每日服半剂，1剂尽，发热减，有微汗；2剂尽，诸症消失，不再续方。

【结　果】

病儿服上方病愈后，10个月一直未再感冒。

【按】

本案起病于外出吹风受凉，故有发热，无汗，微咳等风寒外感症状，但本案有舌苔薄少津，显系风寒有化热之势，其治宜用辛温解表之品为主，佐以少许辛凉清透之品。全方以紫苏叶、薄荷、前胡、苦杏仁、桔梗、蝉蜕、甘草、防风为主宣肺解表散寒，佐以金银花、连翘辛凉透表，防其化热生变。治法方药与本案病机丝丝入扣，故见效甚捷。

2. 暑热夹滞案（刘老亲诊医案）

刘某，女，1岁，长沙人。

【初　诊】

1995年7月18日。

【主诉】发热1日，伴呕吐腹泻半日。

【病史】昨日下午给病儿吹风扇，并喂食卤菜少许，晚上突起发热，至今日上午9时伴呕吐1次、腹泻2次。

【现在症】发热，伴呕吐、腹泻，呕吐物为胃内容物，气味酸臭，大便溏、黏滞不畅。

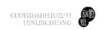

【体格检查】体温 38.5 ℃，舌质偏红、苔稍厚浊，指纹紫滞，肛门黏膜红赤。

【诊断】西医：急性胃肠炎；中医：暑月感冒，暑热外侵夹滞证。

【治法】宣表化湿，清热导滞。

【选方】新加香薷饮合焦三仙加减。

【用药】香薷 7 g，陈皮 7 g，厚朴 7 g，神曲 7 g，谷芽 10 g，白头翁 10 g，蒲公英 10 g，甘草 5 g，金银花 10 g，薄荷 7 g。2 剂。

【二　诊】

7 月 22 日。上药每日服半剂，1 剂尽，发热减轻，呕吐腹泻止；2 剂尽，诸症消失，食纳渐渐复常。嘱其糜粥调养，禁食生冷瓜果。

【结　果】

病儿家长在病儿病后守禁忌，慎饮食，2 年内未以相同病症就诊。

【按】

本案起于吹风受凉、辣卤伤胃，故有发热、呕吐物酸臭、腹泻物黏滞不畅、肛门黏膜红赤等症状。乃为暑热外侵夹滞证，其治用香薷、厚朴、薄荷、金银花清暑解表，白头翁、蒲公英清肠导滞，陈皮、神曲、谷芽运脾助化，甘草调和诸药，暑热清、湿滞化、脾复健，则病能速愈。

3. 寒热夹杂案（刘老亲诊医案）

李某，女，1 岁，长沙人。

【初　诊】

1993 年 6 月 7 日。

【主诉】发热，鼻塞流涕 3 日。

【病史】病儿3日前吹风受凉，以致出现发热、流清涕，予3次参苏丸煎汤喂服后清涕变为浊涕，发热仍不退。

【现在症】发热，无汗，鼻塞流浊涕，眼中有眵，大便干，小便黄。

【体格检查】体温38.9℃，舌质边尖红、苔薄，指纹浮紫。

【诊断】西医：感冒；中医：感冒，寒热夹杂证。

【治法】散寒清热。

【选方】银翘散合香苏散加减。

【用药】金银花5g，连翘3g，薄荷3g，蝉蜕3g，香附3g，紫苏叶3g，辛夷2g，苍耳子2g，黄芩3g，苦杏仁3g，桔梗3g，麦芽7g，甘草1.5g。2剂。

【二　诊】

6月10日。上药每日服半剂，1剂尽，发热流涕均减；2剂尽，诸症消失。嘱其清淡饮食，禁食浓汤厚味。

【结　果】

此后10个月病儿未以相同病症就诊。

【按】

本案亦起病于吹风受凉，为外感风寒，但小儿稚阳之体，感寒后极易化热，加之喂服参苏丸辛温解表之剂，亦促其化热，故不仅发热未退，且清涕变为浊涕，并见眵多、大便干、小便黄等化热之象，而成寒热夹杂之证，治宜用散寒清热之法，故用银翘散合香苏散加减。方中香附、紫苏叶、苦杏仁、桔梗散寒解表，金银花、连翘、薄荷、蝉蜕、黄芩清宣肺热，辛夷、苍耳子通鼻利窍，麦芽和胃助运，甘草调和诸药。如此寒温并用，与本案病机相符，故见效颇佳。

4. 风热袭鼻案（弟子周慎应用刘老经验医案）

周某，男，6岁，长沙人。

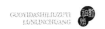

【初　诊】

1990 年 9 月 21 日。

【主诉】鼻塞流涕 2 日。

【病史】病儿 2 日前因吹风后出现鼻塞流涕，不咳。

【现在症】鼻塞流涕，不咳。

【体格检查】舌质偏红、苔薄腻，脉浮细滑数。

【诊断】西医：上呼吸道感染；中医：感冒，风热袭鼻证。

【治法】疏风清热，宣通鼻窍。

【选方】苍耳子散加减。

【用药】白芷 10 g，紫苏叶 5 g，辛夷 10 g，苍耳子 10 g，防风 5 g，细辛 1 g，重楼 10 g，蝉蜕 5 g，麦芽 15 g。3 剂。

【结　果】

服药第 2 剂即鼻通气，流涕减少，第 3 剂症状基本消失。

【按】

本案病儿外出吹风后出现鼻塞流涕，舌质偏红、苔薄腻，脉浮细滑数，乃是风热外袭，邪滞鼻窍。方中紫苏叶、防风宣肺解表；蝉蜕、重楼清热疏风，细辛、辛夷、苍耳子宣通鼻窍；麦芽和胃助运，又可防凉解之品伐脾伤胃。其用紫苏叶、防风、细辛者，乃遵刘老"表热不忌温宣"之旨，在以辛凉清热解表药为主的基础上佐少许辛温宣发之品，以增其宣窍发表之功。诸药相合，共奏辛凉解表、宣通鼻窍之功，药证相符，故见效甚速。

◎小儿咳嗽

小儿咳嗽，是一种因外感或内伤等因素，使肺失宣肃，肺气上逆，冲击气道，发出咳声或伴咯痰为主要表现的一种病证。相当于西医学所称之气管炎、支气管炎。

诊断要点

【病史】多见于小儿，好发于冬春季节，发病前多有感冒病史。

【临床表现】有咳嗽、无痰或有痰等典型表现。

【检查】肺部听诊两肺呼吸音粗糙，或可闻干啰音。

【辅助检查】X线摄片或透视检查，示肺纹理增粗。血常规：病毒感染见白细胞总数正常或偏低；细菌感染见白细胞总数增高。

刘老经验

刘老认为咳嗽的病位，主脏在肺，与脾、肾、肝相关。主脏在肺者，因无论外感六淫或内伤所生的病邪，皆侵及于肺，引起肺之宣肃失司所致；与脾、肾、肝相关者，脾为生痰之源，若脾失健运，津液代谢障碍，水液停滞，则聚而生痰成饮，上犯于肺，出现咳嗽痰鸣等症；又肝郁化火，上犯于肺，可出现咳嗽口苦、嗳气、咽中异物感；肾虚失摄，可出现咳则尿遗等。本病病性有虚实之分，外感咳嗽，为邪气壅肺，多为实证，故以祛邪利肺为治疗原则；内伤咳嗽，多属邪实正虚，故以祛邪扶正，标本兼顾为治疗原则，根据病邪为"痰"与"火"，祛

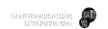
邪为要；正虚则养阴或益气为宜，又应分清虚实主次处理。

刘老治疗本病，在灵活运用古方加减的同时，还自创了一系列新方，如对于咳嗽实证，刘老自拟苏杏止咳汤治疗风寒袭肺证，银蚤宣肺汤治疗风热犯肺证，荃蒌清肺汤治疗痰热壅肺证，柴郁清肺汤治疗肝郁肺热证；对于虚证，刘老自拟芪苏宣肺汤加减治疗脾虚痰壅证，养阴肃肺汤加减治疗阴虚气逆证。诸方临床应用皆获满意疗效。

论治特色

1. 风寒袭肺证

【主症】咳嗽，痰白而稀，咽痒，口不干苦，舌质淡红、舌苔薄白而润，脉浮滑或浮紧，指纹浮红。

【治法】疏风散寒。

【方药】苏杏止咳汤（刘老自拟方）加减。

紫苏叶 10 g，防风 10 g，苦杏仁 9 g，前胡 10 g，重楼 15 g，矮地茶 15 g，薄荷 5 g，甘草 7 g。

【加减】若喉中痰鸣者，加射干、麻黄；胸闷者，加旋覆花、枳壳；口干、苔薄干，有化热之象者，加连翘、金银花；咽痒者，加蝉蜕；恶寒、身体酸痛者，加荆芥；感冒新起、咳嗽甚者，去紫苏叶，改为麻黄；鼻塞声重者，加辛夷。

2. 风热犯肺证

【主症】咳嗽痰少而黏，色白或黄，咽痒或痛，口干，质尖红、苔薄或薄黄，脉浮滑数，指纹浮紫。

【治法】疏风散热。

【方药】银蚤宣肺汤（刘老自拟方）加减。

金银花 15 g，重楼 30 g，鱼腥草 15 g，紫苏叶 7 g，薄荷 10 g，蝉蜕 10 g，前胡 10 g，百部 10 g，桔梗 10 g，紫菀 10 g，

苦杏仁 10 g，甘草 6 g。

【加减】若咳痰多者，加法半夏、矮地茶；容易感冒者，加黄芪。

3. 暑邪犯肺证

【主症】暑月咳嗽，痰多，恶寒身痛，全身困倦，纳食少，小便黄，舌苔黄腻，脉浮细滑。

【治法】清暑化痰。

【方药】新加香薷饮加减。

香薷 6 g，厚朴 10 g，金银花 15 g，连翘 10 g，薄荷 10 g，紫苏叶 7 g，苦杏仁 10 g，法半夏 10 g，矮地茶 15 g。

【加减】若身痛明显者，加羌活、独活；口干渴者，加沙参、麦冬。

4. 温燥犯肺证

【主症】秋季咳嗽，痰少而黏，口鼻干燥，大便干燥，舌质红、舌苔少，脉浮细数。

【治法】清燥化痰。

【方药】桑杏汤加减。

桑叶 10 g，苦杏仁 10 g，浙贝母 10 g，沙参 10 g，薄荷 10 g，金银花 15 g，女贞子 15 g，佛手 10 g，甘草 5 g。

【加减】若痰多者，加矮地茶、桔梗；纳食减少者，加麦芽、山楂。

5. 痰热壅肺证

【主症】咳嗽气促，痰黄稠而量多，胸闷，口干或苦，舌质红、舌苔黄，脉滑数。

【治法】清热化痰。

【方药】茶薹清肺汤（刘老自拟方）加减。

矮地茶 15 g，全瓜蒌 10 g，重楼 30 g，金银花 15 g，薄荷

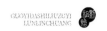

10 g，蝉蜕 10 g，百部 15 g，桔梗 10 g，甘草 6 g。

【加减】若胸部憋闷者，加冬瓜子、旋覆花；气促不能平卧者，加葶苈子；口干渴者，加芦根、沙参。

6. 肝郁肺热证

【主症】咳痰黄稠，胸脘闷胀时痛，嗳气，咽中异物感，口干口苦，大便偏干，舌质红、苔黄，脉弦数。

【治法】疏肝清肺。

【方药】柴郁清肺汤（刘老自拟方）加减。

柴胡 10 g，郁金 10 g，佛手 10 g，桑叶 10 g，薄荷 10 g，蝉蜕 10 g，重楼 30 g，金银花 15 g，鱼腥草 10 g，甘草 6 g。

【加减】若胸脘满闷者，加旋覆花、降香；胃脘灼痛者，加酒川楝子、蒲公英；纳食减少者，加麦芽、谷芽；泛吐酸水者，加海螵蛸。

7. 脾虚痰壅证

【主症】咳嗽痰稀，活动后气少，受凉后加重，口不干，咽不痛，纳食少，大便偏溏，舌质淡、苔薄白，脉细滑，指纹淡滞。

【治法】健脾化痰。

【方药】芪苏宣肺汤（刘老自拟方）加减。

黄芪 30 g，党参 10 g，紫苏叶 7 g，前胡 10 g，苦杏仁 10 g，桔梗 10 g，旋覆花 10 g，茯苓 15 g，麦芽 30 g，甘草 6 g。

【加减】若痰量多者，加矮地茶、法半夏；胸闷者，加丹参、瓜蒌皮；大便稀溏者，加炒白术、山药。

8. 阴虚气逆证

【主症】咳嗽气促，无痰或痰少，胸脘满闷或胀痛，或伴呃逆，舌质淡红、舌苔少，脉细弦。

【治法】养阴降逆。

【方药】养阴肃肺汤（刘老自拟方）加减。

沙参10g，石斛10g，麦冬10g，玉竹15g，百部10g，旋覆花10g，款冬花10g，紫菀10g，佛手10g，甘草6g。

【加减】若咽痒而痛者，加浙贝母、木蝴蝶；咳痰多者，加法半夏、矮地茶；纳食少者，加谷芽、麦芽；大便结者，加女贞子、瓜蒌子。

9. 表虚邪恋证

【主症】咳嗽反复不愈，痰稀，易感冒，面白少华，舌质淡、舌苔薄白，脉浮细。

【治法】固表止嗽。

【方药】固表防感冲剂（刘老自拟方）加味。

黄芪15g，大枣5枚，石韦15g，紫苏叶7g，川贝母3g，百部10g，前胡7g，陈皮7g，蝉蜕7g，山楂10g。

【加减】若鼻塞流涕者，加辛夷、白芷；若食少者，加炒麦芽、鸡内金；若大便溏者，加山药。

10. 肾虚失摄证

【主症】咳而遗尿，或寐中小便自遗，甚而小便完全不能自控，腰酸，乏力，舌质淡、舌苔薄，脉细尺弱。

【治法】温肾固涩。

【方药】都气丸加减。

熟地黄15g，山茱萸10g，山药15g，泽泻6g，茯苓15g，五味子10g，法半夏10g，紫菀10g，矮地茶15g，桔梗10g，甘草6g。

【加减】若畏寒肢冷者，加桂枝、附子；脾虚便溏者，加山药30g，补骨脂15g；腰酸痛者，加续断、杜仲；病症顽固，久治不愈，且无热证者，加麻黄、肉桂。

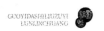
临证实录

1. 风寒犯肺案（刘老亲诊医案）

李某，女，6岁，长沙人。

【初　诊】

1994年7月22日。

【主诉】咳嗽3日。

【病史】3日前感冒，之后即咽痒、咳嗽。

【现在症】咳嗽，咯稀白痰，咽痒，口不干苦。

【体格检查】舌质淡红、苔薄白，脉浮滑。

【诊断】西医：急性气管炎；中医诊断：咳嗽，风寒犯肺证。

【治法】疏风散寒。

【选方】苏杏止咳汤（刘老自拟方）加减。

【用药】苦杏仁6g，紫苏叶7g，薄荷7g，蝉蜕7g，紫菀7g，百部10g，前胡7g，桔梗5g，矮地茶10g，陈皮7g，甘草3g。4剂。

【结　果】

服上药1剂后，症状显减，续服3剂而愈。

【按】

本案病儿咳嗽起病于外感之后，故有咯痰、咽痒、脉浮等症状，但其口不干苦，咯痰稀白，舌质淡红、苔薄白，显系风寒袭肺所致，故用紫苏叶、薄荷、蝉蜕解表宣肺，苦杏仁、桔梗、矮地茶、前胡、陈皮理气化痰，紫菀、百部润肺止咳，甘草调和诸药。全方共奏疏风散寒，止咳化痰之效，与本案病机丝丝入扣，故见效甚捷。

2. 风热袭肺案（刘老亲诊医案）

李某，女，6岁，长沙人。

【初 诊】

1999 年 6 月 8 日。

【主诉】咳嗽 1 月余。

【病史】1 个月前感冒发热，用退热西药热退，但咳嗽渐显，已持续 1 月余。

【现在症】咳嗽喉痒，痰少而黏，色白，口干，易出汗，胸痛，纳减。

【体格检查】舌质尖红、苔薄，脉浮滑数，指纹浮紫。

【诊断】西医：急性气管-支气管炎；中医：咳嗽，风热犯肺证。

【治法】疏风散热。

【选方】银蚤宣肺汤（刘老自拟方）加减。

【用药】紫苏叶 7 g，薄荷 7 g，前胡 10 g，苦杏仁 7 g，桔梗 7 g，矮地茶 12 g，重楼 15 g，金银花 10 g，蝉蜕 7 g，甘草 7 g。7 剂。

【二 诊】

6 月 23 日。咳嗽大减，胸痛消失，但夜间及早晨仍咳嗽，有少量痰，咽不痛，夜间龇齿，手心发热，眠可，纳差。药用：黄芪 15 g，佛手 10 g，鸡内金 10 g，麦芽 30 g，山楂 10 g，重楼 15 g，地骨皮 12 g，金银花 10 g，甘草 7 g。7 剂。

【结 果】

服上药 3 剂咳嗽渐愈，食纳亦增，7 剂尽，诸症悉愈。

【按】

本案起病于 1 个月之前，现有咳嗽喉痒，痰少而黏，口干，易出汗，胸痛，纳减等症状，且见舌质尖红、苔薄、脉浮滑数、指纹浮紫等症状，显系风热袭肺所致，故用疏风清热之剂获效，二诊咳嗽显减，故用重楼、地骨皮、金银花清肺的同时，加用

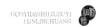
黄芪、佛手、鸡内金、麦芽、山楂健脾助运。如此攻补兼施，令正胜邪却，其咳遂愈。

3. 痰热壅肺案（刘老亲诊医案）

李某某，女，2岁，长沙人。

【初　诊】

1994年1月11日。

【主诉】咳嗽5日，伴气促2日。

【病史】7日前感冒，经治疗好转，但出现咳嗽，已用氨苄西林治疗，咳嗽仍不愈，近2日出现气促。

【现在症】咳嗽，不会咯痰，气促。

【体格检查】舌质尖红、苔薄，指纹浮紫。

【辅助检查】胸片：支气管疾患。

【诊断】西医：幼儿毛细支气管炎；中医：咳嗽，痰热壅肺证。

【治法】清热化痰。

【选方】茶菱清肺汤（刘老自拟方）加减。

【用药】矮地茶12 g，全瓜蒌10 g，金银花12 g，鱼腥草12 g，薄荷10 g，蝉蜕7 g，苦杏仁6 g，桔梗6 g，桑叶10 g，百部10 g，陈皮7 g，甘草7 g。水煎服，每2日1剂。

【结　果】

服上药3剂，咳嗽渐愈。

【按】

本案起病于感冒，经治疗及应用抗生素等治疗，表证已愈，然咳嗽不愈，咳嗽有痰但不会吐痰，伴气促，且见舌质尖红、苔薄，指纹浮紫，胸片示支气管疾患。故此证属痰热壅肺之咳嗽，故用矮地茶、全瓜蒌、陈皮清化痰热，桔梗、苦杏仁、桑叶、百部宣肺止咳，鱼腥草、金银花清肺解毒，薄荷宣肺，蝉蜕祛风，甘草调和诸药。诸药相合，具有化痰清热之功，契合痰热壅肺之病机，故咳嗽渐愈。

4. 温燥犯肺案（刘老亲诊医案）

黎某，男，14 岁，学生。

【初　诊】

1991 年 11 月 1 日。

【主诉】咳嗽 5 日。

【病史】5 日前感冒咳嗽痰少，自服抗生素疗效不佳。

【现在症】咳嗽喉痒，痰少而黏，色白，口干口苦。

【体格检查】舌质偏红、苔薄，脉浮细数。

【诊断】西医：急性气管炎；中医：咳嗽，温燥犯肺证。

【治法】清燥化痰。

【选方】桑杏汤加减。

【用药】桑叶 10 g，苦杏仁 10 g，金银花 15 g，薄荷 10 g，浙贝母 10 g，沙参 10 g，前胡 10 g，桔梗 8 g，重楼 15 g，蝉蜕 15 g，矮地茶 15 g，白茅根 15 g，甘草 7 g。6 剂。

【结　果】

服上药 3 剂咳嗽咽痒渐减，6 剂尽，诸症悉愈。

【按】

本案乃温燥犯肺所致，故用桑叶、薄荷、金银花、重楼、蝉蜕清燥解表，沙参、白茅根养阴润燥，苦杏仁、前胡、浙贝母、矮地茶、桔梗化痰止咳，甘草调和诸药。

5. 表虚邪恶（刘老亲诊医案）

袁某，女，5 岁，长沙人。

【初　诊】

2006 年 2 月 10 日。

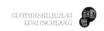

【主诉】咳嗽反复2个月。

【病史】病儿近2个月来咳嗽反复不愈，经多次抗生素治疗，疗效不佳。

【现在症】干咳，鼻塞，声重。

【体格检查】舌质暗红、苔薄白，脉浮数。

【诊断】西医：急性支气管炎；中医：咳嗽，表虚邪恶证。

【治法】益气养阴固表，润肺化痰止咳。

【选方】固表防感冲剂（刘老自拟方）加味。

【用药】黄芪15 g，大枣5枚，石韦15 g，紫苏叶7 g，山药6 g，川贝母3 g，百部10 g，前胡7 g，辛夷10 g，陈皮7 g，蝉蜕7 g，炒麦芽10 g，山楂10 g，鸡内金7 g。4剂。

【二　诊】

2月15日。药后干咳渐愈，效不更方，守上方续服14剂。

【结　果】

药后咳嗽渐愈，此后半年一直未感冒。

【按】

本例咳嗽，现代医学谓之"感染后咳嗽"，往往用抗生素治疗无效。中医学认为，本病初病时为外感咳嗽，由六淫外邪侵袭皮毛，内合肺卫，肺失宣降，肺气上逆所致。其病位在肺，属实证，若能及时予以疏风解表、宣肺止咳等治疗，则不难治愈。抗感染药物性寒收引，用后反致肺气闭郁，邪无出路，故咳嗽不愈，反更加重；久咳不止，耗散肺胃气阴，而成正虚邪恋之虚实兼杂证。治疗仍宜以宣肺为先，因"其在上者，因而越之"，用石韦、紫苏叶、辛夷、陈皮、蝉蜕等疏散热邪，佐以苦润之川贝母化痰肃肺，并用黄芪、大枣益气固表。二诊邪热已散，用百部、前胡、辛夷止咳通窍；用炒麦芽、山楂、鸡内金养胃助运。诸药以滋养肺胃之阴津为主，清热为辅助，共奏扶正祛邪之功。

6. 风寒袭肺，寒郁化热案（弟子杨维华应用刘老经验医案）

戴某，女，5 岁，衡阳人。

【初　诊】

2014 年 11 月 2 日。

【主诉】咳嗽 1 月余。

【病史】9 月 20 日开始咳嗽，咽有痰阻感，伴有吸鼻，在当地多家医院治疗未效。遂来我院求治。

【现在症】咳嗽，咽有痰阻感，伴有吸鼻。

【体格检查】咽充血，后壁有多量淡红色颗粒，舌质尖红、苔薄，双肺呼吸音粗，双上颌窦有压痛，脉浮略数。

【辅助检查】X 线片示支气管炎。

【诊断】西医：急性咽-气管-支气管炎；中医：咳嗽，风热袭肺，寒郁化热证。

【治法】疏风散寒，兼清郁热。

【选方】银苋宣肺汤（刘老自拟方）加减。

【用药】苦杏仁 10 g，紫苏叶 10 g，薄荷 6 g，蝉蜕 6 g，紫菀 10 g，桔梗 10 g，甘草 3 g，川贝母 1 g，射干 10 g，炙麻黄 3 g，胖大海 3 g，夏枯草 10 g，重楼 10 g，金银花 10 g，矮地茶 10 g，辛夷 10 g，白芷 6 g。7 剂。

【结　果】

服上药咳嗽等症悉愈，2015 年 10 月再发咳嗽 20 余日，仍用上法化裁 7 剂而愈。

【按】

本案病儿起病于 1 个月之前，现有咳嗽，并伴吸鼻、双上颌窦压痛等症状，为风寒犯肺，邪滞鼻咽之象；咽有痰阻感，

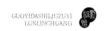

咽后壁有多量淡红色颗粒，为风寒夹痰，阻遏郁结于咽之故；咽充血，舌质尖红，脉浮略数，则为寒郁化热之象。故用紫苏叶、紫菀、炙麻黄、苦杏仁、川贝母、矮地茶宣肺散寒，化痰止咳；薄荷、射干、夏枯草、桔梗、胖大海利咽散结；蝉蜕、重楼、金银花疏风清热；辛夷、白芷宣通鼻窍；甘草调和诸药。诸药相合，共奏疏风散寒，通鼻利咽，清解郁热之效，适用于此风寒袭肺，寒郁化热，壅遏鼻、咽、气道之证，药证相符，故获捷效。

◎小儿肺炎喘嗽

小儿肺炎喘嗽又称马脾风、肺风痰喘、肺闭咳喘，是一种因风邪外感，肺失宣肃，痰热互结，使气道阻塞，引起以发热、咳嗽、气急、鼻煽为主要表现的小儿肺系疾病。

诊断要点

【病史】四季均可发病，尤以冬春季多见。有外感风邪的病史或传染病史。

【临床表现】起病较急，轻者发热咳嗽、喉间痰多，重者呼吸急促、鼻翼煽动，严重者出现烦躁不安、面色苍白、青灰或紫甲青紫，四肢不温或厥冷，或持续壮热不已，神昏谵语，四肢抽搐。初生儿、素体阳气不足的小婴儿常见不乳、神萎、口吐白沫，可无上述典型证候。

【检查】肺部听诊可闻细湿啰音，若病灶融合，可闻及管状呼吸音。

【辅助检查】胸部 X 线检查示肺纹理增多、紊乱，可见小片状、斑片状阴影，或见不均匀的大片状阴影。血常规分析，细菌性肺炎见白细胞总数及中性粒细胞增多；病毒性肺炎见白细胞总数正常或降低，淋巴细胞可增多。病原学检查，细菌培养、病毒分离、病原特异性抗原或抗体（如肺炎支原体抗原或抗体）有助诊断。

刘老经验

刘老认为小儿肺炎喘嗽有西医的支气管肺炎、间质性肺炎、

277

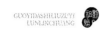
大叶性肺炎等。其发病原因有外因和内因两大类。外因主要是感受风邪，风邪多夹热或夹寒为患，其中以风热为多见；内因为先天禀赋不足，或后天喂养失宜，久病不愈，病后失调，致正气虚弱，卫外不固，腠理不密，而易为外邪所中。其病机为外感风热或风寒，内闭于肺，使肺气郁闭，清肃之令不行，故出现发热、咳嗽、痰壅、气促、鼻煽等症。痰热是其病理产物，常见痰热胶结，阻塞肺络，亦有痰湿阻肺而加重肺闭，导致宣肃不行，使症情加重者。

刘老认为本病病变主要在肺，与心、肝、脾胃有关。肺主治节，肺气郁闭，气滞血瘀，心血运行不畅，可致心失所养，心气不足，心阳虚衰的危重变证。亦可因邪热炽盛化火，内陷厥阴，出现高热动风证候。若影响脾胃升降，浊气停聚于大肠，可出现腹胀、便秘等腑实证候。重症肺炎或素体虚弱者，病后常迁延不愈，难以恢复，而成为反复易感儿。如体禀营虚卫弱者，可致长期不规则发热，或寒热往来，自汗；体禀阴液不足者，则出现发热以夜间为甚，手足心灼热，盗汗、夜寐不宁等症状。

小儿阳盛之体，患本病以肺热为多，刘老认为其治疗宜以宣肺平喘，清肺化痰为主法，痰多壅盛者，首先降气涤痰，并自创莪蒌清肺汤加减治疗本病痰热闭肺证；对喘憋严重者，治以平喘利气；气滞血瘀者，治以活血化瘀；病久气阴耗伤者，治以补气养阴，扶正达邪；出现变证者，随证施治。因本病易于化热，病初风寒闭肺治疗方中刘老常适当加入清热药。肺与大肠相表里，壮热炽盛者则宜早用通腑药，致腑通热泄。后期阴虚肺燥，余邪留恋，则宜以甘寒为主，避免用滋腻之品。

论治特色

1. 风寒闭肺证

【主症】恶寒发热，无汗不渴，咳嗽气急，痰稀色白，舌质淡红、舌苔薄白，脉浮紧，指纹浮红。

【治法】辛温宣肺，化痰止咳。

【方药】三拗汤加减。

麻黄5 g，苦杏仁10 g，桔梗8 g，甘草7 g，百部10 g，前胡10 g，白前10 g，矮地茶15 g。

【加减】若痰多白黏，舌苔白腻者，加紫苏子、陈皮、法半夏；发热无汗者，加紫苏叶、香附；舌质尖红者，加金银花、蝉蜕、薄荷。

2. 风热闭肺证

【主症】发热恶风，微有汗出，口渴欲饮，咳嗽痰黄，呼吸急促，咽红，舌质尖红、舌苔薄黄，脉浮数，指纹浮紫。

【治法】辛凉宣肺，清热化痰。

【方药】麻黄杏仁甘草石膏汤合苏葶丸加减。

麻黄3 g，苦杏仁3 g，炙甘草3 g，石膏10 g，赤芍3 g，紫草3 g，紫苏子10 g，葶苈子6 g，瓜蒌6 g，浙贝母6 g，冬瓜子15 g。

【加减】若热重者，加板蓝根、栀子、黄芩；夹积滞者，加莱菔子、大腹皮、神曲。

3. 痰热闭肺证

【主症】壮热烦渴，咳嗽痰多质稠，鼻煽，痰鸣气促，面色青，舌质红、舌苔黄厚，指纹紫。

【治法】清热宣肺，豁痰平喘。

【方药】茶蒌清肺汤（刘老自拟方）加减。

矮地茶15 g，重楼15 g，全瓜蒌10 g，金银花15 g，薄荷

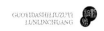

7 g，蝉蜕 8 g，前胡 10 g，苦杏仁 10 g，桔梗 7 g，紫苏叶 7 g，甘草 7 g，鱼腥草 15 g。

【加减】若肺热盛而有身热、口渴者，加石膏、知母；痰多气急者，加鱼腥草、薏苡仁、桑白皮；热结便秘者，加大黄。

4. 痰浊闭肺证

【主症】咳嗽气喘，喉间痰鸣，咯痰色白，胸闷气促，食欲不振，舌质淡、舌苔白腻，脉滑。

【治法】温肺平喘，涤痰开闭。

【方药】二陈汤合三子养亲汤加减。

法半夏 3 g，陈皮 6 g，茯苓 10 g，白芥子 6 g，枳壳 3 g，苦杏仁 5 g，前胡 9 g，紫苏子 3 g，炒莱菔子 3 g，浙贝母 6 g，葶苈子 3 g，瓜蒌 3 g。

【加减】若咳甚者，加百部、紫菀、款冬花；便溏者，加炒白术。

5. 邪陷厥阴证

【主症】壮热神昏，抽搐，直视口噤，烦躁，咳喘气急，舌质绛、舌苔少，指纹青紫达命关或透关射甲。

【治法】清心开窍，平肝熄风。

【方药】羚角钩藤汤加减。

羚羊角 3 g，钩藤 9 g，桑叶 6 g，菊花 9 g，生地黄 15 g，白芍 9 g，川贝母 12 g，竹茹 15 g，茯神木 9 g，甘草 2.4 g。

【加减】若痰黄量多者，加金银花、鱼腥草；兼神志昏迷者，合紫雪散或安宫牛黄丸。

6. 心阳虚衰证

【主症】突然面色苍白，发绀，呼吸困难加剧，汗出不温，四肢厥冷，神萎淡漠或烦躁不宁，右胁下肝脏增大、质坚，舌质淡紫、舌苔薄白，脉微弱虚数。

【治法】温补心阳，救逆固脱。

【方药】参附龙牡汤加减。

人参 3 g，制附子 3 g，桑叶 6 g，龙骨 30 g，牡蛎 30 g，白芍 15 g，甘草 34 g。

【加减】若口唇发绀，肝脏肿大者，加当归、红花、丹参；兼痰热实证者，加瓜蒌子、葶苈子、竹茹。

7. 余热伤阴证

【主症】低热不退，面色潮红，干咳无痰，舌质红而干、舌苔光剥，脉细数。

【治法】养阴清肺，润肺止咳。

【选方】沙参麦冬汤加减。

沙参 10 g，玉竹 6 g，麦冬 10 g，桑叶 6 g，白扁豆 10 g，天花粉 15 g，甘草 3 g。

【加减】若阴虚明显者，加生地黄、玄参；肺热重者，加知母；潮热盗汗者，加银柴胡、青蒿、地骨皮；自汗气短者，加黄芪、五味子；咽喉红赤、干燥、有滤泡者，加玄参、马勃、板蓝根、生地黄。

8. 肺脾气虚证

【主症】神疲气短，动则汗出，咳嗽无力、痰多，食少倦怠，浮肿，四肢欠温，舌质淡。

【治法】健脾益气，肃肺化痰。

【选方】人参五味子汤加减。

人参 3 g，白术 10 g，茯苓 10 g，五味子 3 g，麦冬 6 g，川贝母 3 g，炙甘草 3 g，百部 10 g，化橘红 6 g，生姜 3 片，大枣 3 枚。

【加减】若盗汗、自汗者，加龙骨、牡蛎、浮小麦；大便不实者，加山药、白扁豆、莲子；夜寐哭闹者，加首乌藤、合

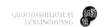

欢花；反复感冒者，加黄芪、防风。

临证实录

1. 风寒闭肺案（刘老亲诊医案）

李某，女，10 岁，学生。

【初　诊】

1995 年 11 月 17 日。

【主诉】咳嗽 1 个月。

【病史】1 个月前因受凉出现发热流涕、咽痒咳嗽，曾服川贝母蒸梨及头孢类抗生素等，发热退，咳嗽仍不止。

【现在症】咳嗽气急，咽痒，咯痰不爽，痰色白，流清涕，恶寒无汗。

【体格检查】舌质尖红、舌苔薄白，脉浮紧。

【辅助检查】胸部 X 片示支气管疾患并右下肺感染；血细胞分析白细胞总数正常，中性粒细胞偏低，淋巴细胞偏高。

【诊断】西医：支气管肺炎；中医：肺炎喘嗽，风寒闭肺证。

【治法】辛温宣肺，化痰止咳，佐以清透。

【选方】三拗汤加减。

【用药】麻黄 5 g，苦杏仁 10 g，桔梗 8 g，甘草 7 g，百部 10 g，前胡 10 g，白前 10 g，矮地茶 15 g，金银花 20 g，蝉蜕 7 g，薄荷 7 g。7 剂。

【结　果】

服药 3 剂，咳嗽大减；7 剂尽，咳嗽已基本消失。

【按】

本案病儿起病于外感风寒之后，故有流清涕，咽痒，恶寒无汗等风寒感冒症状，但本案病儿有明显的咳嗽气急，咯痰不爽，痰色白，显系风寒闭肺所致，且经胸部 X 片检查确诊为支气管疾患并右下肺感染，故其证属肺炎喘嗽之风寒闭肺证。其治用三拗汤加味。方中麻黄、苦杏仁辛温宣肺；桔梗、百部、前胡、白前止咳利咽；矮地茶化痰；因舌质尖红，为风寒化热之象，故加金银花、蝉蜕、薄荷清宣透热。全方共奏辛温宣肺、化痰止咳、清宣透热之效，与本案病机丝丝入扣，故见效甚捷。

2. 痰热壅肺案（刘老亲诊医案）

虢某，男，4 岁，长沙人。

【初　诊】

1990 年 12 月 18 日。

【主诉】咳嗽反复 2 个月。

【病史】2 个月前感冒，经治疗好转，但出现咳嗽，已用氨苄西林、头孢菌素等治疗，咳嗽仍反复不愈，已迁延 2 个多月。

【现在症】稍咳，不会咯痰，纳可，口稍干。

【体格检查】舌质尖红、苔薄，脉浮数。

【辅助检查】胸片：支气管疾患并右下肺感染。

【诊断】西医：支气管肺炎；中医：咳嗽，痰热壅肺证。

【治法】清热化痰。

【选方】茶蒌清肺汤。

【用药】矮地茶 15 g，重楼 15 g，全瓜蒌 10 g，金银花 15 g，薄荷 7 g，蝉蜕 8 g，前胡 10 g，苦杏仁 10 g，桔梗 7 g，紫苏叶 7 g，甘草 7 g，鱼腥草 15 g。7 剂。

【二　诊】

1991 年 1 月 4 日。药后咳嗽明显减轻，效不更方，用上方加黄芪 30 g，续服 7 剂。

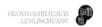
【结　果】

经上述治疗，咳嗽渐愈。

【按】

本案起病于感冒，经治疗及应用抗生素等治疗，表证已愈，然咳嗽日久不愈，咳嗽有痰但不会吐痰，且见舌质尖红、苔薄，脉浮数，胸片示支气管疾患并右下肺感染。故此证属痰热壅肺之咳嗽，故用矮地茶、全瓜蒌清化痰热，前胡、桔梗、苦杏仁、紫苏叶宣肺止咳，重楼、金银花、鱼腥草清肺解毒，薄荷宣肺，蝉蜕祛风，甘草调和诸药。诸药相合，具有化痰清热之功，契合痰热壅肺之病机，故咳嗽渐愈。二诊加黄芪 30 g 扶助正气，有助祛邪之力，如此，正气渐旺，痰热渐化，咳嗽易愈。

3. 风热闭肺、痰阻气耗案（弟子杨维华应用刘老经验医案）

熊某，女，3 岁。

【初　诊】

2015 年 9 月 30 日。

【主诉】咳喘痰鸣 1 月余。

【病史】其母代诉，病儿咳喘痰鸣已 1 月余，最初伴有发热气促，在外院诊为支气管肺炎，已用头孢地尼静脉滴注 5 日，发热退，气促减。

【现在症】现仍咳喘痰鸣，有痰难以咳出，多汗，流白黏涕。

【体格检查】睡露睛。舌质淡红、苔薄，脉滑略数。

【诊断】肺炎喘嗽，证属风热闭肺、痰阻气耗。

【治法】清热宣肺，益气化痰。

【选方】麻黄杏仁甘草石膏汤合苏葶丸加减。

【用药】炙麻黄 3 g，苦杏仁 2 g，石膏 6 g，紫苏子 3 g，葶

285 g,鱼腥草 8 g,黄芩 2 g,麦冬 5 g,党参 7 g,生姜 3 g,细辛 1.5 g,五味子 3 g,辛夷 3 g,白芷 3 g,甘草 2 g。4 剂。

苈子 3 g,鱼腥草 8 g,黄芩 2 g,麦冬 5 g,党参 7 g,生姜 3 g,细辛 1.5 g,五味子 3 g,辛夷 3 g,白芷 3 g,甘草 2 g。4 剂。

【二 诊】

服药 4 剂,喘止,已不流涕,咳大减,晨起稍咳,有白黏痰随药吐出。舌质淡红,脉细滑已不数。上方去生姜、细辛、五味子、辛夷、白芷。

【结 果】

续服 3 剂,咳痰消失,唯睡中露睛。舌质淡红、苔薄白,脉缓关弱,改用健脾益气之剂善后。

【按】

本例肺炎喘嗽经抗生素静脉滴注,热退,但仍有咳喘痰鸣,痰难以咳出,流白黏涕、脉滑略数等风热闭肺痰阻之症,睡露睛、多汗等肺气耗伤之象,故用麻黄、葶苈子、鱼腥草、苦杏仁、紫苏子、石膏、黄芩化痰宣肺,合生脉散(麦冬、五味子、党参)益气扶正以助驱邪,甘草调和诸药。药证相符,故流涕咳喘止。待咳痰止,则去宣散之品,改健脾益气之剂以善后。

第六节
常见儿科疾病证治

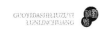
◎小儿哮喘

小儿哮喘又称痰喘、奶哮，是一种因素体虚弱，痰饮内盛，复感外邪，引起肺失宣降，肺气上逆或气无所主，肾失摄纳而发生，以发作时喘促气急，喉间痰吼哮鸣，呼气延长，甚者不能平卧，呼吸困难，张口抬肩，摇身撷肚，唇口青紫为特征，常在清晨或夜间发作或加剧为主要表现的肺系疾病。

诊断要点

【病史】有反复发作的病史。发作多与气候骤变、受凉受热、进食或接触某些过敏物质有关。多有婴儿期湿疹史，家族哮喘史。

【临床表现】常突然发作，发作时有喘促气急，喉间痰鸣，咳嗽阵作，甚者不能平卧，呼吸困难，唇口青紫等典型表现。有明显的缓解间歇。

【检查】发作时听诊两肺可闻及哮鸣音，以呼气时明显，呼气延长。支气管哮喘如有继发感染，可闻及湿啰音。

【辅助检查】血细胞分析：支气管哮喘一般白细胞总数正常，嗜酸性粒细胞可增高；伴肺部感染时，白细胞总数及中性粒细胞均可增高。

刘老经验

刘老认为本病相当于中医病名国家标准的哮喘，亦称痰喘、奶哮。其发病乃因素体虚弱，痰饮内盛，复感外邪。提出本病以肺失宣降，肺气上逆或气无所主，肾失摄纳为基本病机，在不同的发病阶段有兼寒、兼热，夹痰、夹食，化火、气虚、肾虚等不同的病机变化。其辨证首辨虚实。叶天士云"在肺为实，在肾为虚"。临床所见喘证，多有发作期与缓解期之分，发作期多实，责之于外邪、痰浊、水饮，治以祛邪利肺；而缓解期多虚，责之于肺肾，治以补肺纳肾。因各型均见脾虚之象，故应时时顾护脾胃。

本病反复发作者，实验室检测常显示免疫功能低下，刘老根据其稍微吹风则病发、易于感冒、多汗的特点，辨为肺肾气虚、痰浊阻肺证，应用补肺散合二陈汤补肺益肾，化痰降逆，以使多年痼疾缓以收功。

论治特色

1. 外寒内饮证

【主症】咳喘有哮鸣声，痰多呈泡沫状，恶寒肢冷，无汗，舌苔薄白，指纹浮红。

【治法】散寒化饮。

【方药】射干麻黄汤加减。

射干 9 g，麻黄 9 g，生姜 9 g，细辛 3 g，紫菀 6 g，款冬花 6 g，法半夏 9 g，五味子 3 g，大枣 3 枚。

【加减】若喉中哮鸣重者，加蝉蜕、地龙、葶苈子。

2. 痰浊壅肺证

【主症】喘哮气急，喉中痰声漉漉，纳少，舌苔滑腻。

【治法】化痰降逆。

【方药】二陈汤合三子养亲汤加减。

法半夏 6 g，陈皮 10 g，茯苓 10 g，甘草 5 g，紫苏子 7 g，白芥子 6 g，莱菔子 3 g。

【加减】若痰浊壅盛，气喘难平者，加葶苈子、大枣。若

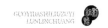

痰浊夹瘀，见喘促气逆，喉间痰鸣，面唇青紫者，可用涤痰汤加桃仁、红花、赤芍、全蝎。

3. 痰热壅肺证

【主症】发热汗出，喘哮痰鸣，喉间哮鸣声，痰黄稠黏，口渴，舌苔黄，脉数，指纹浮紫。

【治法】清热化痰。

【方药】桑白皮汤加减。

桑白皮 10 g，黄芩 3 g，栀子 3 g，苦杏仁 3 g，浙贝母 3 g，法半夏 3 g，紫苏子 6 g。

【加减】若痰多黏稠，加瓜蒌、海蛤粉；痰有腥味，加鱼腥草、金荞麦根、蒲公英、冬瓜子；身热甚者，加生石膏、知母、金银花。

4. 肺气亏虚证

【主症】喘促短气，气怯声低，咳声低弱，痰吐稀薄，自汗畏风，舌质淡红，脉软弱。

【治法】补肺益气。

【方药】补肺散合玉屏风散加减。

人参 3 g，黄芪 10 g，白术 6 g，防风 3 g，五味子 3 g，熟地黄 10 g，紫菀 5 g，桑白皮 5 g。

【加减】若寒痰内盛者，加紫苏子、款冬花；食少便溏，腹中气坠者，可配合补中益气汤。

5. 脾虚痰阻证

【主症】喘哮声低，痰多清稀呈泡沫状，胸脘痞闷，食欲不振，大便溏，舌质淡，指纹淡。

【治法】健脾化痰。

【方药】香砂六君子汤加减。

人参 3 g，白术 10 g，茯苓 10 g，炙甘草 3 g，陈皮 3 g，法

半夏 3 g，砂仁 3 g，紫苏子 3 g，生姜 6 g。

【加减】纳少苔腻者，加神曲、谷芽；舌苔白腻不化者，加佩兰；痰多清稀者，加细辛、五味子，改生姜为干姜。

6. 气阴两虚痰阻证

【主症】哮喘反复发作，喉间哮鸣、痰多、气促、夜间尤甚，平时易感冒、多汗，面色白，舌质偏红、舌苔薄，脉细滑。

【治法】补肺益气，养阴化痰。

【方药】补肺散合二陈汤加减。

黄芪 15 g，生地黄 6 g，熟地黄 6 g，枸杞子 10 g，茯苓 7 g，法半夏 7 g，陈皮 6 g，款冬花 10 g，甘草 7 g，山楂 10 g。

【加减】若喉间哮鸣、痰多者，加矮地茶；痰稠者，加桑白皮、竹茹。

7. 肾虚不摄证

【主症】夜间喘哮，面白尿清，舌质淡白，上腭黏膜苍白，指纹色淡。

【治法】补肾纳气。

【方药】金匮肾气丸加减。

熟地黄 10 g，山茱萸 5 g，山药 10 g，泽泻 6 g，牡丹皮 6 g，茯苓 10 g，桑白皮 10 g，桂枝 3 g，制附子 1 g，炙紫菀 6 g，川贝母 3 g。

【加减】若舌质红、苔少者，去桂枝、附子。

▌临证实录

1. 气阴两虚痰阻案（刘老亲诊医案）

徐某，女，5 岁 3 个月，长沙人。

【初　诊】

1989 年 8 月 11 日。

【主诉】哮喘反复发作 4 年。

【病史】哮喘已 4 年，稍吹风则喉间哮鸣、痰多、气促、夜间尤甚，每日发作数次，无明显诱因。平时易感冒、多汗。曾去慈利某医院治疗无效。

【现在症】哮喘痰鸣气促，稍吹风则发作，夜间加剧，吐痰色白，头项出汗，小便不黄。

【体格检查】面色白，舌质偏红、苔薄，脉细滑。

【辅助检查】实验室检查：IgG 21.2 g/L，IgA 3.18 g/L，IgM 1.8 g/L。血清总补体 66.6 g/L。血清 C3 为 1.4 ng/mL。

【诊断】西医：支气管哮喘；中医：哮喘，气阴两虚痰阻证。

【治法】补肺益肾，益气养阴，化痰降逆。

【选方】补肺散合二陈汤加减。

【用药】黄芪 15 g，生地黄 6 g，熟地黄 6 g，枸杞子 10 g，茯苓 7 g，法半夏 7 g，陈皮 10 g，竹茹 10 g，矮地茶 15 g，款冬花 10 g，桑白皮 7 g，甘草 7 g，山楂 10 g。7 剂。

【二　诊】

8 月 18 日。哮喘稍好转，白天很少发作，夜间加剧，头项出汗，自觉胸前发热，不吐痰。效不更方，用上方去茯苓、法半夏、陈皮、竹茹，加鱼腥草 15 g，地龙 7 g。续服 7 剂。

【三　诊】

8 月 25 日。近 2 日又发哮喘、痰鸣、气促，听诊右肺有哮鸣音。药用：黄芪 15 g，枸杞子 10 g，淫羊藿 12 g，矮地茶 15 g，款冬花 10 g，炙麻黄 6 g，地龙 7 g，金银花 10 g，蝉蜕 9 g，山楂 10 g。甘草 7 g。7 剂。

【四　诊】

9 月 1 日。哮喘夜间发作，痰鸣，痰多质稠，气促，有时上腹痛，舌苔薄，脉细数。守上方去蝉蜕，加鱼腥草 12 g，鸡内金 6 g，麦芽 15 g。7 剂。

【五 诊】

9 月 8 日。哮喘白天不发作，夜间亦有 3 日未发作，近 2 夜发作轻微，痰多，易感冒。舌苔薄，脉细数。已送幼儿园。守上方加五味子 7 g，细辛 2 g。7 剂。

【六 诊】

9 月 15 日。前天开始又要晚上服药，痰鸣，易感冒，头部出汗，齐颈而还。药用：黄芪 15 g，淫羊藿 12 g，枸杞子 12 g，女贞子 10 g，细辛 2 g，五味子 5 g，炙麻黄 6 g，矮地茶 12 g，款冬花 10 g，地龙 10 g，鱼腥草 12 g，蝉蜕 7 g，山楂 10 g。7 剂。

【七 诊】

9 月 22 日。哮喘白天减少，痰多。药用：黄芪 15 g，淫羊藿 12 g，细辛 2 g，炙麻黄 6 g，地龙 10 g，全蝎 3 g，矮地茶 12 g，鱼腥草 15 g，金银花 10 g，款冬花 10 g，桑白皮 10 g，甘草 7 g。7 剂。

【八 诊】

9 月 29 日。症如前述，守上方加法半夏 6 g。7 剂。

【九 诊】

10 月 6 日。近来发热，时流涕喷嚏，稍咳，多痰，夜哮。药用：黄芪 15 g，紫苏叶 7 g，细辛 2 g，炙麻黄 6 g，地龙 10 g，全蝎 3 g，矮地茶 12 g，鱼腥草 15 g，金银花 15 g，款冬花 10 g，甘草 7 g。7 剂。

【十 诊】

10 月 13 日。临睡前服药一次，可维持至次晨，痰多，咳减，低热，体温 37 ℃，流涕喷嚏，舌苔薄。药用：黄芪 15 g，

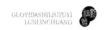
炙麻黄 6 g，细辛 2 g，地龙 10 g，全蝎 3 g，矮地茶 12 g，鱼腥草 15 g，金银花 15 g，款冬花 10 g，地骨皮 10 g，甘草 7 g，麦芽 15 g，佛手 7 g。14 剂。

【十一诊】

12 月 1 日。一直守上方加减，病情稳定。现痰多，间有咳嗽。黄芪 30 g，淫羊藿 15 g，枸杞子 10 g，百部 15 g，矮地茶 15 g，鱼腥草 15 g，桔梗 8 g，金银花 10 g，地龙 10 g，全蝎 3 g，细辛 3 g，甘草 10 g，炙麻黄 3 g。14 剂。

【结　果】

12 月 19 日。症状如前。守 12 月 1 日方加白芥子 5 g。续服 7 剂，以巩固疗效。

【按】

本案哮喘反复发作长达 4 年，实验室检测示免疫功能低下，平时稍微吹风则喉间哮喘、气促、夜间尤甚，平时易感冒、多汗。刘老指出，病儿肺气虚，藩篱薄，则易感冒、多汗；肾气虚，则喘促夜甚；舌质红系有伤阴之象；痰多，喉间哮鸣为痰浊阻肺之征。诸症合参，属肺肾气虚、痰浊阻肺之明证，其治宜补肺益肾，益气养阴，化痰降逆。全方以补肺散（由人参、黄芪、熟地黄、五味子、紫菀、桑白皮组成）合二陈汤（由法半夏、陈皮、茯苓、甘草组成）为主，临诊随症化裁，与本案病机相符，故使多年痼疾缓以收功。

2. 外寒内饮案（弟子杨维华应用刘老经验医案）

张某某，男，11 个月，长沙人。

【初　诊】

2011 年 8 月 2 日。

【主诉】咳喘突发 4 日。

【病史】4 日前给病儿吃西瓜少许，加上吹风扇，以致出现

咳嗽喘促，曾在某西医院诊断为喘息性支气管炎，予服头孢菌素类及孟鲁司特钠疗效不佳，遂来我院要求中药治疗。

【现在症】 咳喘有哮鸣声，痰多呈泡沫状，鼻流清涕，无汗。

【体格检查】 面色淡白，舌质淡红、苔薄白，指纹浮红。听诊双肺有明显哮鸣音。

【诊断】 西医：喘息性支气管炎；中医：哮喘，外寒内饮证。

【治法】 散寒化饮，止咳平喘。

【选方】 射干麻黄汤加减。

【用药】 中药配方颗粒：射干10 g，炙麻黄5 g，紫菀10 g，款冬花10 g，五味子6 g，细辛1.5 g，地龙10 g，大枣10 g，僵蚕10 g，薄荷6 g，葶苈子10 g，法半夏9 g，川贝母1 g，白芥子10 g，紫苏子10 g，莱菔子10 g，鱼腥草15 g，生姜3 g，重楼9 g。3剂。每日1/2剂。

【结　果】

服上药2剂哮喘即不明显，3剂尽，诸症悉愈。2011年10月24日因咳喘哮鸣再发5日，仍用上方3剂而愈。

【按】

本案病儿病起于吹风扇、吃西瓜之后，前者致风寒外感，后者令痰饮内生，外寒内饮，导致哮喘发生。风寒在表，故鼻流清涕；痰湿内阻，阳气不能宣畅，故面色淡白；湿痰阻络，气道受阻，故咳嗽气喘；痰气相搏，喉间可闻哮鸣音。遂用射干、炙麻黄、紫菀、款冬花、五味子、细辛、大枣、法半夏、生姜所组成之射干麻黄汤散寒化饮，白芥子、紫苏子、莱菔子、地龙、葶苈子、川贝母、僵蚕化痰平喘；薄荷、鱼腥草、重楼清宣肺热，在大量温肺化饮药中佐之，可防痰饮蕴而化热，又可监制姜辛等药的温燥之性。药证相符，遂获良效。

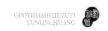
◎小儿发热

　　小儿发热是一种因致热原刺激下丘脑温度调节中枢，将温度调节点水平提高所致，是机体对感染和/或炎症的一种保护性反应。中医学认为乃因外感六淫、疫毒，或饮食不洁（节）、形体劳倦，使正邪交争，或阴阳失调、气血虚弱而引起身体温度高出正常，以肌肤热感（口温超过 37.3 ℃、腋温超过 37 ℃、肛温超过 37.6 ℃或一昼夜体温波动超过 1 ℃）或伴有其他症状为主要表现的常见证候之一。

诊断要点

　　【病史】有外感六淫、内伤饮食、劳累、静脉应用药物等诱因。

　　【临床表现】发热，口温超过 37.3 ℃、腋温超过 37 ℃、肛温超过 37.6 ℃，或一昼夜体温波动超过 1 ℃。体温在 37 ℃ ~ 38 ℃为微热或低热，体温在 38.1 ℃ ~ 39 ℃为中度发热，体温在 39.1 ℃ ~ 40 ℃为壮热或高热，体温在 41 ℃或 41 ℃以上者为超高热。

　　【伴随症状】常伴恶寒、无汗或有汗、头身疼痛、烦渴、疲倦乏力、脉数等表现。

　　【辅助检查】血细胞分析：①白细胞总数增高，多见于细菌感染，极度增多见于白血病与类白血病反应；白细胞总数减少，多见于病毒感染、贫血、营养不良等；白细胞总数增高，并有各阶段未成熟的中性粒细胞增多的核左移，可见于各种化脓性感染、乙型脑炎等。②淋巴细胞计数绝对增多，见于百日咳痉咳期、风疹、幼儿急疹、传染性单核细胞增多症等，淋巴细胞计数相对增多，见于某些病毒性感染、粒细胞缺乏症、再生障碍性贫血等。③在感染过程中合并中性粒细胞增多，提示炎症尚在活动，如合并淋巴细胞增多，则提示炎症趋向消退。

刘老经验

刘老认为本病乃因外感六淫、疫毒，或饮食不洁（节）、形体劳倦，使正邪交争，或阴阳失调、气血虚弱而引起身体温度高出正常所致。其病位在卫、气、营、血，与肺、胃、肝有关；其病性以标实为主，实在风、火、食、气，虚在气、血、阴、阳。以外感六淫疫毒、内伤乳食、阴阳失调、气血虚弱为基本病机，在不同的发病阶段有兼寒、化火、夹食、气虚、阴虚、阳虚、夹瘀等不同的病机变化。其治疗宜祛邪为先，病久正虚者，应重视益气、养血、滋阴、扶阳，再根据标本虚实缓急的不同和虚实相互兼夹的多少，采取相应的治疗方法。

刘老对于本病因外感所致者，常以"有寒不忘解毒，表热不忌温宣"为旨，风寒者伍少许辛凉清热之品，以防寒郁化热，风热则佐少许辛温宣发之味，以增其宣窍发表之功。故寒温并用是刘老治疗小儿外感发热的一大特色，唯寒温药的侧重多少因证候的不同而有所区别。

论治特色

1. 外感风寒证

【主症】发热，恶寒，无汗，伴头痛身痛，咳嗽或喘，舌苔薄白，脉浮紧。

【治法】辛温解表。

【方药】荆防败毒散加减。

羌活3g，柴胡6g，前胡6g，枳壳6g，茯苓6g，荆芥6g，

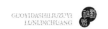

防风6g，桔梗6g，川芎6g，甘草6g。

【加减】若恶寒甚者，加麻黄、桂枝；头痛明显者，加葛根、白芷；呕吐者，加法半夏、紫苏叶；舌质尖红、苔薄黄者，加金银花、重楼；咳嗽有痰者，加苦杏仁、法半夏、白芥子。若出现鼻塞流浊涕、舌质边尖红者，为风寒化热证，可改用银翘散合香苏散加减。

2. 外感风热证

【主症】发热无汗或汗出不畅，微恶风寒，头痛，口渴，咽痛，咳嗽，舌质尖红、舌苔薄黄，脉浮数。

【治法】辛凉透表，清热解毒。

【方药】银翘散加减。

金银花10g，连翘5g，薄荷3g，紫苏叶7g，荆芥6g，桔梗10g，芦根10g，甘草3g。

【加减】若发热无汗者，加香附；发热甚者，加黄芩、石膏、大青叶；头痛重者，加桑叶、菊花、蔓荆子；咽喉肿痛者，加板蓝根、玄参；咳嗽痰黄者，加重楼、鱼腥草；鼻流浊涕者，加辛夷、白芷。

3. 风热壅结证

【主症】发热头痛，乳蛾红肿，咽喉疼痛，舌质红，脉浮数。

【治法】清热解毒，利咽消肿。

【方药】银翘马勃散加减。

连翘10g，牛蒡子6g，金银花5g，射干3g，马勃2g，鲜芦根30g。

【加减】若咽喉仅有阻塞感而无疼痛者，加滑石、桔梗。

4. 风热犯肺，肺热咳喘证

【主症】身热不解，咳逆气急鼻煽，口渴，有汗或无汗，舌苔薄白或黄，脉浮数。

【治法】辛凉宣肺，清热平喘。

【方药】麻黄杏仁甘草石膏汤加减。

麻黄4g，苦杏仁5g，炙甘草3g，石膏9g，赤芍4.5g，紫草4.5g，紫苏子3g，葶苈子3g，瓜蒌3g，浙贝母3g，冬瓜子15g。

【加减】若热重者，加板蓝根、栀子、黄芩；夹积滞者，加莱菔子、大腹皮、神曲。

5. 邪郁少阳证

【主症】寒热往来，时高时低，烦扰不宁，纳少呕恶，舌质边尖红，脉弦滑。

【治法】清泄邪热，和解少阳。

【方药】小柴胡汤加减。

柴胡6g，黄芩5g，人参5g，法半夏5g，炙甘草3g，生姜5g，大枣2枚。

【加减】若胸中烦而不呕者，去法半夏、人参，加瓜蒌；口干渴者，去法半夏，加天花粉；腹中痛者，去黄芩，加白芍。

6. 阳明气分热盛证

【主症】壮热，恶热，汗出，面赤，烦渴饮冷，脉洪大有力。

【治法】清热生津。

【方药】白虎汤加减。

石膏50g，知母18g，炙甘草6g，粳米9g。

【加减】若兼谵语发斑者，加玄参、水牛角；兼大便秘结者，加大黄、芒硝；渴甚而唇干舌燥者，加沙参、天花粉。

7. 阳明经腑同病证

【主症】壮热，大汗出，烦躁，口渴多饮，大便秘结，小

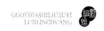
便短赤，舌质红、舌苔黄燥，脉弦数有力。

【治法】清热生津，攻下热结。

【方药】白虎承气汤加减。

知母18g，石膏50g，粳米6g，炙甘草6g，大黄6g，玄明粉4g，荷叶1片。

【加减】若兼谵语发斑者，加玄参、水牛角；渴甚而唇干舌燥者，加沙参、天花粉。

8. 湿热内蕴证

【主症】身热不扬，肢酸倦怠，身目发黄，咽肿颐肿，口渴，胸闷，舌苔白或厚腻，脉滑数。

【治法】利湿化浊，清热解毒。

【方药】甘露消毒丹加减。

滑石5g，黄芩3g，茵陈4g，石菖蒲2g，川贝母2g，川木通2g，广藿香2g，连翘2g，豆蔻仁2g，薄荷2g，射干2g。

【加减】若咽喉肿痛者，加板蓝根、山豆根。

9. 外感暑湿证

【主症】夏季发热，恶寒，无汗，头痛，面赤口渴，胸闷不舒，舌苔白腻，脉浮数。

【治法】祛暑解表，清热化湿。

【方药】新加香薷饮加减。

香薷3g，厚朴3g，金银花5g，连翘5g，鲜白扁豆花5g，薄荷5g，蝉蜕3g。

【加减】若恶心欲呕、苔黄腻者，加广藿香、佩兰；泄泻者，加葛根、黄芩、黄连；发热汗出者，加知母、石膏。

10. 里热下利兼表证

【主症】发热不恶寒，躁热口渴，下利稀水，肛门灼热，舌质红、舌苔黄，脉数。

【治法】解表清里。

【方药】葛根黄芩黄连汤加减。

葛根 15 g，黄芩 9 g，黄连 9 g，甘草（炙）6 g。

【加减】若湿偏重而身重者，加苍术、厚朴；夹食滞而脘闷嗳腐者，加神曲、山楂、麦芽；夹暑湿而自汗面垢者，加广藿香、荷叶、香薷；兼呕吐者，加竹茹、法半夏；腹痛者，加白芍；里急后重者，加木香、槟榔；下利脓血者，加白头翁。

11. 邪伏膜原证

【主症】壮热恶寒，发无定时，胸闷呕恶，头痛烦躁，舌质边深红、苔白厚如积粉，脉弦滑。

【治法】开达膜原，辟秽化浊。

【方药】达原饮加减。

槟榔 6 g，厚朴 3 g，知母 3 g，白芍 3 g，黄芩 3 g，草果 2 g，甘草 2 g。

【加减】湿重于热而见寒多热少、胸脘痞闷、肢体重倦、舌苔浊腻者，去白芍、知母，加佩兰、茵陈；热重于湿而见热久不退、午后较甚者，去槟榔，加白薇、栀子。

12. 暑伤气津证

【主症】身热汗多，烦躁口渴，小便短赤，神疲体倦，少气懒言，脉虚数。

【治法】清暑益气，养阴生津。

【方药】清暑益气汤加减。

西洋参 5 g，石斛 15 g，麦冬 9 g，黄连 3 g，竹叶 6 g，荷梗 6 g，知母 6 g，粳米 15 g，西瓜翠衣 15 g，甘草 3 g。

【加减】若暑热偏盛而烦渴引饮者，加石膏、沙参；汗多甚者，加浮小麦；小儿夏季久热不退、烦渴体倦、苔少者，用药量减半，去黄连、知母，加白薇、蝉蜕；若神疲、食少者，

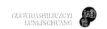

加白术、麦芽；烦躁明显者，加莲子心。

13. 疰夏发热，上盛下虚证

【主症】夏季发热日久不愈，朝盛暮衰，口渴多饮，尿多清长，虚烦倦怠，大便溏，下肢不温，舌质淡、舌苔薄白，脉沉细。

【治法】温下清上。

【方药】温下清上汤加减。

制附子 1.5 g，黄连 3 g，磁石 6 g，海蛤粉 3 g，天花粉 3 g，补骨脂 3 g，覆盆子 3 g，菟丝子 3 g，桑螵蛸 3 g，莲须 9 g。

【加减】若心烦口渴、舌质红者，加莲子心、玄参。

14. 热伏阴分证

【主症】夜热早凉，热退无汗，口干，舌质红、舌苔少，脉细数。

【治法】养阴透热。

【方药】青蒿鳖甲汤加减。

青蒿 6 g，鳖甲 15 g，生地黄 12 g，知母 6 g，牡丹皮 9 g。

【加减】若暮热早凉、汗解烦渴者，去生地黄，加天花粉；口干舌燥者，加玄参、石斛；虚热甚者，加白薇、地骨皮。

15. 瘀热内郁证

【主症】夜热昼凉，唇暗，两目暗黑，烦躁，舌质暗红或有瘀斑点，脉涩。

【治法】活血祛瘀，理气行滞。

【方药】血府逐瘀汤加减。

桃仁 12 g，红花 9 g，当归 9 g，生地黄 9 g，川芎 6 g，赤芍 6 g，牛膝 9 g，桔梗 5 g，柴胡 3 g，枳壳 6 g，甘草 3 g。

【加减】若夜间发热、舌质紫暗者，加牡丹皮、土鳖虫、大黄。

16. 气虚发热证

【**主症**】发热，因劳而加重，食少便溏，或咳嗽多痰，或呕吐腹泻。舌质淡、苔白，脉虚软无力。

【**治法**】益气健运，甘温退热。

【**方药**】补中益气汤加减。

黄芪18g，炙甘草9g，人参6g，当归3g，陈皮6g，升麻6g，柴胡6g，白术9g。

【**加减**】若自汗多者，加五味子、浮小麦、煅牡蛎；食滞不化者，加麦芽、山楂、神曲；兼恶风寒等表证者，加紫苏叶；热势或高或低、劳累后加重、自汗多者，加煅龙骨、煅牡蛎；时冷时热，汗出恶风者，加桂枝、白芍；夹湿而脘闷苔腻者，加苍术、茯苓。

17. 血虚发热证

【**主症**】肌热，面赤，烦渴引饮，脉洪大而虚、重按无力。

【**治法**】补气生血。

【**方药**】当归补血汤加减。

黄芪30g，酒当归6g。

【**加减**】若身痛者，加白芍、鸡血藤、山茱萸。

18. 表阳虚弱，营耗邪恋证

【**主症**】高热以后，低热不清，面黄纳差，入卧多汗，舌质淡、舌苔花剥，脉濡弱。

【**治法**】温阳和营。

【**方药**】桂枝汤合青蒿鳖甲汤加减。

桂枝9g，白芍9g，炙甘草6g，生姜9g，大枣3枚，青蒿6g，鳖甲15g，生地黄12g，知母6g，牡丹皮9g。

【**加减**】若兼项背强几几者，加葛根；兼喘咳者，加厚朴、苦杏仁；夏季多湿者，加广藿香、佩兰；反复不愈者，加黄芪。

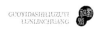
19. 食滞发热证

【主症】发热，脘腹痞满胀痛，嗳腐吞酸，口臭，喜俯卧，舌苔厚腻，脉滑。

【治法】消食导滞，化积清热。

【方药】保和丸加减。

山楂18 g，神曲6 g，法半夏9 g，茯苓9 g，陈皮3 g，连翘3 g，莱菔子3 g。

【加减】若腹胀较重者，加枳实、槟榔、砂仁；舌苔黄脉数者，加黄连、黄芩；大便秘结者，加大黄；脾虚而神疲便溏者，加白术；呕吐甚者，加姜竹茹。

20. 疳积发热证

【主症】发热，面黄肌瘦，困倦喜睡，乳食懒进，肚腹坚硬疼痛，头大颈细，有时吐泻，口干烦渴，大便腥黏，舌苔黄腻，指纹紫滞。

【治法】理脾清热，消食导滞。

【方药】消疳理脾汤加减。

芜荑3 g，三棱3 g，莪术3 g，青皮（炒）3 g，陈皮3 g，芦荟3 g，槟榔3 g，使君子肉6 g，甘草1.5 g，黄连1.5 g，胡黄连1.5 g，麦芽（炒）4.5 g，神曲（炒）4.5 g，灯心草1 g。

【加减】若厌食者，加砂仁。

临证实录

1. 外感风热案（刘老亲诊医案）

李某，女，1岁10个月，长沙人。

【初　诊】

1993年6月7日。

【**主诉**】发热 2 日。

【**病史**】昨日始发热，伴流浊涕。

【**现在症**】发热，鼻流浊涕。

【**体格检查**】体温 38.8 ℃，咽红，舌质尖红、苔薄黄，指纹浮紫。

【**诊断**】发热，外感风热证。

【**治法**】辛凉透表，通鼻利咽。

【**选方**】银翘散加减。

【**用药**】金银花 5 g，连翘 3 g，薄荷 3 g，蝉蜕 3 g，麦芽 7 g，紫苏叶 3 g，香附 3 g，辛夷 2 g，苍耳子 2 g，黄芩 3 g，苦杏仁 3 g，桔梗 3 g，甘草 1.5 g。2 剂。

【**结　果**】

服上药 1 剂，发热退，流涕减，2 剂尽，诸症悉愈。

【**按**】

小儿稚阳之体，外感风邪，易于夹热，风热外袭，正气起而相争，故出现发热；风热上壅鼻窍，故鼻流浊涕。咽红，舌质尖红、苔薄黄，指纹浮紫，皆为外感风热之征。刘老用银翘散合苍耳子散加减治疗，方中金银花、连翘、薄荷、蝉蜕、黄芩清宣肺热，苦杏仁、桔梗宣肺利咽；辛夷、苍耳子、紫苏叶、香附宣通鼻窍，紫苏叶、香附为辛温宣肺之品，用于此处，即显刘老"表热不忌温宣"之旨，可增强宣肺散邪之效；又以麦芽和胃助运，甘草调和诸药。诸药相合，共奏辛凉透表，通鼻利咽之效，与本案病机丝丝入扣，故见效甚捷。

2. 外感风寒案（弟子杨维华应用刘老经验医案）

夏某，男，6 岁，长沙人。

【**初　诊**】

2013 年 1 月 27 日。

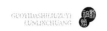
【主诉】发热伴头痛 1 日。

【病史】病儿昨晚淋浴后未及时加衣，自觉畏寒，晚上 10 时许出现发热、头痛，曾服抗病毒口服液，今晨呕吐 1 次。遂于上午来我院门诊求治。

【现在症】发热，畏寒，无汗，头痛，不咳，不流涕，恶心呕吐。

【体格检查】体温 38 ℃，咽红，双扁桃体 Ⅱ°～Ⅲ°肿大。舌质淡红、苔薄白，脉浮紧。

【辅助检查】血细胞分析：白细胞总数 $6.46×10^9$/L，中性粒细胞 0.564，淋巴细胞 0.304。

【诊断】发热，外感风寒证。

【治法】辛温解表，和胃止呕。

【选方】荆防败毒散加减。

【用药】羌活 3 g，独活 6 g，柴胡 6 g，前胡 6 g，枳壳 6 g，茯苓 10 g，荆芥 6 g，防风 6 g，桔梗 10 g，川芎 6 g，广藿香 10 g，甘草 3 g。3 剂。

【二　诊】

1 月 30 日。上药服 1 剂，发热减，有微汗；3 剂尽，热退，头已不痛，纳欠佳，大便稀，昨日排 2 次，小便稍黄，进食已不呕，稍鼻塞。体温 37.0 ℃，咽不红，舌质淡红、苔薄，脉缓。改用苍耳子散合自拟调脾散加减，药用：苍耳子 3 g，薄荷 5 g，辛夷 6 g，白芷 3 g，焦白术 10 g，神曲 10 g，草豆蔻 3 g，砂仁 3 g，麦芽 15 g，紫河车 3 g。4 剂。

【结　果】

病儿服上方病愈后，半年一直未以发热就诊。

【按】

本案起病于外出受凉之后。其发热、畏寒、无汗、头痛为风寒外感之象；恶心呕吐为风寒犯胃之征；舌质淡红、苔薄白，脉浮紧亦风寒之症。其治宜用辛温解表之品为主，佐以散寒止呕之属。全方以荆芥、防风、柴胡、前胡祛风散寒解肌热；羌活、川芎、独活散寒理气止头痛；枳壳、桔梗、茯苓、广藿香理气和胃止呕吐，甘草调和各药。诸药相合，共奏辛温解表，和胃止呕之功，方证相应，故3剂热退、呕止、头痛愈。二诊针对纳欠佳，大便稀，鼻塞之症，改用苍耳子散合调脾散加减以宣通鼻窍、健脾助运，使病获速愈。

3. 外感风寒化热案（弟子周慎应用刘老经验医案）

周某，男，8岁，长沙人。

【初　诊】

1992年3月21日。

【主诉】发热咳嗽2日。

【病史】病儿因受寒后于昨天下午开始出现发热，无汗，咳嗽，有咯痰动作。

【现在症】发热无汗，咳嗽，有咯痰动作。纳可，大小便可。

【体格检查】腋温38.7℃，舌质尖边红、苔黄，脉浮滑。

【诊断】发热，外感风寒化热证。

【治法】解表散寒，化痰清热。

【选方】荆防败毒散加减。

【用药】荆芥10g，防风6g，紫苏叶10g，蝉蜕10g，薄荷10g，连翘10g，法半夏10g，苦杏仁6g，矮地茶15g，白芥子6g，桔梗10g，甘草3g。2剂。

【二　诊】

3月23日。服上方第1剂即微汗出，发热退。现不发热，但仍咳，有咯痰动作，脉浮滑数。药用：金银花15g，连翘

10 g，薄荷 10 g，蝉蜕 10 g，黄芩 6 g，白芥子 10 g，重楼 10 g，苦杏仁 10 g，紫苏叶 10 g，桔梗 10 g，矮地茶 15 g，法半夏 10 g，麦芽 30 g，甘草 3 g。续服 5 剂。

【三 诊】

3 月 28 日。咳嗽已少，要求续治。守复诊方改黄芩 10 g，重楼 15 g，续服 3 剂以善后。

【结 果】

服上药病愈，此后半年未再发热。

【按】

本案起病于受凉之后，为外感风寒，但小儿稚阳之体，感寒后极易化热，而出现风寒化热之象。其发热无汗，为风寒束肺之症；咳嗽，有咯痰动作，为痰浊蕴肺，肺失宣肃之象；舌质尖边红、苔黄，脉浮滑，乃风寒化热之故。初诊用荆芥、防风、紫苏叶解表散寒，法半夏、苦杏仁、矮地茶、白芥子、桔梗止咳化痰，蝉蜕、薄荷、连翘清热透邪，甘草调和诸药。服 1 剂即微汗出、发热退，二诊加用黄芩、金银花、重楼加强清热作用，并加麦芽和胃。三诊即咳嗽已少，略增黄芩、重楼量，再 3 剂而病愈，且半年未复发热。

4. 寒热夹杂案（弟子周慎应用刘老经验医案）

周某，男，8 岁，长沙人。

【初 诊】

1991 年 7 月 10 日。

【主诉】发热 1 日。

【病史】病儿昨天下午出现发热，无汗，口稍干。

【现在症】发热，无汗，口稍干，纳可，大小便可。

【体格检查】腋温 37.9 ℃。舌质偏红、苔黄，脉浮滑数。

【诊断】发热，寒热夹杂证。

【治法】散寒解表，清热解毒。

【选方】银翘散合香苏散加减。

【用药】金银花10g，连翘10g，蝉蜕6g，薄荷10g，紫苏叶10g，重楼15g，黄芩10g，板蓝根15g，荆芥5g，甘草3g。3剂。

【二　诊】

7月12日。服上方1剂即汗出热退；3剂尽，诸症悉愈。

【结　果】

服上药病愈，此后半年未再发热。1994年7月17日因淋雨后出现发热、舌质红苔薄黄。复以上方化裁3剂而愈。

【按】

银翘散合香苏散是刘老常用的组方，用于治疗感冒风寒化热或寒热夹杂之证，由金银花、连翘、薄荷、蝉蜕、紫苏叶、香附、桔梗、黄芩、甘草组成。本案风热外袭而用本组方化裁，亦遵刘老"表热不忌温宣"之旨，在用金银花、连翘、蝉蜕、薄荷、重楼、黄芩、板蓝根等大队疏风清热药基础上佐以紫苏叶、荆芥辛温宣发之味，以增其宣肺发表之功，又可监制清热解毒药的寒凉之性。药证相符，故仅服1剂即热退，3剂病愈。

5. 外感暑湿案（弟子周慎应用刘老经验医案）

李某，女，1岁，长沙人。

【初　诊】

1993年6月8日。

【主诉】发热2日。

【病史】昨日始发热，有汗，口渴。

【现在症】发热，有汗，口渴，纳食一般，小便黄，大便可。

【体格检查】腋温38.6℃，舌质红、苔白，指纹紫红。

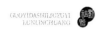

【诊断】 西医：上感发热；中医：发热，外感暑湿证。

【治法】 清暑解表。

【选方】 新加香薷饮加减。

【用药】 香薷 3 g，金银花 10 g，连翘 5 g，厚朴 2 g，青蒿 5 g，生石膏 5 g，知母 5 g，香附 2 g，薄荷 2 g，前胡 3 g，黄芩 5 g，桔梗 2 g。2 剂。

【二　诊】

6 月 10 日。上药服 1 剂即热退；2 剂尽，诸症消失。

【按】

本案起于夏季，症见发热，有汗，口渴，舌质红、苔白，指纹紫红，为暑热外感，其治用香薷、金银花、连翘、厚朴、薄荷清暑解表；暑热伤津，故见发热有汗而口渴，故用生石膏、知母、青蒿清热生津止渴；暑多夹湿，故见舌苔白，故用黄芩清热燥湿；桔梗、前胡一升一降，宣肺肃肺，以防暑邪郁遏阻肺；用香附者，乃遵刘老"表热不忌温宣"之旨，取其辛温宣透之性以理气散邪。诸药相合，共奏清暑解表之功，暑热得清、暑湿得化、津伤得复，则病能速愈。

◎小儿咽炎

小儿咽炎，是一种因外邪袭咽，或胃热上攻、虚火上炎、气阳不足、痰瘀凝结，使邪热、痰、瘀痹阻咽喉，或咽部失养失煦而发生，以咽痛或异物感，咽部红肿，或喉底颗粒状突起为主要表现的咽部疾病。

诊断要点

【病史】多有外感病史，或咽痛反复发作史。

【临床表现】起病急者，以咽部疼痛、吞咽时加重为主症；病久者，以咽干、咽痒、咽部微痛及灼热感、异物感、哽哽不利等咽喉不适为主症。

【检查】咽黏膜充血、肿胀，咽后壁或见脓点，或见咽黏膜肥厚增生、咽后壁颗粒状隆起；或见咽黏膜干燥。

刘老经验

刘老认为本病相当于中医病名国家标准的喉痹，包括西医的急性咽炎与慢性咽炎。其发病原因，急性者常因气候骤变，冷热失调、肺卫不固，风热邪毒乘虚从口鼻直袭咽喉，内伤于肺，相搏不去，壅结咽喉而为病；或肺胃邪热壅盛，上攻咽喉而致；也可因风寒外侵，营卫失和，邪郁化热，壅结咽喉而病。慢性者多因温热病后，耗伤肺肾阴液，阴虚火炎灼于咽喉而致；或饮食不节，或久病伤脾，脾胃受损，水谷精微生化不足，津不上承，咽喉失养引起；或久病误治，或过用寒凉之品，致脾肾阳虚，咽喉失养失煦所致；或饮食伤脾，运化失常，水湿停

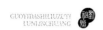
聚为痰，凝结咽喉；或喉痹反复发作，余邪滞咽，久则经脉瘀滞，咽喉气血壅滞而为病；此外，若长期受化学气体、粉尘等刺激，也可致病。

本病病位在咽喉，与肺、脾、肾有关；其病性以实为主，亦有本虚标实者。虚在肺、脾、肾，实在风、热、痰、瘀。本病急性期以外邪袭咽、胃热上攻咽喉为基本病机，慢性期以阴虚火炎、气虚咽喉失养、阳虚咽失温煦、痰瘀结聚咽喉为基本病机。在不同的发病阶段有兼痰、化火、夹食、兼瘀、气虚、阴虚、阳虚等不同的病机变化，不同发病季节有兼热、兼寒、化燥的病理机转。其治疗宜明辨寒热虚实，谨守病机，随证治之。

刘老认为本病急性者属于感冒范畴，而感冒、外感咳嗽均系邪毒为患，宜早用清解毒邪之品，以防止传变。对本病风寒犯咽证用自拟苏杏止咳汤疗效满意。

论治特色

1. 风热袭咽证

【主症】咽痛较重、吞咽时痛增，发热，恶风，咯痰黄稠，舌苔薄黄，脉浮数。检查见咽部黏膜鲜红、肿胀。

【治法】疏风清热，消肿利咽。

【方药】五味消毒饮加减。

桑叶 10 g，薄荷 10 g，金银花 15 g，野菊花 10 g，蒲公英 15 g，射干 10 g，桔梗 7 g，甘草 7 g，蝉蜕 7 g。

【加减】若发热甚者，加石膏、大青叶；咳嗽痰黄者，加重楼、鱼腥草；颌下有瘰核疼痛者，加夏枯草、浙贝母、玄参。

2. 风寒犯咽证

【主症】咽痒微痛，红肿不明显，吞咽不顺，清嗓样咳，可咳出少许白痰。伴恶寒发热，无汗，身痛酸楚，微咳舌质淡、苔白，脉浮紧。检查见咽部黏膜淡红。

【治法】疏风散寒，宣肺利咽。

【方药】苏杏止咳汤（刘老自拟方）加减。

紫苏叶 10 g，防风 10 g，苦杏仁 9 g，前胡 10 g，重楼 15 g，矮地茶 15 g，薄荷 5 g，甘草 7 g，僵蚕 6 g，射干 6 g。

【加减】若咳嗽痰白者，加陈皮、茯苓、法半夏；若鼻塞流涕者，加苍耳子、辛夷、白芷。

3. 热毒上攻证

【主症】咽痛较剧，吞咽困难，发热口臭，溲赤便结，舌质红、苔黄，脉洪数。检查见咽部红肿明显，喉底颗粒红肿，颌下有臖核、压痛。

【治法】清热解毒、消肿利咽。

【方药】清咽利膈汤加减。

连翘 3 g，黄芩 3 g，桔梗 3 g，荆芥 3 g，甘草 3 g，防风 3 g，栀子 3 g，薄荷 3 g，金银花 3 g，黄连 3 g，牛蒡子 3 g，玄参 3 g，大黄 6 g，朴硝 6 g，竹叶 6 g。

【加减】若咳嗽痰黄、颌下臖核痛甚者，加射干、瓜蒌子、夏枯草；高热者，加水牛角、大青叶；若有白腐或伪膜者，加蒲公英、马勃。

4. 肺阴亏虚证

【主症】咽部干燥，灼热疼痛不适，午后较重，或咽部哽哽不利，干咳少痰，盗汗，气短乏力，形体消瘦。舌质红少津，脉细数。检查见咽部黏膜干燥少津。

【治法】养阴清肺，降火利咽。

【方药】养阴清肺汤加减。

生地黄 12 g，麦冬 9 g，甘草 3 g，玄参 9 g，川贝母 5 g，牡

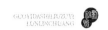
丹皮 5 g，薄荷 3 g，炒白芍 5 g。

【加减】 若喉底颗粒增多者，加桔梗、香附、郁金、合欢花；食少者，加佛手、麦芽。

5. 肾阴亏虚证

【主症】 咽部干涩而痛，吞咽不利，朝轻暮重。伴腰膝酸软、耳鸣耳聋，失眠多梦，盗汗，手足心热。舌质红、苔少，脉细数无力。检查见咽部黏膜干燥少津。

【治法】 滋阴降火，清利咽喉。

【方药】 六味地黄汤合玄麦甘桔汤加减。

熟地黄 12 g，山茱萸 6 g，山药 6 g，泽泻 5 g，牡丹皮 5 g，茯苓 5 g，玄参 6 g，麦冬 10 g，桔梗 10 g，甘草 3 g，青果 10 g。

【加减】 若咽部干燥灼热明显、大便干结者，加知母、黄柏。

6. 气虚失养证

【主症】 咽部哽哽不利或痰黏着感，咽燥微痛，口干不欲饮或喜热饮，易恶心，或时有干呕，若受凉、疲倦、多言则症状加重。平素倦怠乏力，少气懒言，胃纳欠佳，大便不调。舌质淡红边有齿印、苔薄白，脉细弱。检查见咽部黏膜淡红或微肿，喉底颗粒较多，可呈扁平或融合，或附有少许分泌物。

【治法】 益气健脾，升清利咽。

【方药】 补中益气汤加减。

黄芪 18 g，炙甘草 9 g，人参 6 g，当归 3 g，陈皮 6 g，升麻 6 g，柴胡 6 g，白术 9 g，郁金 6 g，玄参 6 g，茯苓 10 g，佛手 6 g。

【加减】 若咽部脉络充血、咽黏膜肥厚者，加丹参、三七；痰黏者，加浙贝母、香附、枳壳；咽干少津者，加沙参、麦冬；易恶心、呃逆者，加法半夏、厚朴；若纳差、便溏者，加砂仁、广藿香。

7. 阳虚失煦证

【主症】咽部异物感，哽哽不利，痰稀色白。伴面色苍白，形寒肢冷，腰膝冷痛，腹胀纳呆，下利清谷，小便清长。舌质淡嫩、舌体胖、苔白，脉沉细弱。检查见咽部黏膜淡红。

【治法】补益脾肾，温阳利咽。

【方药】附子理中丸加减。

人参 3 g，白术 3 g，炮干姜 3 g，制附子 3 g，炙甘草 3 g，佛手 3 g。

【加减】若腰膝冷痛者，加杜仲、牛膝；咽部不适，痰涎清稀量多者，加法半夏、陈皮、茯苓；若纳呆腹胀者，加砂仁、木香。

8. 痰瘀凝聚证

【主症】咽部异物感、痰黏着感、灼热感，或咽微痛，痰黏难咯，咽干不欲饮，易恶心呕吐，胸闷不适，舌质暗红或有瘀斑瘀点、舌苔白或微黄，脉弦滑。检查见咽部黏膜暗红，喉底颗粒增多或融合成片，咽侧索肥厚。

【治法】祛痰化瘀，散结利咽。

【方药】贝母瓜蒌散加减。

浙贝母 5 g，瓜蒌 6 g，天花粉 6 g，茯苓 6 g，橘红 6 g，桔梗 6 g，赤芍 6 g，桃仁 6 g，牡丹皮 3 g，法半夏 6 g，郁金 6 g。

【加减】若咽部不适，咳嗽痰黏者，加苦杏仁、紫菀；咽部刺痛、异物感、胸胁胀闷者，加香附、枳壳。

临证实录

1. 风寒犯咽案（刘老亲诊医案）

张某某，女，7 岁，长沙人。

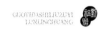

【初　诊】

1993 年 11 月 12 日。

【主诉】咽痒不适伴咳嗽 20 日。

【病史】20 日前受凉，出现咽痒不适，微痛，伴清嗓样咳，曾自购清利咽喉中成药，疗效不佳，遂前来找刘老求治。

【现在症】咽痒不适，微痛，伴清嗓样咳，咯多量白痰，鼻流清涕，纳差，大便可。

【体格检查】舌质淡红、苔薄白，脉浮紧。

【诊断】西医：急性咽炎；中医：喉痹，风寒犯咽证。

【治法】疏风散寒，宣肺利咽。

【选方】苏杏止咳汤（刘老自拟方）加减。

【用药】紫苏叶 7 g，苦杏仁 7 g，前胡 7 g，重楼 12 g，矮地茶 12 g，金银花 15 g，蝉蜕 7 g，薄荷 7 g，桔梗 6 g，甘草 7 g。7 剂。

【结　果】

病儿服上方病愈，此后 5 个月一直未再以相同症就诊。

【按】

本案起病于受凉之后。风寒袭于口鼻咽喉，故出现咽痒不适，微痛，伴清嗓样咳，鼻流清涕；风寒束肺，肺失宣肃，治节无权，痰饮内生，故咯多量白痰；肺金受病，子病及母，脾运失健，故见纳差。舌质淡红、苔薄白，脉浮紧，皆为风寒外感之征。其治宜疏风散寒，宣肺利咽，药用紫苏叶、薄荷、桔梗、蝉蜕、甘草为主散寒利咽，苦杏仁、前胡、矮地茶止咳化痰；刘老认为，咽炎属于感冒，而感冒、外感咳嗽均系邪毒为患，宜早用清解毒邪之品，以防止传变，故入重楼、金银花辛凉透表，防其化热生变。诸药相合，共奏疏风散寒，宣肺利咽之效，治法方药与本案病机丝丝入扣，故见效甚捷。

2. 风热袭咽案（刘老亲诊医案）

罗某，女，10 岁，长沙人。

【初　诊】

1994 年 8 月 5 日。

【主诉】咽痛 3 日。

【病史】3 日前出现咽痛，吞咽时疼痛增加，因疼痛而不能进食干硬食物。

【现在症】咽痛，吞咽时疼痛增加。稍有干咳，可有黏痰少许，微恶风，口渴喜饮，小便黄。

【体格检查】舌质尖红、苔薄黄，脉浮数。检查见咽部黏膜鲜红、肿胀。

【诊断】西医：急性咽炎；中医：喉痹，风热袭咽证。

【治法】疏风清热，消肿利咽。

【选方】五味消毒饮加减。

【用药】桑叶 10 g，薄荷 10 g，金银花 15 g，野菊花 10 g，蒲公英 15 g，射干 10 g，桔梗 7 g，甘草 7 g，蝉蜕 7 g。7 剂。

【二　诊】

8 月 19 日。服上药咽痛本已痊愈，昨日在外进食麻辣食品，咽痛又作，伴有颌下淋巴结肿大、疼痛。仍守前法治疗。药用：桑叶 10 g，薄荷 10 g，金银花 15 g，野菊花 10 g，蒲公英 15 g，射干 10 g，夏枯草 7 g，蝉蜕 7 g，桔梗 7 g，甘草 7 g。7 剂。嘱其忌食辛辣食物。

【结　果】

病儿家长在病儿病后守禁忌，慎饮食，2 个月内未以相同病症就诊。

【按】

本案咽痛，吞咽时疼痛增加，稍有干咳，有黏痰少许，微

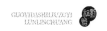
恶风，口渴喜饮，小便黄，为风热上犯袭咽所致，治用五味消毒饮加减。方中金银花、野菊花、蒲公英清热解毒；薄荷、蝉蜕清宣肺热，桑叶、射干、桔梗清利咽喉，甘草调和诸药。全方共奏疏风清热，消肿利咽之效，故 7 剂尽，咽痛诸症皆愈。但因饮食不守禁忌，进食辛辣，咽痛复作，遂续用前法治疗，因伴有颌下淋巴结肿大、疼痛，故加用夏枯草消肿散结止痛。所用治法方药与本案病机相符，故见良效。

3. 风寒犯咽案（弟子杨维华运用刘老经验医案）

孙某某，男，12 岁，长沙人。

【初　诊】

2013 年 3 月 3 日。

【主诉】咽痛 3 日。

【病史】3 日前运动出汗受凉，并吃冰淇淋 1 支，当晚出现咽痛，咽痒，稍咳，有白痰少许。因 1 月 25 日曾因咳嗽 1 周前来求治，服药 7 剂而愈。遂前来要求再用中药治疗。

【现在症】咽痛，咽痒，稍咳，口水多，不流涕，纳食二便可。

【体格检查】咽红，后壁有淡红色颗粒。舌质淡红、苔白。双肺听诊无异常。脉细。

【诊断】西医：急性咽炎；中医：喉痹，风寒犯咽证。

【治法】疏风散寒，宣肺利咽。

【选方】苏杏止咳汤（刘老自拟方）加减。

【用药】紫苏叶 7 g，苦杏仁 7 g，前胡 10 g，紫菀 10 g，矮地茶 12 g，射干 6 g，胖大海 7 g，夏枯草 10 g，桔梗 6 g，辛夷 7 g，白芷 6 g，甘草 7 g，白芥子 3 g，紫苏子 6 g，莱菔子 3 g。5 剂。

【结　果】

2013 年 3 月 12 日。病儿服上方 1 剂咽痛大减，服完 5 剂，病愈。因平时常流口水，改建脾益气之剂 6 剂以善后。此后 2 年一直未再以相同病症就诊。

【按】

本案起病于运动出汗受凉，并吃冰淇淋之后。风寒袭于咽喉，故出现咽痛，稍咳，口水多，不流涕。风寒束肺，肺失宣肃，治节无权，痰饮内生，故咳嗽有白痰少许；咽充血，后壁有淡红色颗粒，为寒郁痰凝所致。综合诸症，为风寒犯咽之证。药用紫苏叶、桔梗、紫菀、射干为主散寒利咽，苦杏仁、前胡、矮地茶、白芥子、紫苏子、莱菔子止咳化痰；用胖大海、夏枯草者，乃遵刘老"外感咳嗽均系邪毒为患，宜早用清解毒邪之品，以防止传变"之旨，清热利咽，以防其化热；辛夷、白芷通鼻宣窍。诸药相合，共奏疏风散寒，宣肺利咽之效，治法方药与本案病机相符，故疗效满意。

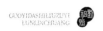
◎小儿泄泻

小儿泄泻又称小儿腹泻，是一种因感受外邪，内伤乳食，或脾肾阳虚，导致脾胃运化功能失调，使水反为湿，谷反为滞，精华之气不能输化，乃致合污而下趋肠道，出现以大便次数增多、便质稀薄或如水样为主要表现的肠胃类疾病。

诊断要点

【病史】多见于 2 岁以下的小儿，以夏秋季节发病率为高；秋冬季节发生的泄泻，容易引起流行。

【临床表现】大便频繁，便质稀溏或如水样，夹有食物残渣或黏液，甚至泄泻无度。可伴恶心呕吐，腹胀肠鸣，不思乳食，前囟及眼眶凹陷，消瘦，皮肤干燥松弛，甚至面色苍白、肢冷、汗出淋漓等症。

【辅助检查】大便镜检可有脂肪球或少量白细胞、红细胞；大便病原体检查可有致病性大肠埃希菌或病毒检查阳性等。

刘老经验

刘老认为本病相当于中医病名国家标准的泄泻，西医称为腹泻。其发病乃因感受外邪、内伤乳食、脾肾不足，引起脾运失职所致。其病位主要在脾胃，与肾有关；其病性为本虚标实，虚在脾与肾，实在寒、湿、食、热。提出本病以脾虚湿盛为基本病机，在不同的发病阶段有兼寒、夹食、气虚、阳虚等不同的病机变化，临床须辨常证与变证。常证有湿热、风寒、伤食、脾气虚、脾肾阳虚之别；变证有重证、危证之分。其治疗以运脾化湿为基本治则，再根据标本虚实缓急的不同和虚实相互兼夹的多少，采取相应的治疗方法。

小儿脾常不足，每多伤食，刘老在治疗过程中每多应用理脾助运之品，以健运后天脾胃之本。如对本病外寒内湿证，刘老即用藿香正气散合焦三仙加减，每获良效。

论治特色

1. 乳食积滞证

【主症】脘腹胀痛，泻前哭闹，大便腐臭，吐乳酸馊，厌食，舌苔黄厚腻，指纹沉滞。

【治法】消食导滞。

【方药】保和丸加减。

山楂 9 g，神曲 3 g，法半夏 4.5 g，茯苓 4.5 g，陈皮 1.5 g，连翘 1.5 g，莱菔子 1.5 g。

【加减】若脘腹胀满甚者，加厚朴、青皮；舌苔黄脉数者，加黄连、黄芩；大便秘结者，加大黄；脾虚而神疲便溏者，加白术；呕吐甚者，加竹茹。

2. 外寒内湿证

【主症】便稀多泡沫，肠鸣腹痛，恶寒发热，鼻塞流清涕，无汗或有汗，舌苔薄白。

【治法】疏风散寒。

【方药】藿香正气散合焦三仙加减。

紫苏梗 7 g，广藿香梗 7 g，佛手 10 g，白术 10 g，鸡内金 7 g，麦芽 15 g，山楂 15 g，黄连 1.5 g，木香 3 g。

【加减】若表邪重而寒热无汗者，加香薷、防风；里湿偏重而舌苔厚腻者，易白术为苍术，加佩兰；脘腹胀痛明显者，加延胡索；腹泻重者，加白扁豆、薏苡仁；小便短少者，加车

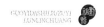
前子、泽泻；若里寒偏重者，加干姜。

3. 湿热下注证

【主症】大便水样，或如蛋花汤样，泻下急迫，量多次频，气味秽臭，或见少许黏液，腹痛时作，食欲不振，或伴呕恶，神疲乏力，或发热烦闹，口渴，小便短黄。舌质红、苔黄腻，脉滑数。

【治法】清热利湿。

【方药】葛根黄芩黄连汤加减。

葛根9g，黄芩3g，黄连3g，甘草2g，马齿苋15g，茯苓6g，木香2g，苍术6g。

【加减】若腹痛甚者，加延胡索；呕吐者，加法半夏、竹茹；口渴者，加生石膏、芦根。

4. 暑湿中阻证

【主症】便稀如水、色黄或绿，或有黏液垢腻，臭秽，肛门赤热，发热口渴，小便短黄，舌质红、苔黄腻，指纹紫滞。

【治法】清暑化湿。

【方药】新加香薷饮加减。

香薷3g，厚朴3g，金银花4.5g，连翘4.5g，鲜白扁豆花4.5g，广藿香3g，佩兰3g。

【加减】若表证重者，加青蒿；舌苔黄腻者，加黄连；恶心欲呕者，加旋覆花。

5. 脾虚气陷证

【主症】久泻，五更时腹泻明显，大便稀溏、色淡不臭、有排不尽感，气少神疲，声低懒言，饮食减少，舌质淡，指纹淡。

【治法】升清举陷。

【方药】补中益气汤合四神丸加减。

黄芪 10 g，党参 7 g，炒白术 7 g，陈皮 6 g，升麻 4 g，柴胡 4 g，炙甘草 4 g，青皮 4 g，诃子 6 g，赤石脂 20 g，补骨脂 7 g，吴茱萸 2 g，肉豆蔻 4 g，乌梅 4 g。

【加减】若舌苔腻者，加广藿香、佩兰；纳呆者，加神曲、麦芽；腹胀甚者，加厚朴、木香；舌质淡嫩者，加炮姜；脱肛者，重用黄芪。

6. 脾肾阳虚证

【主症】久泻不止，大便清稀，完谷不化，或见脱肛，形寒肢冷，面色㿠白，精神萎靡，睡时露睛，舌质淡、苔白，脉细弱。

【治法】补脾温肾，固涩止泻。

【方药】附子理中汤合四神丸加减。

党参 6 g，干姜 3 g，甘草（炙）3 g，白术（炒）6 g，制附子 3 g，补骨脂 3 g，肉豆蔻 2 g，五味子 3 g，吴茱萸 2 g。

【加减】若脱肛者，加黄芪、升麻；久泻不止者，加诃子、石榴皮、赤石脂。

7. 气阴两伤证

【主症】频泻如水，目、囟凹陷，皮肤松弛，五心热，食少，小便短少，唇红而干，舌质红少津、苔少或无苔，脉细数。

【治法】益气养阴，酸甘敛阴。

【方药】人参乌梅汤加减。

人参 6 g，乌梅 9 g，木瓜 9 g，莲子 9 g，山药 9 g，玉竹 4.5 g，麦冬 6 g，炙甘草 3 g，桑叶 3 g，白扁豆 4.5 g，天花粉 4.5 g。

【加减】若久泻不止者，加山楂炭、诃子、赤石脂、五味子；口渴引饮者，加石斛、沙参。

8. 阴竭阳脱证

【主症】泻下不止，次频量多，精神萎靡，表情淡漠，面

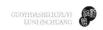
色青灰或苍白，哭声微弱，啼哭无泪，尿少或无，四肢厥冷，舌质淡无津，脉沉细欲绝。

【治法】挽阴回阳，救逆固脱。

【方药】生脉散合参附龙牡汤加减。

人参6g，麦冬9g，五味子3g，白芍15g，制附子3g，龙骨15g，牡蛎15g，炙甘草3g。

【加减】若泻下不止者，加石榴皮、诃子、赤石脂。

临证实录

1. 外寒内湿案（刘老亲诊医案）

周某某，女，2个半月，长沙人。

【初　诊】

1990年6月29日。

【主诉】大便稀溏、次数增多2周，伴咳嗽2日。

【病史】2周前喂奶较多，随即出现大便稀溏、次数增多。

【现在症】大便次数增多，每日4次左右，质稀溏、有块状不消化物，小便少，轻微咳嗽。

【体格检查】舌质淡红、苔薄，指纹紫滞而浮。

【诊断】西医：消化不良；中医：泄泻、咳嗽，外寒内湿证。

【治法】运脾化滞，疏风散寒。

【选方】藿香正气散合焦三仙加减。

【用药】紫苏梗7g，广藿香梗7g，佛手10g，白术10g，鸡内金7g，麦芽15g，山楂15g，黄连1.5g，木香3g。水煎服，每日1/2剂。

【结　果】

服上药1剂，病儿泄泻减为每日3次，大便中不消化物大减，咳嗽亦减轻；3剂尽，诸症悉愈。

【按】

本案起病于喂奶较多之后，小儿脾常不足，乳食稍多则易伤脾气，故有泄泻、大便中有不消化乳块等脾运失健、积滞内生之症状。小儿肺脏娇嫩，脾气失运，母病及子，肺气卫外力亦薄，复感风寒，则出现咳嗽。故治宜运脾化滞，疏风散寒。药用佛手、白术、鸡内金、麦芽、山楂健脾助运，消乳化滞；紫苏梗疏风散寒，宣肺止咳；广藿香梗散寒和胃；黄连、木香为香连丸，有清热燥湿、行气化滞之功，此处用少许黄连，有防止久积化热之意。诸药合用，使脾运健，乳滞化，风寒散，泄泻咳嗽遂愈。

2. 湿热下注案（弟子杨维华运用刘老经验医案）

欧阳某，男，2岁8个月，长沙人。

【初　诊】

2007年1月22日。

【主诉】腹泻伴恶心呕吐2日。

【病史】病儿2日前在外进食酸辣米粉，当日出现发热、腹泻，用退热药热退，但仍腹泻，每日3~4次，遂来我院求治。

【现在症】腹泻，每日3~4次，水样量多如小便，气味酸臭而腥，饮牛奶时呕吐，小便黄。

【体格检查】咽红，舌质淡红、苔中部厚腻，指纹紫红在风关，肛门黏膜红赤。

【辅助检查】大便常规示：黄，稀，镜检：白细胞1~3个/HP。

【诊断】西医：腹泻；中医：泄泻，湿热下注证。

【治法】利湿清热。

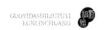
【选方】葛根黄芩黄连汤加减。

【用药】葛根 10 g，广藿香 10 g，黄芩 3 g，木香 3 g，马齿苋 30 g，甘草 3 g，泽泻 6 g，茯苓 10 g，车前子 6 g，诃子 3 g，石榴皮 10 g。2 剂。每日 1 剂，水煎不拘时服。外用马齿车前散（含马齿苋、车前子）加凡士林调成膏状，敷于神阙穴，每日 1 次，每次 8 小时。

【结　果】

治疗 1 日泻减，2 日诸症悉愈，1 个月后随诊腹泻一直未复作。

【按】

小儿胃肠薄弱，一旦乳食不洁，则易肠蕴湿热而致湿热泻，临床常见小儿泄泻水样便，色呈黄绿，腹痛便急，或有发热，口渴喜饮，烦急躁扰，小便黄少，肛门灼热或红赤，或伴呕吐，舌苔白滑或黄腻，脉濡数。湿热泻用葛根黄芩黄连汤疗效满意。本方出自《伤寒论》，由葛根、黄芩、黄连、炙甘草组成，有解表清里之功能，具有解热、抗菌，抗病毒、解痉、抑制胃肠运动、增强机体免疫功能等作用，曾有研究证明本汤证所指为感染性腹泻病治，临床证实对感染性腹泻疗效显著。小儿脾胃功能薄弱，恐苦寒药物过多而伐脾伤胃，故去黄连之苦寒，易之以清热利湿之马齿苋。方中葛根甘平气轻，能解肌升清，止泻生津，广藿香芳香化浊、理气和中，茯苓、泽泻健脾利湿止泻，木香理气运脾，甘草以作调和。诸药相合，既能清热利湿止泻，又可理气健脾和中，祛邪而不伤正，更符合小儿"脾常不足"的生理特点，故可用于小儿湿热泻者；本例病儿因泄泻水样便量多，故加车前子、诃子、石榴皮以利尿涩肠。配合以马齿车前散敷脐以清湿热、利小便以实大便，内外合治，其效立见。

3. 脾虚气陷案（弟子杨维华运用刘老经验医案）

赵某，男，12岁，长沙人。

【初　诊】

2011年5月31日。

【主诉】腹泻反复6年，复发3个月。

【病史】6年前开始出现腹泻，此后即反复发作，遇寒或饮食稍有不慎则泻作，3个月前进食稍凉，泄泻再作。

【现在症】大便溏薄，每日3~4次，每日五更时腹泻明显，一般便前不腹痛，肛门不灼热，有时有便不尽感，气少神疲，声低懒言。

【体格检查】舌质淡红、苔薄，脉细滑。

【诊断】西医：腹泻；中医：泄泻，脾虚气陷证。

【治法】升清举陷，涩肠止泻。

【选方】补中益气汤合四神丸加减。

【用药】黄芪20 g，党参7 g，炒白术7 g，陈皮6 g，升麻4 g，柴胡4 g，炙甘草4 g，青皮4 g，诃子6 g，赤石脂20 g，补骨脂7 g，花椒4 g，吴茱萸2 g，肉豆蔻4 g，乌梅4 g。5剂。

【二　诊】

6月7日。大便已成形，便前左中下腹隐痛，纳食可，小便不黄，气少神疲，舌质红、苔薄腻，脉浮细滑。此为脾虚湿热，用上方去花椒、吴茱萸，加白芍10 g，槟榔6 g，败酱草10 g。7剂。

【三　诊】

6月13日。左腹已不痛，但右中腹胀，矢气少，大便成形，日1次，臭气较重，神疲气少，声低懒言，纳食减少，脉细滑，舌苔白厚。用成药补脾益肠丸善后。

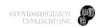

【结　果】

服上药后 8 个月腹泻一直未复发。

【按】

《内经》云："中气不足，溲便为之变""清气在下，则生
飧泄"。本例病儿腹泻反复，经年不愈，又再发 3 个月，其大便
溏薄、气少神疲、声低懒言，为中气不足，清阳不升之明证，
故用补中益气汤合四神丸加减治之。方中黄芪、党参、炒白术、
陈皮、升麻、柴胡、炙甘草、青皮、诃子、赤石脂、花椒益气
升清止泻；因其五更肾泻明显，故用补骨脂、吴茱萸、肉豆蔻、
乌梅补肾固摄止泻。治疗 5 日，即大便成形。二诊出现左中下
腹隐痛，舌质红、苔薄腻，脉浮细滑等湿热兼症，故去花椒、
吴茱萸之温，加清热利湿、理气止痛之白芍、槟榔、败酱草。
三诊腹痛止，右中腹胀，矢气少，大便成形，日 1 次，臭气较
重，神疲气少，声低懒言，纳食减少，脉细滑，舌苔白厚，示
脾虚湿热征象减少，故改用成药补脾益肠丸以善后调理。

◎小儿厌食

小儿厌食又称恶食，是一种因小儿脾胃稚弱，过食肥甘生冷，使脾失健运、胃气呆滞而发生，以较长时期内食欲不振、恶闻食气、形体消瘦为主要表现的胃肠类疾病。

诊断要点

【病史】多见于 1~6 岁的儿童，常有饮食失节、喂养不当史。

【临床表现】长期不思进食，厌恶摄食，食量显著少于同龄正常儿童。可有嗳气、泛恶、脘痞、大便不调等症，或伴面色少华、形体偏瘦、口干喜饮等症，但精神尚好，活动如常。

除外泄泻、疳病、肺痨、肝炎等能引起食欲不振的疾病。

刘老经验

刘老认为本病的发病乃因喂养不当、他病伤脾、先天不足、情志失调，引起脾胃不和，纳化失职所致。其病位在脾胃，其病证有脾运失健及脾胃气虚、阴虚之别。提出本病辨证要区别以运化功能改变为主，还是以脾胃气阴不足之象已现为主。脾运失健证除厌食主证外，其他症状不多，无明显虚象；脾胃气虚证伴面色少华、形体偏瘦等气虚征象；脾胃阴虚证伴口舌干燥、食少饮多等阴虚征象。一般本病初起为脾运失健，久则发展为脾气虚、胃阴虚。而无论气虚还是阴虚，必兼脾运失健，故其治疗常在益脾气、养胃阴的基础上佐以运脾开胃之品。

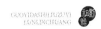

论治特色

1. 脾运失健证

【主症】厌恶进食，饮食乏味，食量减少，或有胸脘痞闷、嗳气泛恶，偶尔食多则脘腹饱胀，大便不调，精神如常，舌苔薄白或白腻。

【治法】运脾开胃。

【方药】曲麦枳术丸加减。

神曲10 g，麦芽15 g，香附7 g，佛手10 g，豆蔻7 g，山楂10 g，鸡内金7 g，甘草5 g。

【加减】若伴口苦者，加连翘；腹胀较甚者，加隔山消；口渴者，加乌梅。

2. 胃阴不足证

【主症】厌恶进食，不思食，口渴，形瘦，五心热，便结，舌质红少苔，指纹紫滞。

【治法】养胃生津。

【方药】养胃增液汤合焦三仙加减。

太子参10 g，麦冬7 g，玉竹10 g，地骨皮12 g，桑叶10 g，山楂10 g，鸡内金10 g，麦芽15 g，佛手7 g，甘草7 g。

【加减】若口干便燥、舌质红者，加白芍、石斛、乌梅。

3. 脾胃气虚证

【主症】不思乳食，消瘦神疲，面色萎黄，舌质淡红，指纹淡滞而紫。

【治法】健脾益气。

【方药】异功散加减。

党参6 g，炒白术6 g，茯苓6 g，陈皮3 g，神曲3 g，砂仁3 g，制香附3 g，麦芽6 g，甘草2 g。

【加减】若腹胀者，加木香；口吐清涎者，加炮姜、草豆蔻；自汗多者，加黄芪、煅牡蛎、防风；舌苔腻者，加苍术。

临证实录

1. 脾运失健案（刘老亲诊医案）

熊某，男，8岁，安化人。

【初　诊】

1995年6月9日。

【主诉】 厌恶进食3年半。

【病史】 3年多来厌恶进食，厌辛辣油腻。

【现在症】 厌恶进食，尤其厌恶辛辣油腻，食量减少，精神如常。

【体格检查】 舌苔白腻，脉缓。

【诊断】 厌食，脾运失健证。

【治法】 运脾开胃。

【选方】 曲麦枳术丸加减。

【用药】 香附7g，佛手10g，豆蔻7g，山楂10g，鸡内金7g，麦芽15g，神曲10g，乌梅10g，甘草5g，隔山消15g。14剂。

【结　果】

服上方5剂，食纳稍增。服药10剂，即不厌恶辛辣油腻食物。14剂尽，诸症悉愈。

【按】

本案病儿厌恶进食，尤其厌恶辛辣油腻，食量减少，为脾运失健之象；而精神如常，舌苔白腻，脉缓，表明无明显伤阴伤气之象。故用香附、佛手、豆蔻理气运脾，山楂、鸡内金、

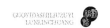
隔山消、麦芽、神曲开胃助化；乌梅配甘草酸甘化阴，养胃生津，防止病久伤阴；甘草又能调和诸药。各药相伍，共奏理气运脾、开胃助化之功，脾运复常，胃口自开，厌食遂愈。

2. 胃阴不足案（刘老亲诊医案）

邱某，男，3岁，宁远人。

【初　诊】

1993年4月23日。

【主诉】 厌恶进食2年。

【病史】 2年来厌恶进食，平时饮水多，腹胀。

【现在症】 厌恶进食，平时饮水多，腹胀，大便干稀不调，小便如常。

【体格检查】 舌质红、舌苔少，脉细右关滑。

【诊断】 厌食，胃阴不足证。

【治法】 养胃生津，运脾助化。

【选方】 养胃增液汤合焦三仙加减。

【用药】 太子参10g，麦冬7g，玉竹10g，地骨皮12g，桑叶10g，山楂10g，鸡内金10g，麦芽15g，佛手7g，甘草7g。7剂。

【结　果】

服上方3剂，食纳稍增，饮水量减少，平时已不腹胀，唯进食后腹稍胀，大便已调。7剂尽，诸症悉愈。

【按】

本案病儿厌恶进食，腹胀，大便干稀不调，为脾运失健之象；平时饮水多，舌质红、苔少，为脾胃阴虚之征。故以太子参、麦冬、玉竹、地骨皮、桑叶养胃生津，山楂、鸡内金、麦芽、佛手运脾助化；甘草调和诸药。全方共奏养胃生津，运脾助化之功，治法与病机丝丝入扣，故见效甚捷。

3. 脾胃气虚案（弟子杨维华运用刘老经验医案）

常某，男，2 岁 8 个月。长沙人。

【初 诊】

2011 年 11 月 25 日。

【主诉】厌恶进食半年余。

【病史】半年前曾患肺炎，用抗生素静脉滴注治愈后，一直厌恶进食，伴面色萎黄，大便溏薄、夹有不消化食物，睡中露睛。

【现在症】厌恶进食，面色萎黄，大便溏薄、夹有不消化食物，睡中露睛。

【体格检查】舌质淡红，山根皮肤色黄、有青筋呈"—"型，指纹淡滞而紫。

【诊断】厌食，脾胃气虚证。

【治法】健脾益气。

【选方】异功散加减。

【用药】党参 6 g，炒白术 6 g，茯苓 6 g，陈皮 3 g，黄精 10 g，神曲 3 g，草豆蔻 3 g，砂仁 3 g，制香附 3 g，麦芽 6 g，甘草 2 g。7 剂。并刺四缝，挤时双手示指、小指及右手无名指均有黄白色黏液。

【结 果】

3 剂尽，病儿厌食减，大便已成形。服完 7 剂，并刺四缝 3 次，诸症基本痊愈，山根青筋渐淡渐少，唯面色欠华，改用参苓白术颗粒调理善后。

【按】

本例病儿因肺炎病后失调，遂出现厌食，面色萎黄，大便溏、夹有不消化食物，睡中露睛等脾虚失运症状；山根皮肤色黄、青脉横截，舌质淡红，指纹淡滞而紫，皆脾虚运化失职之

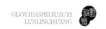

征。治用党参、白术、茯苓、陈皮、甘草等组成的异功散加黄精健脾益气；神曲、草豆蔻、砂仁、香附、麦芽开胃助运，并刺四缝益气助化，故疗效满意。因病儿病程较长，在厌食已愈后仍用参苓白术颗粒继续调理，以巩固疗效。

◎疳　证

疳证又称疳病，是一种因喂养不当，或因多种疾病的影响，使脾胃受损，气液耗伤而发生，出现以形体消瘦、面色无华、毛发干枯、精神萎靡或烦躁、饮食异常为主要表现的脾胃病。

诊断要点

【病史】有喂养不当或病后饮食失调及长期消瘦史。

【临床表现】面黄肌瘦，体重比正常同年龄儿童平均值低15%以上，毛发稀疏或枯黄；严重者干枯赢瘦，体重可比正常平均值低40%以上。饮食异常，大便干稀不调，尿如米泔，肚大青筋。兼有精神不振、烦躁易怒，或喜揉眉擦眼，或吮指磨牙等症。

【辅助检查】贫血者，血红蛋白及红细胞减少。疳肿胀（营养性水肿）者，血清总蛋白大多在 45 g/L 以下，血清白蛋白常在 20 g/L 以下。

刘老经验

刘老认为本病相当于西医学的营养不良。其发病乃因喂养不当，或因禀赋不足、病后失调，引起脾胃受损，气液耗伤所致。其病位在脾胃，其病性以虚为本。提出本病以脾胃虚损，津液消亡为基本病机。在不同的发病阶段有不同的病理机转，发病之初为脾胃不和，运化失健；继则脾失健运，积滞内停，壅滞气机；终则脾胃虚损，津液消亡，气血俱衰，故其病情亦

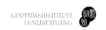
有疳气—疳积—干疳之发展趋势。

疳证日久，气血虚衰，全身失养，必累及其他脏腑受病，而出现兼证。如脾病及肝，肝血不足，目失所养，则出现羞明翳障等而为"眼疳"；脾病及心，心火上炎，则见口舌糜烂或生疮而为"口疳"；脾病及肺，肺气受损，则易反复外感而为"肺疳"；脾病及肾，肾精不足，骨失所养，久则骨骼畸形，而为"骨疳"；脾病日久，中阳失展，气不化水，水湿泛溢肌肤，可出现全身浮肿之"疳肿胀"；脾虚气不摄血，血溢脉外，可见皮肤紫斑出血，甚则脾虚衰败，元气耗竭，阴阳离绝而卒然死亡。

本病的治疗，刘老临床以健运脾胃为主要治则，根据疳证的不同阶段，采取不同的治法，疳气以和为主，疳积以消为主或消补兼施，干疳以补为主。出现兼证则按脾胃本病与他脏兼证合参而随证治之。

论治特色

1. 食气滞脾证（疳气）

【主症】形体略瘦，面黄少华，毛发稀疏，食欲不振，或能食善饥，夜卧不宁，易怒易哭，便溏或秘。舌苔微腻，脉细。

【治法】和脾健运。

【方药】焦三仙加减。

麦芽 15 g，山楂 10 g，龙骨 15 g，牡蛎 15 g，酸枣仁 10 g，首乌藤 15 g，延胡索 10 g，女贞子 12 g，蝉蜕 7 g。

【加减】若腹胀大者，加枳实、莪术；虫积腹痛者，加芜荑、雷丸；午后身热者，加胡黄连、银柴胡。

2. 食积伤脾证（疳积）

【主症】面色萎黄，形体消瘦，肚腹膨胀，发结如穗，睡眠不宁，或伴揉眉挖鼻，咬指磨牙，嗜食咸酸，食少或多食多便。舌质淡、苔腻，脉细而滑，指纹紫滞。

【治法】消积理脾。

【方药】消疳理脾汤加减。

芜荑 3 g，三棱 3 g，莪术 3 g，青皮（炒）3 g，陈皮 3 g，芦荟 3 g，槟榔 3 g，使君子 6 g，甘草 1.5 g，黄连 1.5 g，胡黄连 1.5 g，麦芽（炒）4.5 g，神曲（炒）4.5 g，灯心草 1 g。

【加减】若腹胀者，加木香、香附；食少者，加砂仁、豆蔻；舌苔腻者，加苍术；颈部淋巴结肿大者，加牡蛎、浙贝母、玄参、夏枯草。

3. 脾虚食滞证（疳积）

【主症】面色萎黄，形体消瘦，食少腹胀，大便稀溏，神疲气少，倦怠，舌质淡、苔腻，脉细弱，指纹淡滞。

【治法】健脾益气，和胃化食。

【方药】肥儿丸加减。

人参 3 g，白术 6 g，茯苓 6 g，黄精 10 g，枳实 2 g，莱菔子 2 g，神曲 5 g，炒山楂 5 g，麦芽 10 g，炙甘草 2 g。

【加减】若口渴、舌质红者，加胡黄连；腹胀大者，加莪术、大腹皮；纳少者，加砂仁、豆蔻；舌苔厚腻者，加苍术、佩兰；睡眠不安者，加酸枣仁、煅龙骨；汗多者，加浮小麦、煅牡蛎。

4. 气血亏虚证（干疳）

【主症】面白唇干，头大颈细，骨瘦如柴，腹凹如舟，头发焦枯，纳呆不食，大便溏泄，舌质淡、无苔，脉沉细而弱，指纹淡。

【治法】益气养血。

【方药】八珍汤加减。

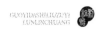
人参 4.5 g，白术 4.5 g，茯苓 4.5 g，当归 4.5 g，川芎 4.5 g，白芍 4.5 g，熟地黄 4.5 g，甘草（炙）2.5 g，生姜 1.5 g，大枣 3 枚。

【加减】若面色㿠白、舌质淡者，去白芍，加制附子、炮姜；舌质干红、苔光者，加乌梅、石斛；白睛干涩、夜盲者，去川芎，加山楂、麦芽、夜明砂。

5. 肝脾血虚证（眼疳）

【主症】两目干涩，畏光羞明，时常眨眼，眼角赤烂，目睛失泽，甚则黑睛混浊，白睛生翳，夜晚视物不清。

【治法】养血柔肝，滋阴明目。

【方药】石斛夜光丸加减。

天冬 6 g，麦冬 6 g，生地黄 6 g，熟地黄 6 g，人参 2 g，茯苓 6 g，山药 6 g，枸杞子 4.5 g，牛膝 4.5 g，石斛 4.5 g，决明子 4.5 g，菊花 4.5 g，水牛角 15 g，五味子 3 g，防风 3 g，甘草（炙）3 g，沙苑子 3 g，黄连 3 g，枳壳 3 g，川芎 3 g。

【加减】若夜盲者，加服羊肝丸。

6. 疳火上逆证（口疳）

【主症】口舌生疮，口腔糜烂，秽臭难闻，面赤唇红，烦躁哭闹，小便黄赤，舌质红、苔薄黄，脉细数。

【治法】清心泻火。

【方药】泻心导赤汤加减。

木通 3 g，生地黄 9 g，黄连 1 g，甘草梢 1.5 g，灯心草 1 g，朱茯苓 9 g，淡竹叶 3 g，连翘 6 g，玄参 6 g，麦冬 9 g。

【加减】若口疮疼痛明显者，加蒲公英、露蜂房；尿短赤者，加滑石；口渴者，加玉竹、石斛。

7. 脾虚水泛证（疳肿胀）

【主症】足踝、目胞浮肿，甚则四肢浮肿，按之凹陷难起，小便短少，面色无华，全身乏力。舌质淡嫩、苔薄白。

【治法】健脾温阳利水。

【方药】防己黄芪汤合五苓散加减。

防己 12 g，黄芪 15 g，白术 9 g，甘草（炙）6 g，猪苓 9 g，泽泻 15 g，茯苓 9 g，桂枝 6 g，生姜 4 g，大枣 1 枚。

【加减】若偏于肾阳虚，见四肢不温，腰以下肿甚者，加制附子、干姜。

临证实录

1. 食气滞脾（疳气）案（刘老亲诊医案）

刘某，男，3 岁，深圳人。

【初　诊】

1994 年 8 月 26 日。

【主诉】纳差，眠不安，多汗 3 个月。

【病史】3 个月前患肺炎运用抗生素治疗渐愈，但出现食纳差，眠不安，多汗，烦躁多啼。经西医多方治疗效不佳。

【现在症】食纳差，眠不安，多汗，烦躁多啼，大便干结。

【体格检查】形体略瘦，面黄少华，毛发稀疏，舌苔薄微腻，脉细。

【诊断】西医：营养不良；中医：疳证，食气滞脾证（疳气）。

【治法】和脾健运。

【选方】焦三仙加减。

【用药】麦芽 15 g，山楂 10 g，龙骨 15 g，牡蛎 15 g，酸枣仁 10 g，首乌藤 15 g，延胡索 10 g，女贞子 12 g，蝉蜕 7 g。7 剂。

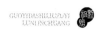
【结　果】

病儿服上药 3 剂，食纳增，多汗亦减，已不烦啼。7 剂尽，睡眠亦安，大便亦调。续服 7 剂以巩固疗效。

【按】

小儿本脾常不足，本案病儿罹患肺炎之后更损伤脾胃，以致出现食纳差，大便不调、质稀溏或干结如羊屎等脾胃不和症状；脾失健运，食纳减少，不能运化输布水谷精微，致气血不足，血虚则心神失养，故而睡眠不安，烦躁多啼；气虚则肺之卫外不固，故而多汗。脾为气血生化之源，脾运正常，诸脏得养，则病可愈。故用麦芽、山楂和脾开胃为主，辅以酸枣仁、首乌藤安神宁心，龙骨、牡蛎固表敛汗，女贞子养阴生津，润肠通便，蝉蜕、延胡索疏肝理气除烦。诸药相合，共奏和脾健运、宁神固表、理气通便之效，与本案病机契合，故疗效满意。

2. 食积伤脾（疳积）案（弟子杨维华运用刘老经验医案）

彭某，男，2 岁 10 个月，长沙人。

【初　诊】

2013 年 8 月 4 日。

【主诉】消瘦、腹膨、烦躁不宁半年。

【病史】病儿 1 岁时断母乳后，即出现食欲不振，毛发稀疏。近半年出现消瘦、腹大肢细，烦躁不宁，大便干结、2~3 日一行，夜卧不宁。

【现在症】消瘦、腹大肢细，烦躁不宁，大便干结，夜卧不宁，颈部淋巴结肿大，手心热。

【体格检查】体瘦发枯，腹大青筋，四肢细瘦，颈部有肿大的淋巴结 4 个、约黄豆大小，不成串，可推动、无压痛。舌苔根部稍腻，指纹淡紫。

【诊断】西医：营养不良，颈淋巴结炎；中医：疳证，食积伤脾证（疳积）。

【治法】理脾疏肝，消瘰散结。

【选方】消疳理脾汤合消瘰丸加减。

【用药】白术 10 g，神曲 7 g，草豆蔻 3 g，砂仁 3 g，黄精 10 g，制何首乌 7 g，煅牡蛎 7 g，玄参 7 g，浙贝母 7 g，夏枯草 10 g，猫爪草 9 g，白芍 3 g，甘草 2 g，麦芽 3 g，胡黄连 3 g。15 剂。同时予刺四缝每周 1 次。

【二　诊】

8 月 17 日。病儿烦闹不安、口渴大减，食纳稍增，大便已不结，颈部小结块略有缩小。守上方去胡黄连，加鸡内金，14 剂。

【三　诊】

9 月 2 日。颈部结块缩小至绿豆大小，夜间盗汗减少，食纳增，腹膨大明显减轻，手心已不热，舌质淡红、苔薄白，指纹沉滞。效不更方，仍守前法化裁：白术 10 g，神曲 7 g，草豆蔻 3 g，砂仁 3 g，黄精 10 g，制何首乌 7 g，煅牡蛎 7 g，玄参 7 g，浙贝母 7 g，夏枯草 3 g，猫爪草 9 g，白芍 3 g，甘草 2 g，麦芽 3 g。14 剂。

【结　果】

9 月 20 日。颈部结块已不明显，夜间已不出汗，食纳增，腹已不膨，舌质淡红、苔薄白，指纹淡红，予参苓白术颗粒善后。

【按】

病儿断奶后，因喂养不当，渐出现食少发稀等疳气之象，又未及时调理，渐发展而成疳积，出现腹大青筋、消瘦、腹膨、烦躁不宁、颈淋巴结肿大等症。证属食积伤脾，脾虚肝郁，痰

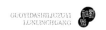
气凝结，治用白术、神曲、草豆蔻、砂仁、黄精、麦芽、制何首乌健脾益气，开胃助食，白芍、胡黄连柔肝理气，牡蛎、玄参、浙贝母、夏枯草、猫爪草消瘰散结，甘草调和诸药。配合用刺四缝理脾消疳。针药共奏理脾疏肝，消瘰散结之功，与病儿脾虚肝郁、痰气凝结病机相符，故能缓以收功。

◎小儿汗证

小儿汗证是一种因禀赋不足，调护失宜，使肺卫不固、营卫失调、气阴亏损或湿热迫蒸而发生，以小儿在安静状态下，日常环境中，全身或局部出汗过多，甚则大汗淋漓为主要表现的病证。

诊断要点

【病史】多有先天禀赋不足或病后失调病史。

【临床表现】小儿在安静状态下，正常环境中，全身或局部出汗过多，甚则大汗淋漓。寐则汗出，醒时汗止者称盗汗；不分寤寐而出汗者称自汗。

排除维生素 D 缺乏性佝偻病、结核感染、风湿热、传染病等引起的出汗。

刘老经验

刘老认为中医的汗证，多属西医学的自主神经功能紊乱。其发病乃因禀赋不足，调护失宜；其病位在卫表肌腠，与肺、心、脾、肾相关；基本病机为阴阳失调，腠理不固，营卫失和，汗液外泄失常。小儿自汗多因元气不充，腠理不密，津液外泄引起；盗汗多因气阴两虚、内热，津液不能固藏而外泄所致。

刘老认为小儿本病多虚少实。自汗以气虚、阳虚为主；盗汗以阴虚、血虚为主，可有心火炽盛伤阴之实证。补虚泻实为基本治则。

刘老指出汗证与肺脾肾心密切相关。表虚不固者，常有自

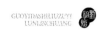
汗、盗汗，而小儿脾常不足，汗证病儿每易因肺卫不固，子病及母，令脾土运化失常导致夹滞而食少；小儿肾常虚，汗证病儿又易母病及子，使肾精不足而出现肾虚腰痛；汗为心之液，多汗病儿必致心之气阳随津外泄，致心神失养而出现失眠多梦。因此刘老治疗小儿汗证，常根据兼夹症状之异，辨明所累脏腑之位，采取相应的治疗方法。临证在固表止汗基础上，夹滞食少者常加用焦三仙等运脾之品；兼肾虚腰痛者常加熟地黄等补肾之药；心神失养而失眠多梦者常加酸枣仁等安神之属。

论治特色

1. 肺卫不固证

【主症】无故汗自出，动则尤甚，肢体欠温，咳嗽气短，舌质淡、舌苔白，指纹淡红。

【治法】益气固表。

【方药】玉屏风散加味。

防风 6 g，炙黄芪 12 g，白术 12 g，浮小麦 15 g。

【加减】若自汗较重者，加煅牡蛎、麻黄根；咽红口干、手足心热、舌质红苔少者，加沙参、麦冬、五味子；食少者，加神曲、麦芽、山楂；腰痛者，加熟地黄；失眠多梦者，加酸枣仁。

2. 营卫失调证

【主症】以自汗为主，或伴盗汗，汗出遍身而不温，微恶寒、怕风，不发热，或伴有低热，精神疲倦，胃纳不振，舌质淡红、舌苔薄白，脉缓。

【治法】调和营卫。

【方药】黄芪桂枝五物汤加减。

炙黄芪 12 g，桂枝 3 g，白芍 10 g，大枣 10 g，生姜 3 片，

浮小麦 15 g, 煅牡蛎 15 g, 防风 6 g, 白术 12 g。

【加减】若精神倦怠、胃纳不振、面色少华者, 加党参、山药; 口渴、尿黄、虚烦不眠者, 加酸枣仁、石斛。

3. 气阴两虚证

【主症】多汗, 神疲口干, 面色无华, 舌质红、舌苔少。

【治法】益气养阴。

【方药】生脉散加减。

人参 9 g, 麦冬 9 g, 五味子 6 g, 浮小麦 15 g, 煅牡蛎 15 g。

【加减】若口干者, 加乌梅。

4. 湿热迫蒸证

【主症】自汗或盗汗, 以头部或四肢为多, 汗出肤热, 汗渍色黄, 口臭, 口渴不欲饮, 小便黄, 舌质红、舌苔黄腻, 脉滑数, 指纹紫。

【治法】清热泻脾。

【方药】泻黄散加减。

石膏 10 g, 栀子 6 g, 防风 3 g, 广藿香 9 g, 甘草 3 g, 麻黄根 6 g, 糯稻根 10 g, 浮小麦 10 g。

【加减】若尿少、色黄者, 加滑石、车前草; 汗渍色黄甚者, 加茵陈、佩兰。

5. 阴虚火旺证

【主症】睡中汗出、醒则止, 口干唇燥, 梦中惊惕, 面赤, 五心烦热, 舌质红、舌苔少, 脉细数。

【治法】滋阴降火。

【方药】当归六黄汤加减。

当归 6 g, 生地黄 12 g, 黄芩 3 g, 黄柏 3 g, 黄连 3 g, 熟地黄 12 g, 黄芪 12 g, 地骨皮 10 g, 浮小麦 20 g。

【加减】若潮热咽干者, 加知母、龟甲; 盗汗甚者, 加

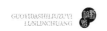
乌梅。

6. 肺肾两虚证

【主症】易出汗，常汗出遍身，白天动则汗出，夜间入睡后亦多汗，口干喜饮而饮水不多，腰膝酸软，舌质淡红、舌苔薄，脉细。

【治法】益肺滋肾。

【方药】摄阳汤加减。

黄芪 30 g，五味子 7 g，山茱萸 15 g，生地黄 12 g，煅牡蛎 30 g，甘草 7 g，浮小麦 30 g。

【加减】若汗出遍身者，加煅龙骨；盗汗甚者，加乌梅；多梦者，加酸枣仁。

临证实录

1. 肺卫不固夹滞案（刘老亲诊医案）

周某，女，3.5 岁，长沙人。

【初　诊】

1990 年 6 月 22 日。

【主诉】多汗 3 年余。

【病史】白天动则汗出、夜间睡则多汗已 3 年余，平时易感冒，纳差。

【现在症】夜间睡则多汗，平时易感冒，纳差，口干，大便偏干。

【体格检查】舌质淡红、苔薄少津，脉细关滑。

【诊断】西医：自主神经功能紊乱；中医：汗证，肺卫不固夹滞证。

【治法】益气固表，养阴化滞。

【选方】玉屏风散合焦三仙加减。

【用药】黄芪15 g，麦芽30 g，山楂10 g，鸡内金7 g，石斛10 g，地骨皮12 g，百部10 g，五味子7 g，甘草7 g。7剂。

【结　果】

病儿服上方3剂，出汗减少，纳食渐增，7剂尽，诸症悉愈，此后未以相同疾病就诊。

【按】

本案白天动则汗出、夜间睡则多汗已3年余，平时易感冒，乃为汗证肺卫不固之征。但本案尚有纳差、大便偏干、关脉滑，此系肺气亏虚，子病及母，致脾失健运、饮食易滞之故。口干、舌苔薄少津，脉细，为汗出伤津，阴津不足之象。综合诸症，乃属肺卫不固夹滞证，治宜益气养阴，佐以运脾化滞。全方以黄芪、石斛、地骨皮、百部、五味子为主益气养阴润肺，佐以麦芽、山楂、鸡内金运脾助化，甘草调和诸药，共奏益气养阴，运脾化滞之功。治法方药与本案病机相符，故长达3年有余之汗证能在短期取效。

2. 肺肾两虚案（刘老亲诊医案）

陈某，男，13岁，长沙人。

【初　诊】

1989年8月11日。

【主诉】多汗6年。

【病史】易出汗已6年，常伴头晕乏力、腰痛、多梦。

【现在症】易出汗，白天动则汗出，夜间入睡后亦多汗，伴头晕乏力，腰痛，口干喜饮而饮水不多，左侧头部时痛，梦多。纳食二便可。

【体格检查】舌质淡红、苔薄，脉弦细。

【诊断】西医：自主神经功能紊乱；中医：汗证，肺肾两虚证。

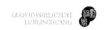

【治法】益肺滋肾。

【选方】摄阳汤加减。

【用药】黄芪 30 g，五味子 7 g，山茱萸 15 g，生地黄 12 g，煅牡蛎 30 g，炒酸枣仁 12 g，甘草 7 g。7 剂。

【结　果】

上药服 3 剂，汗出大减，腰酸痛、头晕、多梦亦减；7 剂尽，诸症消失，此后 2 年内未以相同病症就诊。

【按】

本案易出汗已 6 年，白天动则汗出，夜间入睡后亦多汗，为肺之气阴不足之象，肺金为肾水之母，母病日久影响其子，致肾之精气亦虚，肾精不足，髓失所养，脑髓失充，故出现头晕乏力、左侧头部时痛；腰为肾之府，肾精不足，故腰部酸痛；肺气肾精不足，心神失养，故多梦；肺肾两虚，津液不能上承，故口干喜饮而饮水不多。综合诸症，为肺气不固、肾精不足之明证，故其治宜益肺固表，滋补肾阴。药用黄芪、五味子补益肺之气阴，山茱萸、生地黄补益肾之阴精，煅牡蛎固摄敛汗，炒酸枣仁养心安神，甘草调和诸药。诸药相伍，有益肺固表，滋补肾阴之功，适用于本案肺肾两虚之证。

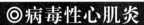

◎病毒性心肌炎

病毒性心肌炎是一种在上呼吸道或消化道感染后 3 周内，出现以心悸、气促、心前区不适或隐痛、剧痛、心律失常、心脏扩大、双份血清特异性病毒抗体阳性为主要表现的心脏病。

诊断要点

【病史】发病前 3 周内有上呼吸道感染、腹泻等病毒感染病史。

【临床表现】不能用一般原因解释的感染后严重乏力、胸闷头晕。第一心音明显减弱，舒张期奔马律，心包摩擦音，心脏扩大，充血性心力衰竭或阿-斯综合征等。

【辅助检查】①心电图：上述感染后 3 周内出现的各种心律失常或心电图改变，如窦性或房性、交界性心动过速，多源、成对室性期前收缩，阵发或非阵发心房颤动，房室传导阻滞、窦房阻滞或束支传导阻滞，两个以上导联 ST 段呈水平型或下斜型下移 ≥0.05 mV，或多个导联 ST 段异常抬高或有异常 Q 波。②心肌损伤依据：病程中血清心肌肌钙蛋白、心肌酶学增高。③超声心动图：心脏扩大或室壁活动异常。④无创心功能检查：左室收缩或舒张功能减弱。⑤病原学依据：双份血清中同型病毒抗体滴度 4 倍增高，病毒特异性 IgM 阳性，血中肠道病毒核酸阳性，心内膜、心肌、心包或心包穿刺液中有肠道病毒或其他病毒基因片段。

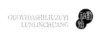

刘老经验

刘老认为本病相当于中医病名国家标准的心瘅，亦属于中医心悸、胸痹、喘证、虚劳、温病等病证范畴。其主要病机为邪毒伤正，由实渐虚，论治重在虚实兼顾，以平为期。

心主血，藏神，又主惊。心血充盈，则心神安宁无病。若心血亏虚，或气虚无以生血，血亏则舍空，外邪易乘虚而入，扰乱心神使之失宁，心瘅乃发，惊悸乃生。此即《小儿药证直诀·脉证治法》"心主惊……虚则卧而悸动不安"及《证治准绳·幼科》"心藏神肝藏魂，二经皆主于血，血亏则神魂失宁，而生惊悸"之谓。因此刘老提出，从心主血、藏神、主惊，到本病的发生、迁延，这是一个邪毒伤正、由实渐虚的过程。

刘老认为：本病病人在疾病诊断成立之前，早已存在气阴两虚。《黄帝内经素问遗篇·刺法论》云："正气存内，邪不可干。"心之气血充盈，五脏及全身机体得其所养，神魂安宁，正气充足，能拒外侮，风热、湿热等外邪侵袭，以致机体伤风感冒，但淫心无门，本病无由而发。若先有禀赋不足或病后失养导致心之气阴两虚者，当外邪入侵机体之际，邪毒内淫于已虚之处，损害心肌，扰乱心神，神魂失守，故发心瘅，而有惊悸、怔忡等症。亦正如《黄帝内经素问遗篇·评热病论》所云："邪之所凑，其气必虚。"所以，气阴两虚是本病发病的病理基础。

本病在邪毒淫心之前，先有心之气阴两虚；当邪毒乘虚淫心之时，邪毒盛，正虚少，而为七实三虚之候；在邪毒淫心过程中，又因"壮火食气"，进一步消耗心之气阴，心之气阴渐虚，此时正邪交争，乃为虚实各半之候；病情进一步发展，邪毒渐退，正虚更显，则为三实七虚之候。在正邪交争之际，若能得到正确治疗，或正气来复，使邪毒渐去，病情减轻，则由急性期进入恢复期，形成七虚三实之正虚邪恋之候。当外来之邪毒渐尽时，又衍生内生之瘀痰，成为气阴两虚、痰瘀阻络之候，或阳虚络阻之候。在本病病情进展过程中，如失于调摄，两感于邪，或伤于乳食，积热内生，则邪毒再次淫心，已虚之气阴更加无力祛除淫心之邪，而令虚者更虚，如此反复发病，令邪气更盛，正气日衰。故正邪交争是本病发病的动态过程。

在本病的恢复期和后遗症期，淫心之邪毒渐趋清散，但已损之正气难于恢复，且因已损之正气导致了新的病理产物（痰瘀）的形成。这种阳邪（外来之风热、湿热邪毒）散，阴邪（内生之痰、瘀）生的病理机转，以及阴邪的缠绵之性，复损其正，更令病邪迁延难愈。故刘老认为，正损难复，是心瘅迁延难愈的根本原因。

现代医学认为，病毒性心肌炎的发生，乃感染各种病毒，通过直接侵犯心肌，导致心肌纤维溶解、坏死、水肿及炎性细胞浸润，或通过免疫变态反应，生成抗心肌抗体，从而引起心肌损伤。这种病毒直接侵犯心肌到最终引起心肌损伤的过程，即与刘老所认为的"邪毒淫心伤正，由实渐虚"的病理机转颇为一致。

正因为刘老认为本病的发病机制，以气阴两虚为病理基础，正邪交争为发病的动态过程，正损难复是迁延难愈的根本原因，其病机关键在于正邪交争，初病以邪盛为主，久病以正虚为主，因此在治疗中主张虚实兼顾，以平为期，在初病，以祛邪为主，兼顾其虚；在久病，以扶正为主，兼祛余邪。

论治特色

1. 热毒淫心证

【主症】发热恶寒，咳嗽咽痛，汗出口干，胸闷时痛，心悸不宁，舌质尖红、苔薄黄，脉浮数或细数。

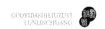
【治法】清热透表，益心安神。

【方药】银翘散合丹参饮加减。

金银花30g，连翘10g，薄荷10g，荆芥10g，丹参30g，降香10g，桔梗10g，淡竹叶6g，甘草6g。

【加减】邪热炽盛者，加黄芩、石膏；胸闷胸痛者，加三七、红花；心悸、脉结代者，加五味子、柏子仁；腹痛腹泻者，加木香、广藿香；口渴舌质红者，加生地黄、麦冬。

2. 湿热侵心证

【主症】寒热起伏，全身肌肉酸痛，恶心呕吐，腹痛腹泻，心慌胸闷，肢体乏力，舌质红、苔黄腻，脉濡数或结代。

【治法】清热化湿，解毒透邪。

【方药】葛根黄芩黄连汤合丹参饮加减。

葛根30g，黄芩10g，黄连5g，甘草6g，木香6g，石菖蒲10g，丹参30g，降香10g，山楂15g。

【加减】胸闷气憋者，加瓜蒌、薤白、甘松；肢体酸痛者，加独活、羌活；心慌、脉结代者，加柏子仁、龙骨。

3. 邪伤气阴证

【主症】胸部憋闷，心悸气短，多汗，咽干口苦，大便干，舌质红、苔少，脉细数或结代。

【治法】益气养阴，清热解毒。

【方药】生脉散合五味消毒饮加减。

西洋参6g，麦冬10g，五味子6g，金银花30g，蒲公英30g，丹参30g，降香10g。

【加减】若气虚明显者，加党参、黄芪；胸部憋闷明显者，加旋覆花、紫苏梗；胸痛者，加红花、川芎；大便干者，加玄参、火麻仁；心悸不宁者，加灵芝、酸枣仁；脉细数或结代者，加炙甘草。

4. 气阴两虚证

【主症】心悸气短，头晕，胸闷，全身乏力，少寐多梦，多汗，口干，劳则加重，舌质淡红、苔薄白，脉细数无力或结代。

【治法】益气养阴，宁心通络。

【方药】生脉散合芪丹护心饮加减。

黄芪30 g，人参6 g，葛根30 g，丹参30 g，郁金10 g，降香10 g，麦冬10 g，五味子6 g，山楂15 g。

【加减】若心脏扩大、心力衰竭者，加桂枝、葶苈子、制附子；心悸、心律失常者，加龙骨、牡蛎、苦参、北五加。

5. 阳虚络瘀证

【主症】胸闷气短，心悸不安，面色㿠白，形寒肢冷，或见下肢水肿，舌质淡体胖，脉沉弱无力或沉细迟。

【治法】温补心阳，活血通络。

【方药】桂枝甘草汤合芪丹护心饮加减。

桂枝6 g，黄芪30 g，丹参30 g，郁金10 g，降香10 g，山楂15 g，甘草6 g。

【加减】形寒肢冷明显者，加红参、制附子；面色晦暗者，加红花、三七；胸痛较剧者，加细辛、鹿角片、花椒；汗出不止者，加山茱萸、煅龙骨、煅牡蛎；若烦躁不安、心悸不寐、脉虚数者，加生龙骨、生牡蛎、五味子。

临证实录

1. 邪伤气阴案（刘老亲诊医案）

罗某，男，3.5岁，长沙人。

【初　诊】

1992年10月16日。

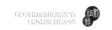
【主诉】心悸反复 2 个月。

【病史】病人在 2 个月前因感冒后心悸而在某医学院附属医院住院，经各种检查发现心脏扩大、室上性心动过速、ST-T 改变，诊断为病毒性心肌炎。

【现在症】因心悸而不愿活动，口干，纳可，大小便可，咽红。

【体格检查】舌质偏红、苔黄，脉细数。

【诊断】西医：病毒性心肌炎，室上性心动过速；中医：心瘅，邪伤气阴证。

【治法】益气养阴，清热解毒，养心安神。

【选方】生脉散合五味消毒饮加减。

【用药】黄芪 15 g，太子参 15 g，麦冬 8 g，五味子 8 g，板蓝根 10 g，蒲公英 10 g，酸枣仁 10 g，首乌藤 10 g，丹参 10 g，珍珠母（布包先煎）15 g，山楂 10 g，甘草 3 g。7 剂。

【二　诊】

10 月 30 日。心悸已不明显，活动自如，口不干，咽不红，舌质偏红、苔薄，脉细。仍用上方去蒲公英，加麦芽 10 g，续服 7 剂以善后。

【按】

心为人身之所主，心藏神，心之所养者血，心血虚则神气失守，而生惊悸，故《小儿药证直诀》云："心主惊……虚则卧而悸动不安。"本案病儿心悸而不愿活动，口干，咽红，舌质偏红，脉细数，为邪毒淫心，损伤气阴之故；舌苔黄，为温热邪毒羁留之征。故用板蓝根、蒲公英清热解毒；黄芪、太子参、麦冬、五味子、丹参益气养阴；酸枣仁、首乌藤、珍珠母、山楂养心安神；甘草调和诸药。清热毒则淫邪能去，无由损心；益气阴则心神得养，悸动能平。药证相符，故获显效。

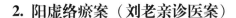

2. 阳虚络瘀案（刘老亲诊医案）

刘某，男，10岁。

【初　诊】

1989年6月2日。

【主诉】 心动过缓5年。

【病史】 病人在5年前因感冒后出现心动过缓；在某医学院附属一医院诊断为病毒性心肌炎并窦性心动过缓，服阿托品后心率可达60次/min以上，但停药则低于55次/min。

【现在症】 时有头晕眼花，纳食可，大小便可。

【体格检查】 舌质淡暗、苔薄，脉细迟。

【诊断】 西医：病毒性心肌炎后遗症，窦性心动过缓；中医：心瘅，阳虚络瘀证。

【治法】 温阳益气，活血通络。

【选方】 桂枝甘草汤合芪丹护心饮加减。

【用药】 桂枝7g，甘草7g，黄芪30g，党参15g，丹参10g，附子（制，先煎）5g，人参叶5g，麦冬10g，五味子7g，石菖蒲7g。7剂。

【二　诊】

7月14日。服药时心率达60次/min以上，但停药后心率又减慢，白天56次/min左右，夜间46次/min左右，无明显不适，舌质淡、苔薄，脉细迟。仍守前法，用上方去党参、丹参，加当归10g，仙鹤草、龙眼肉各15g，续服7剂。

【三　诊】

8月11日。心率已在64次/min左右，稍有口干，无其他不适，用二诊方去石菖蒲、当归，加党参10g，生地黄12g，续服7剂以善后。

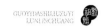
【按】

本例病儿病程长达 5 年，病久心阳受损，阳气虚弱，鼓动无力，故心动过缓；头目失荣，故头晕眼花；心阳虚弱则胸阳不振，心脉阻滞，故脉细而迟；舌质淡暗、苔薄，皆阳虚络瘀之征。故用桂枝、甘草辛甘化阳，党参、制附子扶元气而能振奋心阳；黄芪、人参叶甘温益气，麦冬、五味子养心阴而可阴中求阳；丹参活血通络，石菖蒲通心窍又兼祛痰化浊。诸药相合，共奏温阳益气，活血通络之功，阳气足，胸阳振，则推动有力而心动过缓能治；瘀痰化，心脉通，故经络调畅而心悸舌暗可疗。

◎小儿遗尿

小儿遗尿又称尿床、遗溺，是一种因气虚有热，膀胱闭藏失职，不能制约而发生，以3岁以上的小儿不能自主控制排尿，经常睡中小便自遗，醒后方觉为主要表现的肾系疾病。

诊断要点

【病史】发病年龄在3周岁以上，多见于先天不足或病久体虚的小儿。

【临床表现】睡眠较深，不易唤醒，睡中经常遗尿，轻者数日一次，重者可一夜数次。

【辅助检查】尿常规及尿培养无异常发现。X线检查，部分病儿可发现隐性脊柱裂，或做泌尿道造影可见畸形。

刘老经验

刘老认为本病包括西医学中的遗尿症。其病位在膀胱；其病性以本虚为主，偶有湿热下注者；其基本病机以肾虚失摄、膀胱失约为主。但尿液的生成与排泄，与肺、脾、肾、三焦、膀胱有着密切关系，其发病还与肺、脾、肾功能失调，以及三焦气化失司都有关系。其主要病因为肾虚不固、脾肺气虚、肝经湿热。先天禀赋不足引起肾气不固，阴精不足，不能制约尿液，而为遗尿；脾肺气虚，脾虚运化失职，不能传输精微，肺虚治节不行，通调水道失职，三焦气化失司，则膀胱不能约束水液，而成遗尿；若脾虚心神失养，亦可使小儿夜间困寐不醒

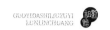

而遗尿。肝之经络环阴器，肝经湿热蕴结，疏泄失常，影响三焦水道的正常通利，湿热迫注膀胱亦致遗尿。其治疗宜根据阳虚、气虚、阴虚、湿热的不同，随证治之。

论治特色

1. 肺脾气虚证

【主症】尿频，睡中自遗，纳少便溏，倦怠自汗，舌质淡、舌苔薄白。

【治法】益气固摄。

【方药】补中益气汤加减。

黄芪10 g，炙甘草3 g，人参5 g，当归3 g，陈皮3 g，升麻3 g，柴胡3 g，白术5 g，桑螵蛸10 g。

【加减】若自汗多者，加五味子、浮小麦、煅牡蛎；食滞不化者，加麦芽、山楂、神曲；兼恶风寒等表证者，加紫苏叶；两足痿软无力者，黄芪增量至30 g，加牛膝、石斛。

2. 肾阳不足证

【主症】睡中尿自出，面白神疲无力，手足欠温，小便清长，舌质淡、舌苔薄白。

【治法】温肾固摄。

【方药】五子缩泉止遗汤（刘老自拟方）加减。

熟地黄10 g，山药10 g，山茱萸10 g，桑螵蛸10 g，益智仁10 g，菟丝子10 g，金樱子15 g，炒韭菜子3 g。

【加减】若兼气虚而神疲懒言者，加人参、黄芪；形寒肢冷明显者，加鹿角霜、龙骨。

3. 肾阴亏虚证

【主症】尿频，睡中自遗，咽干不适，大便干，小便黄，舌质红、舌苔少，脉细数。

【治法】滋肾固摄。

【方药】知柏地黄丸加减。

知母 10 g，黄柏 6 g，熟地黄 10 g，山药 10 g，山茱萸 10 g，牡丹皮 10 g，茯苓 10 g，泽泻 10 g，桑螵蛸 10 g，益智仁 10 g，石菖蒲 10 g，炙麻黄 5 g。

【加减】若咽干不适者，加玄参、麦冬、桔梗、甘草；食少者，加麦芽、山楂、神曲。

4. 湿热下注证

【主症】遗尿量少，尿色混赤，口干咽燥，舌苔黄腻，脉滑数。

【治法】清热利湿。

【方药】八正散加减。

车前草 10 g，瞿麦 10 g，萹蓄 10 g，滑石 6 g，栀子仁 3 g，炙甘草 3 g，木通 3 g，灯心草 2 g。

【加减】若大便干结者，加大黄；舌苔黄而厚者，加苍术、黄柏。

临证实录

1. 肾阳不足案（刘老亲诊医案）

刘某，女，11 岁。

【初　诊】

2008 年 8 月 16 日。

【主诉】小便自遗 8 年。

【病史】病儿自婴孩时即有尿床，但家长并未在意；3 岁入幼儿园后，仍每夜尿床，经治疗亦未效。现将进入初中，拟寄宿，因尿床问题家长与病儿都十分着急，遂来找刘老求治。

【现在症】每夜均尿床，须用"尿不湿"，面色萎黄，乏力。

【体格检查】舌质淡红、舌苔白，脉细弱。

【诊断】西医：遗尿症；中医：遗尿，肾阳不足证。

【治法】温肾固摄。

【选方】五子缩泉止遗汤（刘老自拟方）加减。

【用药】熟地黄 10 g，山药 10 g，山茱萸 10 g，桑螵蛸 10 g，益智仁 10 g，菟丝子 10 g，金樱子 15 g。7 剂，每日 1 剂，水煎，早晚分服。

【二　诊】

8 月 23 日。仍遗尿，恐为药力不够，加重温肾摄泉之力。处方：熟地黄 10 g，山药 10 g，山茱萸 10 g，菟丝子 10 g，覆盆子 10 g，补骨脂 10 g，益智仁 12 g，桑螵蛸 10 g，7 剂。

【三　诊】

8 月 30 日。药后初显疗效，遗尿减少。守方不变，调治 1 个月遂愈。

【结　果】

病儿经上方治愈，此后未再以相同疾病就诊。

【按】

遗尿多为先天肾气不足，下元虚冷所致，肾与膀胱相表里，肾阳气足可温热膀胱、行气化水，膀胱固摄有权，开合有度；肾阳气虚则命门火衰，阴气极盛，故有下焦竭则溺失所禁；肾气虚则心肾不交，心烦易怒；肾虚不生髓，则骨不长、神机不灵，则见生长缓慢或胖而不壮，智力低而笨拙，当尽早治疗。本案当以温补肾阳，固摄下元为法，故选熟地黄滋肾填精以养肾阴，山药补益脾胃以益脾阴，山茱萸温养肝肾以养肝血，为肾、肝、脾三阴并补之剂而以补肾阴为主，桑螵蛸、益智仁、菟丝子、金樱子同奏补肾固精缩尿之功。二诊仍遗尿，加覆盆子、补骨脂加重温肾摄泉之力。后调治月余病愈。

2. 脾肾气虚案（弟子杨维华应用刘老经验医案）

陈某某，男，10岁，长沙人。

【初　诊】

2012年7月5日。

【主诉】小便自遗7年。

【病史】病儿自幼即有尿床，3岁之后，仍每夜尿床1~2次，曾在当地诊所治疗效果不佳，现放暑假，遂来寻求中医治疗。

【现在症】每夜均尿床1~2次，睡前吃西瓜后则尿床更明显，白天饮水多则尿频，面白少华，气短乏力。

【体格检查】舌质淡红、苔白，脉细弱。

【诊断】西医：遗尿症；中医：遗尿，脾肾气虚证。

【治法】益气固摄。

【选方】补中益气汤合五子缩泉止遗汤(刘老自拟方)加减。

【用药】黄芪9g，党参5g，桑螵蛸6g，覆盆子15g，菟丝子7g，枸杞子6g，山药10g，益智仁3g，山茱萸7g，芡实10g。每日1剂，水煎，早晚分服。

【结　果】

病儿服上方3剂，遗尿减少，由每晚1~2次减为0~1次，10剂尽，遗尿愈，2年后因感冒来诉此后一直未再尿床。

【按】

本案病儿夜间遗尿、日间尿频，伴面白少华，气短乏力，是为脾肾气虚之明证，治当以益气固摄为法。故选黄芪、党参补益脾肾之气，山药、山茱萸、枸杞子补益脾肾之阴精，桑螵蛸、益智仁、菟丝子、覆盆子、芡实补肾固精，缩尿止遗。诸药共奏补益脾肾之气、固摄缩尿止遗之功，方证相符，故服药

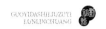

10 剂病愈。

3. 肾阴亏虚案（弟子杨维华应用刘老经验医案）

唐某某，女，9 岁，长沙人。

【初　诊】

2015 年 6 月 7 日。

【主诉】 遗尿 2 年。

【病史】 病儿近 2 年来夜间尿床，每夜尿床 1~2 次，伴咽干不适，吭吭作声。曾在当地治疗效果不佳，遂来寻求中医治疗。

【现在症】 每夜均尿床 1~2 次，伴咽干不适，吭吭作声，大便干，小便黄。

【体格检查】 舌质红、苔少，脉细数。

【诊断】 西医：遗尿症；中医：遗尿，肾阴亏虚证。

【治法】 滋肾固摄。

【选方】 知柏地黄丸加减。

【用药】 知母 10 g，黄柏 6 g，熟地黄 10 g，山药 10 g，山茱萸 10 g，牡丹皮 10 g，茯苓 10 g，泽泻 10 g，桑螵蛸 10 g，益智仁 10 g，石菖蒲 10 g，炙麻黄 5 g，玄参 10 g，麦冬 10 g，桔梗 10 g，甘草 3 g。7 剂。

【二　诊】

6 月 17 日。遗尿大减，服药期间仅遗尿 1 次，夜间有尿意时能自己觉醒，咽干不适亦明显好转。续服上方 3 剂。

【三　诊】

6 月 22 日。服上方 3 剂，又停药 2 日，5 夜来未遗尿，咽中吭吭作声基本消失。再续上方 6 剂巩固疗效。

【结　果】

9 月 16 日。因咳嗽来诊，其母诉服上药后一直未再遗尿，咽干不适亦未再发。

【按】

本案病儿为肾阴虚之证，肾阴不足，封藏失职，则遗尿；阴虚津乏，不能上承于咽，故咽干不适，吭吭作声；大便干，小便黄，舌质红、苔少，脉细数，皆为阴虚之象。药用知柏地黄丸滋肾养阴，玄麦甘桔汤利咽生津，桑螵蛸、益智仁、石菖蒲固摄止遗，炙麻黄促进觉醒。诸药共奏滋肾养阴利咽、固摄缩尿止遗之功，治法与病机契合，遂获显效。

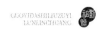

◎小儿尿血

小儿尿血又称溲血、溺血，是一种因下焦阴虚或心火下移，血不循经而下渗膀胱，引起血随尿出，以尿色淡红或鲜红，甚至深红，或伴有血块夹杂而下，尿出通畅，不伴疼痛为主要表现的肾系疾病。

诊断要点

【病史】多见于3岁以上小儿。

【临床表现】血随尿出，色淡红或鲜红，甚至深红，或伴有血块夹杂而下，尿出通畅，不伴疼痛。

【辅助检查】尿液检查：尿沉渣中镜检时每高倍视野红细胞超过3个，12小时尿中红细胞超过50万个可诊断为血尿。

刘老经验

刘老认为本病属于血证范畴。西医小儿急性肾盂肾炎、膀胱炎、尿道炎、紫癜性肾炎等见血尿者可以参照本病辨证论治。血尿的发病原因，婴幼儿多由胎热下移引起，儿童则多为湿热下注或心火亢盛，或脏腑虚损所致。其病位在膀胱，与心、脾、肾有关；其病性为本虚标实，虚在脾气与肾阴，实在风热、血热、湿毒、血瘀。提出本病以下焦湿热、心火亢盛、阴虚火旺、脾肾两虚为基本病机，在不同的发病阶段有兼外邪、化火、气虚、肾虚、血瘀等不同的病机变化。其治疗宜标本并重，根据标本虚实缓急的不同和虚实相互兼夹的多少，采取相应的治疗方法。

论治特色

1. 热毒蕴结证

【主症】血随尿出、色鲜红或深红，尿少，或伴浮肿，身热不扬，或见皮肤疮疡，口渴不欲饮，舌质红、舌苔黄腻，脉滑数，指纹紫滞。

【治法】清热解毒，凉血止血。

【方药】小蓟饮子加减。

生地黄 10 g，墨旱莲 10 g，白茅根 15 g，连翘 15 g，大蓟 10 g，小蓟 10 g，白花蛇舌草 15 g，藕节 15 g，甘草 5 g。

【加减】若血色暗红有块者，加茜草、三七、益母草；发热者，加金银花；兼下肢皮肤疮疡者，加蒲公英、重楼。

2. 心火亢盛证

【主症】小便鲜红或黄赤，口舌生疮，口苦，舌质尖红，指纹色紫。

【治法】清心泻火。

【方药】导赤散加减。

生地黄 6 g，川木通 3 g，甘草梢 3 g，淡竹叶 3 g，玄参 6 g，小蓟 15 g。

【加减】若口腔溃疡灼热疼痛明显者，加黄连；小便不通者，加车前子、赤茯苓；大便秘结者，加大黄；尿血明显者，加白茅根、藕节炭。

3. 阴虚火旺证

【主症】小便短赤带血，潮热盗汗，咽干，舌质红、无苔。

【治法】滋阴降火。

【方药】知柏地黄丸加减。

熟地黄 12 g，山茱萸 6 g，山药 6 g，泽泻 3 g，牡丹皮 3 g，茯苓 9 g，知母 3 g，黄柏 3 g，小蓟 15 g。

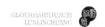

【加减】尿血多者，加大蓟、藕节、墨旱莲。

4. 脾肾两虚证

【主症】小便频数带血，其色淡红，面色萎黄，精神困惫，头晕耳鸣，饮食减少，腰膝酸软，舌质淡、无苔，脉细弱，指纹淡红。

【治法】健脾益气，补肾固涩。

【方药】无比山药丸加减。

山药10 g，炒杜仲10 g，菟丝子10 g，肉苁蓉10 g，茯神10 g，巴戟天10 g，牛膝6 g，山茱萸10 g，生地黄10 g，泽泻3 g，赤石脂10 g，小蓟15 g。

【加减】尿血多者，加大蓟、藕节、墨旱莲；精神困惫者，加黄芪、白术、党参。

临证实录

热毒蕴结案（刘老亲诊医案）

夏某，女，5岁。

【初　诊】

2012年10月18日。

【主诉】感冒后出现血尿2月余。

【病史】病儿于2个月前感冒后出现血尿，经西医治疗无效，遂求治于中医。

【现在症】尿中带血，其色鲜红，面黄，无浮肿，稍乏力。

【体格检查】舌质红、舌苔薄黄，脉细数。

【辅助检查】尿常规示：隐血（+++），红细胞（+）。

【诊断】尿血，热毒蕴结证。

【治法】清热解毒，凉血止血。

【选方】小蓟饮子加减。

【用药】生地黄10 g，墨旱莲10 g，白茅根15 g，连翘15 g，大蓟10 g，小蓟10 g，白花蛇舌草15 g，藕节15 g，甘草5 g。14剂。

【二 诊】

无明显不适。查尿常规示：隐血（++），红细胞（+）。续服上方14剂。

【三 诊】

一周前感冒，尿隐血（+++）。小儿为稚阳之体，宜固卫阳以防感冒，予上方加黄芪30 g，7剂。

【四 诊】

病情仍无改善，上方加太子参10 g，7剂。并嘱病儿家长，如仍无效，宜去三甲医院肾病专科明确诊断。

【五 诊】

已至某三甲医院诊治月余，不愿做肾脏穿刺，无法明确诊断，按隐匿性肾炎治疗，仍无效，且用药后常觉胃脘不适，又来刘老处就诊。处方：黄芪30 g，太子参10 g，山药10 g，白茅根15 g，连翘15 g，大蓟10 g，小蓟10 g，益母草30 g，7剂。

【六 诊】

复查尿常规，隐血呈阴性。续服原方。

【七 诊】

近日咽部不适，可能玩耍时汗出受凉。查尿隐血、红细胞均为（++）。考虑热邪为虐，减去扶正之品，加重清解热邪之药。处方：黄芪30 g，白茅根30 g，金银花15 g，白花蛇舌草30 g，大蓟10 g，小蓟10 g，石韦10 g，益母草30 g，甘草7 g。7剂。

【结 果】

复诊尿常规，隐血呈阴性。形神转旺，守原方调治。

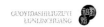

【按】

尿血排除结石、感染等因素外，不少由肾炎所致，本例病儿当属此列。《素问·气厥论》云："胞移热于膀胱，为癃溺血。"病因感受外邪所致，考虑为风热邪毒内侵，伤及肾络，故见血尿，类于温病伤及营血之症，故用凉血活血、清解热毒法。首诊方中用生地黄、墨旱莲凉血清营，兼可化瘀、止血；连翘、白花蛇舌草清热解毒，透邪于外；白茅根、大蓟、小蓟通淋止血。但疗效不显，嘱其先明确西医诊断，以针对性治疗。后因西药疗效不佳，再次来诊。考虑其反复感冒致尿血难以控制，当固护正气，故予益脾滋肾之药，用黄芪、太子参以益气固卫，山药健脾益肾以补先后天之虚损。热毒深入营血，故予凉血清热之白茅根、连翘；复因病势反复之血证，多为瘀血作祟，予化瘀止血之品，如大蓟、小蓟、益母草。其中益母草之用尤为特别。该药常作为调经之品，而《本草纲目》载其有治尿血之用，今重用之，取效明显。明代医家缪希雍《先醒斋医学广笔记》提出治吐血三要法中有"宜行血不宜止血"之法，本案止血消瘀并用，疗效优于清热宁血止血之常法。

◎小儿紫癜

小儿紫癜又称肌衄、紫斑，是一种因小儿形体柔弱，络损血溢肌肤而发生，以皮下出现瘀点瘀斑、压之不褪色为主要表现的出血类疾病。

诊断要点

【病史】多发于学龄儿童，尤其是学龄前儿童。过敏性紫癜可有上呼吸道感染或误食某些致敏食物、药物等诱因。

【临床表现】发病多较急，以皮肤黏膜出现瘀点瘀斑为主症，瘀斑点压之不褪色，遍及全身，尤以四肢多见。可伴鼻衄、齿衄、尿血、便血、呕血等。

【辅助检查】过敏性紫癜可有镜下血尿、蛋白尿，而血小板计数，出血、凝血时间，血块收缩时间均正常。血小板减少性紫癜血小板计数显著减少，急性型一般低于 20×10^9/L，慢性型一般在（$30 \sim 80$）$\times 10^9$/L，出血时间延长，血块收缩不良，束臂试验阳性。

刘老经验

刘老认为本病属于中医学血证范畴，类似于中医古籍所载的"葡萄疫""肌衄""紫癜风"等病证，包括西医学的过敏性紫癜和血小板减少性紫癜。其发病乃因小儿素体正气亏虚，外感风热时邪及其他异气，引起阴虚火旺扰动血府，迫血外溢或气虚不能摄血，血液不循常道而溢于脉外所致。其病位在心、肝、脾、肾；其病性为本虚标实，虚在气阴，实在风、热、瘀；

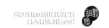
以风热伤络，热迫血行，气虚失摄，阴虚火炎，瘀血阻络为基本病机。其治疗，实证以清热凉血为主，虚证以益气摄血、滋阴降火为主，血瘀则宜理气活血止血。

论治特色

1. 风热伤络证

【主症】起病较急，全身皮肤瘀点瘀斑、色鲜红、以下肢及臀部居多，或伴痒感，可伴发热、腹痛、关节肿痛、尿血，舌质红、舌苔薄黄，脉浮数。

【治法】疏风清热。

【选方】连翘败毒散加减。

薄荷 6 g，防风 10 g，牛蒡子 10 g，连翘 6 g，栀子 6 g，黄芩 3 g，升麻 3 g，玄参 10 g，当归 10 g，赤芍 10 g，紫草 10 g，白茅根 30 g，墨旱莲 30 g。

【加减】若皮肤瘙痒者，加浮萍、蝉蜕；若腹痛者，加延胡索、甘草；若关节肿痛者，加桑枝、牛膝；若尿血者，加小蓟、藕节炭。

2. 血热妄行证

【主症】起病较急，皮肤瘀点瘀斑、色紫红，或见齿衄、鼻衄、便血、尿血，烦渴便秘，或伴腹痛，或有发热，舌质绛红起刺，脉细数有力。

【治法】凉血止血。

【选方】犀角地黄汤加减。

水牛角 30 g，生地黄 15 g，赤芍 10 g，牡丹皮 9 g，白茅根 30 g，墨旱莲 30 g，玄参 10 g，虎杖 30 g。

【加减】若为血小板减少性紫癜者，加石膏、丹参、紫草、知母；过敏性紫癜者，加紫草、茜草、金银花、丹参；伴有鼻衄者，加藕节炭、焦栀子；尿血者，加大蓟、小蓟；便血者，加地榆炭、槐花。

3. 阴虚火旺证

【主症】皮肤紫斑，色暗红，时发时止，低热，咽干口燥，舌质红、少津。

【治法】滋阴降火。

【选方】凉血地黄汤加减。

当归尾 9 g，生地黄 12 g，赤芍 6 g，黄连 6 g，枳壳 36 g，黄芩炭 6 g，槐角炭 9 g，地榆炭 10 g，荆芥炭 6 g，升麻 2 g，天花粉 5 g，甘草 3 g，生侧柏叶 12 g。

【加减】若伴低热者，加白薇；咽干口燥者，加沙参、石斛。

4. 气虚不摄证

【主症】皮肤紫癜反复、其色淡红，面白浮肿，倦怠少气，舌质淡，脉细弱。

【治法】益气摄血。

【选方】归脾汤加减。

白术 10 g，茯神 10 g，黄芪 15 g，龙眼肉 12 g，炒酸枣仁 15 g，人参 6 g，木香 6 g，当归 9 g，远志 6 g，炙甘草 3 g，侧柏炭 6 g，仙鹤草 30 g。

【加减】若兼食滞者，加山楂、麦芽、神曲；脘胀、纳呆者，加砂仁、枳壳、陈皮；盗汗者，加龙骨、牡蛎、浮小麦；血小板减少性紫癜者，加制何首乌、阿胶、鹿角胶、鸡血藤。

5. 气阴两虚证

【主症】皮肤紫癜反复、其色淡红，口干不苦，纳少，大便干，舌质暗红、苔薄，脉细。

【治法】益气养阴止血。

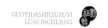
【选方】举元煎合二至丸加减。

黄芪 30 g，仙鹤草 50 g，水牛角 30 g，墨旱莲 30 g，女贞子 15 g，龙葵 15 g，枸杞子 10 g，白茅根 30 g，佛手 10 g，麦芽 15 g。

【加减】若食少明显者，加山楂、谷芽；血小板减少明显者，加鸡血藤、制何首乌。

6. 气滞血瘀证

【主症】病程缠绵，紫癜色暗，腹部刺痛，面色晦暗，舌质紫，脉细涩。

【治法】理气活血止血。

【选方】桃仁汤加减。

桃仁 7.5 g，大黄 6 g，芒硝 4.5 g，肉桂 3 g，当归 3 g，远志 6 g，甘草 3 g，虻虫 3 g，水蛭 3 g，侧柏炭 6 g，仙鹤草 30 g。

【加减】若腹痛者，加白芍、延胡索；气虚者，加党参、黄芪；尿血者，加白茅根；瘀斑日久不消者，加三七。

临证实录

1. 血热妄行案（刘老亲诊医案）

莫某，男，12 岁。

【初　诊】

2008 年 4 月 27 日。

【主诉】皮下出现瘀斑 1 年余。

【病史】病人患紫癜已 1 年余，经外院检查，诊断为"特发性血小板减少性紫癜"，曾用糖皮质激素治疗，疗效未显，而体渐肥胖，遂转投中医治疗。

【现在症】下肢散在瘀点、瘀斑，如粟粒、黄豆大小；偶有齿衄、鼻衄。

【体格检查】舌质红、舌苔薄，脉细数。

【辅助检查】血常规示：血小板 30×10^9/L，余项均正常。

【诊断】西医：特发性血小板减少性紫癜；中医：紫癜，血热妄行证。

【治法】凉血止血。

【选方】犀角地黄汤加味。

【用药】生地黄 10 g，知母 10 g，赤芍 10 g，牡丹皮 10 g，紫草 10 g，水牛角 12 g，虎杖 10 g。7 剂，每日 1 剂，水煎，早晚分服。

【二　诊】

紫斑已消，复查血小板升至 50×10^9 L。效不更方，续进 14 剂。

【三　诊】

无新的瘀斑出现，血小板已恢复至正常水平。增养阴之品以善后。处方：生地黄 10 g，山药 15 g，山茱萸 7 g，赤芍 10 g，牡丹皮 10 g，虎杖 10 g，炒麦芽 10 g。14 剂。

【按】

儿童体质多为阳盛，患紫癜且病后服用糖皮质激素，致阴伤火旺灼伤脉络，血溢脉外而见血证。一诊、二诊时，刘老给予水牛角、虎杖、赤芍、牡丹皮、紫草清热凉血，生地黄、牡丹皮、知母滋阴泻火，药味虽少，中病效显。三诊之时，虚火消退，故减水牛角、紫草、知母，继用生地黄滋阴养血，赤芍、牡丹皮以凉血活血，使瘀血祛而新血复生，另加山药、山茱萸、炒麦芽补肝肾、健脾胃调理善后，使气血生生不息。此外，因本病与自身免疫有关，刘老常用虎杖等具免疫抑制作用的中药。

2. 气阴两虚案（刘老亲诊医案）

张某，女，9 岁，长沙人。

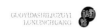
【初　诊】

1994 年 12 月 16 日。

【主诉】两大腿前侧间皮肤瘀斑 5 个月。

【病史】病儿 5 个月前发现两大腿前侧间皮肤瘀斑，经外院检查，诊断为"特发性血小板减少性紫癜"，经西药诊治，疗效未显，遂转投中医治疗。

【现在症】两大腿前侧间起紫癜，其色淡红，刷牙时牙痛而无出血，口干不苦，纳少，大便干，易讲梦话，好动。查血常规示：血小板 56×10^9/L，余项均正常。

【体格检查】舌质暗红、苔薄，脉细。

【诊断】西医：特发性血小板减少性紫癜；中医：紫癜，气阴两虚证。

【治法】益气养阴止血。

【选方】举元煎合二至丸加减。

【用药】黄芪 30 g，仙鹤草 50 g，水牛角 30 g，墨旱莲 30 g，女贞子 15 g，龙葵 15 g，枸杞子 10 g，白茅根 30 g，佛手 10 g，麦芽 15 g。7 剂。每日 1 剂，水煎，早晚分服。

【二　诊】

12 月 23 日。间有紫癜，口干，口角流涎，纳少，睡眠较前安稳。舌质红、舌苔黄，脉细。查血小板 76×10^9/L。药用生地黄 12 g，墨旱莲 30 g，女贞子 15 g，枸杞子 10 g，仙鹤草 50 g，白茅根 30 g，龙葵 15 g，水牛角 30 g，山楂 10 g，麦芽 15 g。7 剂。

【三　诊】

12 月 30 日。无新的瘀斑出现。血小板已恢复正常。上方加制何首乌 10 g，鸡血藤 15 g。14 剂。

【四　诊】

1995 年 1 月 13 日。代诉：未出现紫癜，人亦长胖，纳增。药用生地黄 12 g，墨旱莲 30 g，女贞子 15 g，仙鹤草 50 g，制何首乌 10 g，水牛角 30 g，龙葵 15 g，白茅根 30 g，山楂 10 g，麦芽 15 g。14 剂。

【按】

本案病儿紫癜色淡红，纳少、脉细为气虚之征；牙痛、口干不苦、大便干、舌质暗红为阴虚之象。综之为气阴两虚之证，治宜益气养阴摄血。方中黄芪、佛手、麦芽益气健脾，女贞子、墨旱莲、枸杞子滋养阴血，水牛角、龙葵清热，仙鹤草、白茅根止血。诸药共奏益气养阴、清热止血之效，适用于气虚不摄、阴虚血热之病机。二诊因舌质红、舌苔黄，血热征象明显，且气有余便是火，故去益气健脾之黄芪，加凉血清热理气之生地黄。三诊即无新的紫斑出现，血小板亦恢复正常，遂加制何首乌、鸡血藤以增强滋阴补血之效。四诊时亦未出现紫癜，人亦长胖，纳食亦增，遂遵三诊治法以巩固疗效。

3. 风热伤络，血热妄行案（弟子杨维华应用刘老经验医案）

廖某，男，5 岁 2 个月，长沙人。

【初　诊】

2016 年 11 月 10 日。

【主诉】双下肢紫癜疼痛 9 日，伴踝、膝关节及足背肿痛、不能行走 2 日。

【病史】病儿 11 月 2 日始双下肢出现紫斑疼痛，11 月 4 日在某儿童医院就诊，诊断为过敏性紫癜。予以薄芝糖苷、复方甘草酸苷静脉滴注，氯雷他定、血康口服液、维胺颗粒口服，6 日加用氢化泼尼松静脉滴注 2 日，8 日改口服泼尼松，但仍双

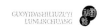

下肢紫癜疼痛，昨日始延及臀部，并踝、膝关节周围及足背肿胀疼痛、不能行走。经人介绍前来求治于中医。

【现在症】双下肢自足至臀部紫斑遍布并疼痛，紫斑下午7~8时鲜红，休息一晚后肿痛渐减、颜色变紫，下午踝、膝关节周围及足背肿胀疼痛、不能行走。

【体格检查】咽充血明显，双扁桃体Ⅱ度肿大，其上有红丝赤缕。双颌下淋巴结肿大压痛。舌质红、苔薄，脉弦细数。双臀以下紫斑遍布，色暗红，压之不褪色，并有压痛。踝、膝关节周围及足背肿胀压痛、不能下地行走。

【诊断】西医：过敏性紫癜；中医：紫癜，风热伤络，血热妄行证。

【治法】凉血疏风。

【选方】犀角地黄汤合连翘败毒散加减。

【用药】四川新绿药智能颗粒：生地黄10 g，牡丹皮10 g，赤芍10 g，紫草10 g，水牛角12 g，浮萍10 g，蝉蜕10 g，金银花10 g，连翘10 g，黄芩3 g，羚羊角1 g，大青叶10 g，板蓝根15 g，三七3 g，白茅根30 g，仙鹤草30 g。4剂。每日1剂，开水冲服。另用炙麻黄、细辛、蝉蜕、防风等制成的药膏贴敷曲池、血海、足三里穴，每日4小时，连贴3日。停用激素等所有西药。

【二　诊】

11月14日。双下肢紫癜大部分消退，无明显新发，紫癜消退处色淡暗、无压痛，踝、膝关节已无肿胀，能下地行走。睡中打鼾。咽充血减轻，双扁桃体Ⅱ度肿大，其上仍有红丝赤缕。舌质红、舌苔薄，脉弦细。效不更方，续服上法治疗3日。

【三　诊】

11月17日。双下肢紫癜完全消退，无新发，紫癜消退处色淡暗、无压痛，睡中仍打鼾。咽稍红，双扁桃体Ⅱ度肿大，其上红丝赤缕减少。舌质偏红、舌苔薄，脉弦细。因紫癜已消，而咽部症状明显，遂改用清咽解毒、消瘰散结为主，佐以凉血消癜。药用板蓝根30 g，青黛3 g，金银花10 g，连翘10 g，皂角刺10 g，蚕沙30 g，浙贝母10 g，牡丹皮10 g，薄荷10 g，麦冬10 g，生地黄10 g，赤芍6 g，玄参10 g，白茅根30 g，仙鹤草30 g，三七3 g，猫爪草15 g。4剂。另用大黄、蒲黄、僵蚕、冰片等制成的药膏贴敷颌下肿大之淋巴结4日。

【四　诊】

11月21日。11月17日吃肉，晚上又发紫癜2处约0.5 cm大小，次日出现两大块紫斑，11月19日渐消，此后无新发。咽充血，左侧咽部有脓点2个。舌质偏红、舌苔薄，脉弦细。足部紫癜色暗淡。改用原凉血疏风、解毒消癜法，仍用一诊方3剂。配合少商、商阳放血1次，并用阿莫西林口服。

【五　诊】

11月24日。21日晚8时又发紫癜，服中药渐消，无痛痒，大便正常。查咽部脓点已消，舌偏红、舌苔薄，双颌下淋巴结肿大，双下肢紫癜正消退中，无新发。守上方4剂，仍用药膏贴敷曲池、血海、足三里穴，每日4小时。连敷3日。

【六　诊】

11月28日。25日吃鸭蛋后当晚及次日紫癜又发，以下肢及臀部为主。查：咽充血，双扁桃体Ⅱ度肿大。舌质稍红、苔薄，双颌下淋巴结肿大。脉弦细。改用三诊方3剂。

【七　诊】

12月1日。臀部紫癜已退，无新发，手前臂有红色丘疹2个，二便可，咽充血，双扁桃体Ⅱ度肿大，其上有红丝。守前方7剂。

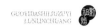
【八　诊】

12月8日。大腿、耳背、脸部仍偶有紫癜,大便每日1次,有渣、色绿。咽扁桃体同前,舌质偏红、舌苔薄黄,下肢有少许紫斑。守凉血疏风消癜法治疗。

【结　果】

服上药7日,紫癜消退。12月15日因活动较多,下午双下肢再发紫癜,用清咽解毒消癜法治疗紫癜再消。12月30日诉连续2日吃少量瘦肉及鸡蛋未发紫癜。2017年1月11日又因吃零食下肢出现3块紫斑,因正在服药,紫斑自行消退。2018年9月因感冒来诊,诉紫癜一直未再发。

【按】

小儿阳盛之体,本案病儿病后又服用糖皮质激素,致阴伤火旺,灼伤脉络,血溢脉外而见紫斑。加之咽部红赤,扁桃体肿大且有红丝赤缕,又为风热外袭之象。综合诸症,本病为风热伤络、血热妄行之证,故用疏风解毒、凉血消癜法治之。并根据扁桃体化脓、感冒、食物过敏等的不同,据证加减,调治日久,终获痊愈。

◎小儿头痛

小儿头痛又称小儿头风病，是一种因外邪上扰，或痰饮瘀血阻滞、精气不能上荣于脑而发生，以反复发作的头痛为主要表现的小儿脑系疾病。

诊断要点

【**病史**】发病或缓或急。可有产伤、脑外伤史，或情志不畅、失血、过度疲乏史。

【**临床表现**】头部作痛，其痛有隐痛、灼痛、冷痛、剧痛、刺痛、掣痛、搏击痛等不同，可牵连齿龈、眉目、颈项作痛。婴幼儿多表现为烦躁不安，皱眉头，或牵拉自己的耳部，摇头等。

【**辅助检查**】可做头颅 CT 检查确定脑外伤并除外占位病变引起的头痛，做脑电图除外头痛性癫痫，检查脑脊液除外流脑、乙脑。

刘老经验

刘老认为本病乃因外邪上扰，或痰饮瘀血阻滞、精气不能上荣于脑，引起头部疼痛所致。小儿头痛多为内伤所致，其病位在脑，与肝、肾、脾三脏及血虚、阴虚有关；其病性为本虚标实，虚在肝、脾、肾与气、血、阴，实在风、火、痰、气、瘀。提出本病以肝风内动为基本病机，在不同的发病阶段有夹痰、化火、兼瘀、气虚、血虚、阴虚等不同的病机变化。其治疗宜标本并重，重视平肝熄风，再根据标本虚实缓急的不同和

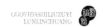
虚实相互兼夹的多少，采取相应的治疗方法。

刘老认为，小儿肝常有余，易于动风上扰清空而致头痛；小儿脾常不足，肾常虚，易于气虚、血虚、阴虚致脑失所养，诸虚夹肝风上扰，致诸虚风动而头痛。若小儿情志抑郁，肝失条达，气郁化火，木火伤阴；或禀赋不足，肾阴虚弱；或素体阴虚，水不涵木，肝阳上亢；或真阴不能上奉，濡养脑髓，脑髓空虚而头痛。血虚头痛多由脾胃虚弱，不能化生气血而不能上荣于脑，血虚夹肝风上逆而致。脾为生痰之源，脾虚生湿，湿聚为痰，痰浊夹肝风上扰，阻遏清阳，亦可发生头痛。又小儿易于跌扑损伤头部，或久病风痰入络，瘀血停滞，肝风夹痰瘀上扰，脑络不通亦常致头痛。因此，小儿内伤头痛多属虚实夹杂，治疗宜扶正祛邪兼顾，并针对气血痰瘀之不同，分别采用益气平肝、养血平肝、养阴熄风、熄风化痰、熄风通络等治则。

论治特色

1. 肝风内动证

【主症】头晕痛，面红目赤，烦躁失眠，口苦，舌质红，脉弦数。

【治法】平肝熄风。

【方药】天麻钩藤饮加减。

天麻 10 g，钩藤 10 g，桑椹 10 g，蝉蜕 10 g，全蝎 3 g，酸枣仁 15 g，首乌藤 30 g，延胡索 15 g，龙骨 30 g，牡蛎 30 g，山楂 10 g。

【加减】若舌苔厚腻者，加法半夏、佩兰；头胀痛者，加白芍。

2. 肝风络瘀证

【主症】头痛日久，痛处固定，舌质紫暗，脉细涩。

【治法】平肝熄风通络。

【方药】平肝通络汤（刘老自拟方）加减。

白芍 30 g，川芎 15 g，甘草 15 g，茯苓 12 g，钩藤 10 g，首乌藤 30 g，延胡索 15 g，全蝎 3 g，牡蛎 30 g，蝉蜕 10 g，山楂 10 g。

【加减】伴失眠多梦者，加酸枣仁、龙骨；气少懒言者，加黄芪、党参；心烦易怒者，加柴胡、郁金。

3. 肝风痰瘀证

【主症】头眩痛，痛有定处，昏蒙，胸脘满闷，呕恶痰涎，舌质暗、舌苔白腻，脉滑，可有外伤史。

【治法】熄风化痰通络。

【方药】芍药甘草汤合二陈汤加减。

白芍 15 g，甘草 10 g，川芎 15 g，九香虫 8 g，乌药 10 g，法半夏 6 g，陈皮 10 g，全蝎 3 g，延胡索 10 g。

【加减】若胸部满闷明显者，加前胡、旋覆花；口苦者，加黄连；颈项僵硬者，加羌活、姜黄；舌苔黄腻者，加胆南星、竹茹。

4. 血虚风动证

【主症】头痛而晕，眼前发黑，心悸，动则尤甚，面色无华，舌质淡、舌苔薄，脉虚细而涩。

【治法】养血熄风。

【方药】四物汤加减。

熟地黄 10 g，当归 10 g，川芎 6 g，白芍 10 g，全蝎（研末分冲）3 g，蔓荆子 10 g，山楂 12 g。

【加减】若兼气虚者，加党参、黄芪；夜间盗汗者，加浮小麦、煅龙骨、煅牡蛎；血虚兼寒者，加肉桂、炮姜；失眠多梦者，加酸枣仁、合欢花。

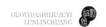

5. 阴虚风动证

【主症】头内空痛，眩晕耳鸣，腰膝酸软，舌质红、舌苔少，脉弦细数。

【治法】滋补肝肾。

【方药】杞菊地黄丸加减。

枸杞子 30 g，菊花 10 g，熟地黄 12 g，山茱萸 10 g，山药 15 g，牡丹皮 6 g，茯苓 12 g，泽泻 6 g，桑椹 15 g，全蝎 3 g，蔓荆子 10 g，山楂 12 g。

【加减】若五心烦热者，加地骨皮、墨旱莲、黄柏、知母；夜间盗汗者，加浮小麦、煅龙骨、煅牡蛎；口干咽燥者，加沙参、麦冬、五味子；失眠多梦者，加酸枣仁、合欢花。

6. 气虚络瘀证

【主症】头痛而晕，活动则更甚，神疲乏力，食少，舌质淡、舌苔薄白，脉细弱无力。

【治法】益气通络。

【方药】黄参通络汤（刘老自拟方）加减。

黄芪 15 g，丹参 10 g，党参 10 g，生蒲黄 10 g，川芎 10 g，醋延胡索 10 g，白芍 10 g，钩藤 10 g，生龙骨 10 g，生牡蛎 10 g，全蝎 3 g，三七 3 g，山楂 10 g。

【加减】若颈项僵硬者，加姜黄、葛根；大便稀溏者，加茯苓、广藿香；心悸失眠者，加酸枣仁、龙齿、甘松。

临证实录

1. 肝风内动案（刘老亲诊医案）

范某，男，10 岁 4 个月。

【初　诊】

1995 年 3 月 24 日。

【主诉】头部外伤后晕痛3个月。

【病史】1994年12月22日被人打伤头部，当时神清，后一直头昏头痛。

【辅助检查】脑电图轻度异常。

【现在症】头昏痛，害怕恐惧，烦躁不安，多动不宁，易激动出走。

【体格检查】舌质红，脉弦数。

【诊断】西医：外伤后头痛；中医：头痛，肝风内动证。

【治法】平肝熄风。

【选方】天麻钩藤饮加减。

【用药】天麻10g，桑椹10g，钩藤10g，蝉蜕10g，全蝎3g，酸枣仁15g，首乌藤30g，延胡索15g，龙骨30g，牡蛎30g，山楂10g。7剂。

【结　果】

服上药后病儿头昏痛、害怕恐惧减轻，服药期间未离家出走，遂续服上方以巩固疗效。

【按】

本案起病于被人打伤头部，既被打伤，又受惊恐，心生恚怒，故有头昏痛、害怕恐惧、烦躁不安、多动不宁、易激动出走等肝风内动之象。故刘老用天麻钩藤饮加减治之。方中天麻、钩藤、蝉蜕、全蝎、延胡索平肝熄风、通络止痛；龙骨、牡蛎平肝潜阳；桑椹滋补肝肾以滋水涵木；酸枣仁、首乌藤安神镇静；山楂和胃。诸药相合，可收平肝熄风、镇静止痛之效。

2. 肝风络瘀案（刘老亲诊医案）

吴某某，男，12岁，常德人。

【初　诊】

1995年6月30日。

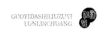

【主诉】头痛 4 年。

【病史】近 4 年头痛，每周 1 次，每次 2~4 小时，紧张后或闻异味后明显。

【现在症】头痛较剧，部位固定，每周发作 1 次，每次持续 2~4 小时，紧张后或闻异味后明显，不恶心。

【体格检查】舌质红边有瘀点、舌苔薄白，脉弦数。

【辅助检查】脑电图示中度异常，顶中央区 α 波呈尖波样改变，屡见高尖波、尖波及尖慢综合波散发，以右顶为最，呈不对称改变。

【诊断】头痛，肝风络瘀证。

【治法】平肝熄风通络。

【选方】平肝通络汤（刘老自拟方）加减。

【用药】白芍 30 g，川芎 15 g，甘草 15 g，茯苓 12 g，钩藤 10 g，酸枣仁 15 g，首乌藤 30 g，延胡索 15 g，全蝎 3 g，龙骨 30 g，牡蛎 30 g，蝉蜕 10 g，山楂 10 g。14 剂。

【结　果】

服上药期间病儿头痛仅发作 1 次，持续时间缩短为半小时。遂回家续服上方以巩固疗效。

【按】

病久入络，久痛必瘀。本案头痛达 4 年之久，必致脑络瘀阻。头痛较剧，部位固定，为瘀阻脑络之象；舌质边有瘀点，亦为血瘀之征；紧张后疼痛明显，脉弦数，为肝风内动，上扰巅顶之故；闻异味后头痛明显，为木旺克土，脾运失健之症。综合诸症，乃肝风络瘀之明证，治宜平肝熄风，通络止痛。方中白芍、甘草、钩藤、蝉蜕、全蝎平肝熄风，川芎、延胡索理气止痛；龙骨、牡蛎平肝潜阳；酸枣仁、首乌藤安神镇静；茯苓、山楂健脾和胃。诸药相合，共奏平肝熄风、通络止痛之效，适用于此肝风络瘀之证。

3. 肝风痰瘀案（刘老亲诊医案）

粟某某，女，7.5 岁，长沙人。

【初　诊】

1993 年 6 月 18 日。

【主诉】头痛恶心 3 日。

【病史】近 3 日无诱因出现头痛，痛则恶心呕吐。

【现在症】头痛阵作，痛则恶心呕吐，烦躁，易疲乏。

【体格检查】舌质淡红边有瘀点、舌苔薄，脉弦细滑。

【辅助检查】脑血流图：波幅偏高，左 0.383，右 0.328。

【诊断】头痛，肝风痰瘀证。

【治法】熄风化痰，通络止痛。

【选方】芍药甘草汤合二陈汤加减。

【用药】白芍 15 g，甘草 10 g，川芎 15 g，九香虫 8 g，乌药 10 g，法半夏 6 g，陈皮 10 g，全蝎 3 g，延胡索 10 g。7 剂。

【二　诊】

7 月 5 日。头痛明显减轻，痛时已不恶心呕吐，时有脐周隐痛，余可。药用白芍 20 g，甘草 10 g，川芎 15 g，白芷 10 g，全蝎 3 g，延胡索 12 g，川楝子 15 g，乌药 10 g，山楂 10 g，佛手 10 g。7 剂。

【结　果】

服完上药 3 剂，头痛减，呕吐止。7 剂尽，诸症悉愈。

【按】

本案头痛阵作，烦躁，脉弦，为肝风内动之象；易疲乏，头痛则恶心呕吐，为肝木侮土，脾运失健，痰浊上逆之症；舌质有瘀点，为夹瘀之征；脉弦细滑，亦为肝风痰瘀之象。故用白芍、甘草、全蝎柔肝熄风；川芎、延胡索理气止痛；九香虫、

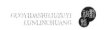

乌药、法半夏、陈皮温胃化痰止呕。诸药共奏熄风化痰，通络止痛之效。二诊时头痛减，呕吐止，痰浊上逆症状已不明显，但出现脐周隐痛，遂去法半夏、陈皮，加白芷、川楝子、佛手、山楂增强理气止痛、和胃助运之功。方证相应，初诊即获显效，二诊随症灵活加减，故头痛豁然而解。

4. 气虚络瘀案（刘老亲诊医案）

郑某，女，12 岁。

【初　诊】

2009 年 7 月 3 日。

【主诉】嗜睡伴头顶痛 1 周。

【病史】病儿因铅球打伤头部后嗜睡 1 周，受伤当时昏迷 5 分钟左右，苏醒后嗜睡，每日达 15 小时以上，伴头顶疼痛。

【现在症】嗜睡，每日达 15 小时以上，伴头顶疼痛。

【体格检查】舌质淡黯、苔薄，脉细。

【诊断】西医：脑震荡；中医：头痛，气虚血瘀络阻证。

【治法】益气扶正，活血通络。

【选方】黄参通络汤加减。

【用药】黄芪 15 g，丹参 10 g，石菖蒲 10 g，酸枣仁 15 g，天麻（另包，蒸兑）10 g，山楂 10 g，麦芽 30 g。7 剂。每日 1 剂，煎汤冲服黄参通络颗粒。

【二　诊】

服上方后嗜睡时间减少，头已不痛，舌质转淡红。于前方中加当归 10 g，三七粉 15 g，党参 10 g，枸杞子 10 g，冲服黄参通络颗粒，继服 14 剂。

【结　果】

再服上方 14 剂后，嗜睡已不明显，唯外伤处头发脱去，余无不适。仍守前法变化以善后。

【按】

脑震荡中期热得宣泄，独留其瘀，瘀血阻滞脑络，动扰脑神，故见头痛而胀，或头部刺痛。阳气受阻，久留于阴是嗜睡的主要病机。《杂病源流犀烛·跌扑闪挫源流》曰："忽然闪挫，必气为之震，震则激，激则壅……血本随气以周流，气凝则血亦凝矣……诸变百出。"治宜益气扶正，活血通络，醒脑开窍。用经验方黄参通络汤加减。本方由黄芪、丹参、生蒲黄、川芎、醋延胡索、酸枣仁、首乌藤、白芍、钩藤、生龙骨、生牡蛎、全蝎、山楂等组成，方中黄芪益气扶正，丹参活血通络，二药相合，气旺则血行有力，血脉通畅，通则不痛，共为君药；加石菖蒲理气宣窍，另加天麻熄风，当归、三七、党参等助益气活血之力，加山楂、麦芽和胃助运。气血调畅，其病乃愈。

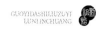
◎小儿痫证

小儿痫证又名小儿癫痫、小儿羊癫风，是一种因胎中受惊或痰火暴逆，阻塞心窍而发生，以反复发作的突然昏迷倒地、直视吐涎沫、抽搐、叫号有声为主要表现的脑系疾病。

诊断要点

【病史】可有家族史，或有胎中受惊、脑外伤、感染等病史。

【临床表现】发作时有卒倒吐涎沫，直视抽搐，口作猪羊叫声的典型表现。

【辅助检查】脑电检查显示高幅慢波、棘波和尖波等异常脑电波形。

刘老经验

刘老认为本病包括西医原发性癫痫和各种继发性癫痫。其发病乃因顽痰内伏、暴受惊恐、惊风频发、外伤血瘀，引起气机逆乱所致。其病位在脑窍；病机涉及心、肝、脾、肾；病性为邪实正虚，发作期为邪实，以痰瘀为主；休止期为正虚，以心、肝、脾、肾虚损为主，痰、瘀内伏而抽风休止，但易为诱因激发。其治疗实证以治标为主，着重豁痰顺气、熄风开窍定痫；虚证以治本为重，宜健脾化痰，柔肝缓急。

论治特色

1. 风痰上扰证

【**主症**】卒倒昏迷，吐涎，双目凝视，抽搐反张，夜寐不安，梦中叫呼，痰鸣气促，舌苔滑腻，脉弦滑。

【**治法**】熄风定痫。

【**方药**】定痫丸加减。

羚羊角 1 g，天麻 6 g，钩藤 10 g，蝉蜕 10 g，僵蚕 10 g，全蝎 1 g，酸枣仁 10 g，首乌藤 10 g，延胡索 10 g，龙骨 12 g，牡蛎 12 g，山楂 10 g。

【**加减**】抽搐不止者，加蜈蚣；心神不安者，加磁石、龙齿；烦躁不安者，加黄连、栀子；头痛明显者，加龙胆；夜寐不宁者，加生龙骨、生牡蛎。

2. 惊恐伤神证

【**主症**】发作时恐惧惊吓，昏仆抽搐，直视吐涎，或睡梦中呼嚷，心神不安，面色乍赤乍白，指纹青紫。

【**治法**】镇惊安神。

【**方药**】镇惊丸加减。

茯神 15 g，麦冬 15 g，朱砂 0.1 g，远志 9 g，石菖蒲 9 g，炒酸枣仁 9 g，牛黄 0.2 g，黄连 3 g，珍珠母 10 g，胆南星 5 g，钩藤 10 g，天竺黄 5 g，水牛角 30 g，甘草 6 g。

【**加减**】若发作严重者，加全蝎、蜈蚣、僵蚕；心神不安者，加磁石、琥珀；痰多胸闷者，加川贝母、砂仁；头痛甚者，加天麻、白芍、蔓荆子。

3. 肝火痰热证

【**主症**】卒然昏倒，惊惕叫呼，肢体抽搐，平时头晕目胀，烦躁不安，舌质红，脉弦数。

【**治法**】清肝涤痰。

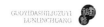

【方药】温胆汤加减。

法半夏6g，陈皮7g，竹茹7g，龙胆7g，酸枣仁15g，首乌藤30g，全蝎3g，僵蚕8g，钩藤15g，龙骨30g，牡蛎30g，麦芽30g。

【加减】若口苦烦躁者，加黄连、黄芩；大便干结者，加大黄；头昏蒙不清醒者，加石菖蒲、远志。

4. 脾虚痰浊证

【主症】昏倒发作频繁，胸闷呕恶，倦怠食少，舌质淡、舌苔厚腻，脉细滑。

【治法】健脾化痰。

【方药】焦三仙合芍药甘草汤加减。

白芍20g，甘草10g，陈皮15g，乌药10g，龙骨15g，牡蛎15g，钩藤10g，山楂10g，麦芽30g，佛手10g。

【加减】若胸脘痞闷者，加枳壳、胆南星；神疲气少者，加黄芪、党参、防风；纳食减少者，加砂仁、神曲；痰郁化热，舌苔偏黄者，改用黄芪赤风汤合止痫散。

5. 肝肾阴虚证

【主症】发作频繁，持续难已，耳鸣健忘，头晕，腰膝酸软，五心烦热，咽干，舌质红。

【治法】滋补肝肾。

【方药】大定风珠加减。

龟甲10g，龙骨15g，牡蛎15g，麦冬10g，白芍15g，制何首乌15g，桑椹15g，僵蚕10g，蝉蜕3g，全蝎3g，炙甘草3g。

【加减】若胸闷苔腻者，加竹茹、胆南星；大便干结者，加决明子、火麻仁；腰膝酸软者，加杜仲、桑寄生。

6. 瘀阻脑窍证

【主症】突然昏仆，神昏抽搐，两目上视，口吐涎沫，或做猪羊叫声，面青头痛，呕吐，大便干结，舌质紫暗，脉涩，指纹沉滞。

【治法】化瘀通窍。

【方药】通窍活血汤加减。

赤芍 6 g，川芎 6 g，桃仁 10 g，红花 9 g，老葱 6 g，生姜 9 g，大枣 5 枚，冰片 0.15 g，丹参 10 g，全蝎 3 g，地龙 10 g。

【加减】若频发不止者，加蒲黄、五灵脂。

临证实录

1. 风痰上扰案（刘老亲诊医案）

周某，男，9 个月。

【初　诊】

1993 年 11 月 12 日。

【主诉】肢体抽搐间作 3 个月。

【病史】近 3 个月肢体抽搐间常发作，神志时清时昧，两目呆滞，呻吟不止（可能痛）。起病前 10 日有感冒发热史。

【现在症】肢体抽搐间常发作，每次持续 1~6 分钟，神志时清时昧，两目呆滞，呻吟不止，口不流涎，饮食及大便可。

【体格检查】不能直腰站立，舌苔白，指纹淡滞。

【辅助检查】某西医院 CT 示脑沟裂增宽。

【诊断】西医：癫痫；中医：小儿痫证，风痰上扰证。

【治法】熄风定痫。

【选方】定痫丸加减。

【用药】天麻 6 g，钩藤 10 g，蝉蜕 10 g，僵蚕 10 g，全蝎 1 g，酸枣仁 10 g，首乌藤 10 g，延胡索 10 g，龙骨 12 g，牡蛎 12 g，山楂 10 g。7 剂。

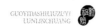
【二　诊】

11 月 19 日复诊，眼睛灵活，无呻吟，仍竖头不起，肢体抽动减少，时足翘及背，每次只几秒。平时呻吟已不明显，肚饿及大便可哭，舌质淡，指纹淡滞。药用天麻 6 g，钩藤 10 g，蝉蜕 10 g，僵蚕 10 g，全蝎 1 g，酸枣仁 10 g，首乌藤 10 g，龙骨 12 g，牡蛎 12 g，远志 6 g，山楂 10 g。7 剂。

【三　诊】

11 月 26 日。因受凉，稍或咳嗽，时作干呕，乳食减少，大小便可，足翘及背已减轻，舌苔白腻，指纹淡。此为外感风寒，肺气失宣为主，改用杏苏散加减：紫苏叶 3 g，苦杏仁 1 g，蝉蜕 5 g，薄荷 1 g，法半夏 3 g，陈皮 1 g，钩藤 3 g，天麻 3 g，麦芽 10 g，鸡内金 3 g，牡蛎 10 g，甘草 2 g。7 剂。

【结　果】

药后咳嗽已愈，足翘及背已不明显。

【按】

本案病儿发病前曾有感冒发热病史，其发病时见全身肢体抽搐，两目呆滞，为外风引动内风，风痰上扰之明证。《素问·阴阳应象大论》云："风胜则动。"由于肝风内动，走窜筋脉，故见全身肢体抽搐，抽动时痉挛疼痛故呻吟不止，不能直腰站立；风阳夹痰上扰，清窍被蒙，故神志时或不清，两目呆滞。治宜熄风定痛。故用天麻、钩藤平肝熄风；蝉蜕、僵蚕、全蝎祛风止抽；酸枣仁、首乌藤安神宁志；延胡索理气止痛，与蝉蜕合用缓解抽搐时肌肉痉挛所致疼痛；龙骨、牡蛎潜镇熄风；山楂和胃助化。二诊即眼睛灵活，肢体抽动减少，示肝风渐趋平复；不再呻吟表明肢体抽痛亦止，仍时有足翘及背之抽搐症状，故仍守熄风定痛法，守原方去理气止痛之延胡索，改远志以增安神定志之效。三诊因外感风寒，肺气失宣而出现咳嗽、干呕，乳食减少，但无全身肢体抽搐，足翘及背已减轻，表明风寒犯肺转为此时的主要矛盾，故以散寒解表、宣肺止咳之杏苏散加减（紫苏叶、苦杏仁、薄荷、法半夏、陈皮）为主，辅以钩藤、天麻、牡蛎平肝熄风，蝉蜕祛风解痉，麦芽、鸡内金和胃助运，甘草调和诸药。三次诊治，均随证用方，据证加减，药中肯綮，故疗效满意。

2. 肝火痰热案（刘老亲诊医案）

贺某，女，13岁。

【初　诊】

1989 年 10 月 13 日。

【主诉】癫痫反复 2 年。

【病史】1987 年 7 月 7 日突然出现跌倒，神志不清，经注射葡萄糖后恢复。但以后反复出现晕倒，持续 5 分钟左右，1 个月发作 1~3 次，近 1 个月已发作 3 次，发作时痰涎较多，无痰鸣。平素手发抖、烦躁易怒、五心发热。

【现在症】卒然昏倒，神志不清，痰涎较多，平素两手发抖、烦躁易怒、五心发热。

【体格检查】舌质尖红、舌苔薄，脉弦细滑。

【辅助检查】某西医院脑电图检查诊断为癫痫。

【诊断】西医：癫痫；中医：小儿痫证，肝火痰热证。

【治法】清肝涤痰。

【选方】温胆汤加减。

【用药】法半夏 6 g，陈皮 7 g，竹茹 7 g，龙胆 7 g，酸枣仁 15 g，首乌藤 30 g，全蝎 3 g，僵蚕 8 g，钩藤 15 g，龙骨 30 g，牡蛎 30 g，麦芽 30 g。14 剂。

【二　诊】

10 月 27 日。药后仅 10 月 18 日发作 1 次，持续时间短，醒

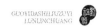
后稍头晕，无明显痰鸣，手常抖，易怒，五心发热，纳少，舌苔薄，脉弦细。守上方加地骨皮 10 g。锈铁水煎。14 剂。

【结　果】

服药后病情稳定，家长自用上方煎服 2 个月，服药期间仅发作 1 次，持续时间短暂，平日手抖、烦躁易怒均明显减轻。

【按】

病儿平时手发抖、烦躁易怒、五心发热，为肝郁化火之象；肝火上窜，扰乱心神，故卒然昏倒，神志不清；风火夹痰上扰，清窍被蒙，故痰涎较多。舌质尖红、舌苔薄，脉弦细滑，皆为肝火痰热之象。故用法半夏、陈皮、竹茹涤痰清热，龙胆清泻肝火，全蝎、僵蚕熄风止痫，钩藤、龙骨、牡蛎平肝潜阳，酸枣仁、首乌藤敛肝宁神，麦芽和胃助运。二诊因五心热仍显，故加地骨皮滋阴清热。诸药相合，有清肝泻火，涤痰平痫之功，适用于此肝火痰热之证。

3. 脾虚痰浊案（刘老亲诊医案）

刘某，男，9.5 岁。

【初　诊】

1989 年 4 月 7 日。

【主诉】阵发性脐周反复疼痛 1 年余。

【病史】病儿素体脾虚，近 1 年多来脐周反复疼痛，曾在某西医院检查诊断为腹型癫痫。现脐周疼痛每日发作数次，早晚餐前尤甚。

【现在症】阵发性脐周疼痛，每次持续数秒至几分钟，每日发作数次，早晚餐前发作尤甚，食欲不振，大便干稀不调。

【体格检查】舌质淡红、舌苔白，脉细。

【诊断】西医：腹型癫痫；中医：小儿痫证，脾虚痰浊证。

【治法】健脾疏肝，化痰定痫。

【选方】焦三仙合芍药甘草汤加减。

【用药】白芍 20 g，甘草 10 g，陈皮 15 g，乌药 10 g，龙骨 15 g，牡蛎 15 g，钩藤 10 g，山楂 10 g，麦芽 30 g，佛手 10 g。7 剂。

【二　诊】

4 月 14 日。脐周痛较前好转，但变天、学习时加重，次较频，食纳欠佳，大便时稀，舌苔白，脉细。方用柴胡桂枝龙骨牡蛎汤合芍药甘草汤加减，药用白芍 20 g，甘草 10 g，柴胡 7 g，桂枝 10 g，龙骨 15 g，牡蛎 15 g，乌药 10 g，白术 10 g，山楂 10 g，麦芽 30 g，佛手 10 g。7 剂。

【三　诊】

4 月 21 日。少腹昨日绞痛 1 次，时间仅 1 分钟，纳食稍增。药用白芍 15 g，甘草 10 g，柴胡 7 g，桂枝 10 g，龙骨 15 g，牡蛎 15 g，乌药 10 g，全蝎 3 g，川楝子 15 g，麦芽 30 g，佛手 10 g，鸡内金 7 g。14 剂。

【四　诊】

5 月 5 日。腹痛明显好转，小腹不痛，半个月发作 2 次，每次持续 2~3 分钟，呈隐痛，纳食二便可，脉细，脐偏左有轻压痛。药用酒白芍 20 g，甘草 10 g，柴胡 7 g，桂枝 10 g，龙骨 15 g，牡蛎 15 g，乌药 10 g，川楝子 15 g，丹参 10 g，麦芽 30 g，佛手 10 g，鸡内金 7 g，九香虫 6 g。21 剂。

【结　果】

病儿此后间用上法治疗，病情一直稳定。

【按】

脾主运化水湿，能够影响水液的吸收和转输，调节人体水液代谢，同时脾居中焦，为气机升降的枢纽，脾运健旺，则水液输布正常，脾运失健，则聚湿生痰，故曰脾为生痰之源。本案病儿素体脾虚，运化不足，既不能运化水谷，又气血生成减

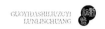

少，温养不足，故致饮食减少；脾运失健，则大便干稀不调；同时，土虚则木失其荣，而虚风易动，故见腹部痉挛、抽搐而致腹痛阵作，即土虚木贼之意。本案脾虚为致病之本，风痰为见症之标。其治疗用白芍、甘草、桂枝、乌药、麦芽、佛手、鸡内金温补脾胃，开胃助食，令土厚而能荣木；柴胡、川楝子疏肝理气止痛；龙骨、牡蛎、全蝎平肝潜阳，熄风止痉。全方共奏健脾、化痰、熄风之效，与病机相符，故能缓解癫痫腹痛之发作。

◎ 小儿脱肛

小儿脱肛是一种因气虚下陷或积热下迫而发生，以直肠脱出肛外为主要表现的疾病。

诊断要点

【病史】多见于1~3岁小儿，可有久泻、久痢、便秘、久咳等病史。

【临床表现】直肠脱出于肛门之外，或可自然回复，或需用手托复。

刘老经验

刘老认为本病即西医直肠黏膜脱垂。其发病乃因先天禀赋不足、久病伤正或饮食不节（洁），致气虚下陷或积热下迫，引起直肠脱出肛外。其病位在大肠，与脾肺胃有关；其病性虚多实少，虚在脾气，实在食、热。提出本病以气虚下陷或积热下迫为基本病机。其治疗宜益气升陷、清热导滞，并重视病证的相互兼夹，随症加减变化。

刘老认为，小儿脱肛系临床常见病，其虚者多因小儿气血不足，气虚下陷、不能固涩，复因小儿骨盆腔内支持组织发育不全，不能对直肠承担充分的支持作用，以致肛管直肠向外脱出，或因慢性泻痢、长期便秘、长期咳嗽，直肠黏膜下层松弛，易与肌层分离，形成直肠脱垂。故《诸病源候论》云："小儿患肛门脱出，多因痢久肠虚冷，兼用躯气，故肛门出。"其治疗宜根据"虚则补之""下者举之"的原则，益气、升提、固

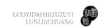
脱是治疗本病之大法。临床上常用举元煎或补中益气汤加减治疗。

本病实证，乃因小儿乳食不节，恣食肥甘厚味，使积热内生，蕴于中焦，火热下迫大肠；或因饮食不洁，食热内蕴，下注大肠，可致脱肛；另肺与大肠相表里，肺经有热，循经下移大肠，热邪迫于肛门，亦可导致脱肛。其治宜清热解毒，消食导滞，常用泻心汤加减。

论治特色

1. 中气下陷证

【主症】大便时脱肛。面色萎黄，倦怠乏力，自汗，气短声低，舌质淡红，指纹淡红。

【治法】益气升陷。

【方药】举元煎加减。

黄芪 10 g，党参 10 g，焦白术 6 g，砂仁 6 g，鸡内金 6 g，升麻 3 g，炒枳壳 6 g。

【加减】自汗多者，加五味子、浮小麦、煅牡蛎；食滞不化者，加麦芽、山楂、神曲；兼恶风寒等表证者，加紫苏叶；两足痿软无力者，加牛膝、石斛。

2. 胃肠积热证

【主症】肛门脱出，红肿疼痛，面赤唇红，口渴烦躁，舌质红、舌苔黄，指纹紫滞。

【治法】清热导滞。

【方药】泻心汤加减。

大黄 4 g，黄连 3 g，黄芩 3 g，栀子 3 g，槐花 3 g，升麻 3 g。

【加减】大便秘结明显者，加芒硝；食积而舌苔厚者，加神曲、麦芽、山楂。

临证实录

中气下陷案（刘老亲诊医案）

段某，女，3岁。

【初　诊】

2002年9月11日。

【主诉】排便时直肠黏膜脱出1月余。

【病史】病儿月余前食物不慎致腹泻，经治疗后泄泻止，但排便时直肠黏膜脱出，初时便后可自行回复，时日稍久，下蹲、行走、咳嗽也可脱出，且复位不易。其父系外科医师，不欲手术治疗，求用中药调治。

【现在症】排便时脱肛，面黄消瘦，乏力，纳差，便溏。

【体格检查】舌质淡、舌苔白，脉沉细弱。

【诊断】西医：直肠黏膜脱出；中医：脱肛，中气下陷证。

【治法】益气升陷。

【选方】举元煎加减。

【用药】黄芪10 g，党参10 g，焦白术6 g，砂仁6 g，鸡内金6 g，升麻3 g，炒枳壳6 g。7剂，每日1剂，水煎，分两次服。外用五倍子、苦参煎水外洗患处。

【结　果】

后电话告知，脱肛已愈，并自行加服上方7剂，以巩固疗效。

【按】

本病案为3岁儿童，其骶骨弯曲尚未长成，影响直肠与肛管之间角度的形成，直肠呈垂直状态且较活动。因腹泻致病后体虚，故见面黄消瘦、乏力、纳差、便溏，舌质淡、舌苔白，脉沉细弱等一派脾胃虚弱，中气下陷之征象。举元煎出自《景

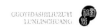
岳全书》，多用于小儿脱肛，亦可治妇人阴挺、胃与十二指肠下垂等内脏脱垂病证，故刘老运用本方与本案病机相符。方中黄芪、党参健脾益气，焦白术、砂仁、鸡内金健脾和胃，培补后天以使生气有源，升麻升阳举陷使脱出之直肠回纳体内；配破气药枳壳与补气药同用，取枳壳理气之功以助其升提之用，且现代药理研究证实，枳壳可以缓解平滑肌痉挛，使疼痛痉挛的肛门括约肌松弛，有利于脱出之直肠回纳。刘老衷中参西，药用灵机在此充分得以体现。

◎婴儿湿疹

婴儿湿疹又称湿毒疮，是一种因禀受胎毒、感受风邪、过食肥甘，使湿热内蕴，浸淫肌肤而发生，以皮肤出现对称性米粒红疹瘙痒、糜烂渗液、浸淫成片为主要表现的皮肤病。

诊断要点

【病史】好发于婴幼儿。有乳母孕期、哺乳期嗜食辛辣厚味，婴儿感受风邪或过食肥甘牛乳史。

【临床表现】常对称发于面颊、额部及头皮，亦可累及胸背及上臂等处。初起皮肤潮红，继而出现水肿性红斑，上布针尖大小密集的丘疹和水疱，奇痒，搔后糜烂、渗液不止，浸淫成片，然后结痂、脱屑。可反复发作。

刘老经验

刘老认为本病相当于中医病名国家标准的湿疹，古名奶癣、乳癣、浸淫疮。其发病乃因禀受胎毒、感受风邪、过食肥甘，引起湿热浸淫肌肤所致。其病位在皮肤肌表，与肺、脾有关；其病性为本虚标实，虚在血，实在风热、湿毒。提出本病以风热夹湿、血热生风、血虚风燥为基本病机。其治疗宜根据病因病机，风热夹湿者宜清热化湿、解毒祛风，血热生风者宜凉血祛风止痒，血虚生风者宜养血润燥，并当配合外治法，双举并施。

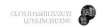

论治特色

1. 风热夹湿证

【主症】皮疹奇痒难忍，黄水浸淫，发热，尿黄，舌苔黄腻，指纹紫。

【治法】清热解毒，利湿祛风。

【方药】消风导赤汤加减。

生地黄6g，赤茯苓6g，牛蒡子3g，白鲜皮6g，金银花6g，薄荷3g，川木通2g，黄连2g，甘草2g，灯心草3g。

【加减】若渗液多者，加薏苡仁、滑石、车前子；痒甚者，加苦参、荆芥、蝉蜕、蒺藜。

2. 血热生风证

【主症】身发红色斑丘疹，食热性食物后发作或加重，瘙痒夜甚，口干舌燥，心烦易怒，大便干结，小便黄赤，舌质红或暗红、苔薄黄，脉弦滑或数。

【治法】清热凉血，祛风止痒。

【方药】凉血祛风止痒汤（刘老自拟方）加减。

生地黄15g，赤芍15g，牡丹皮15g，白鲜皮15g，地肤子15g。

外洗（刘老自拟方）：生大黄50g，黄柏30g，苦参5g，青黛10g，黄芩30g，枯矾5g，冰片3g。煎水外洗。

【加减】若血热甚者，内服方加紫草、水牛角；痒甚者，加苦参、蝉蜕；大便秘结者，加玄参、生大黄；夹湿流滋者，加生薏苡仁、土茯苓、重楼；病久皮疹色黯，久治不愈者，加水蛭、地龙、丹参；皮疹日久不愈、午后或夜间发作者，加蒺藜、僵蚕、乌梢蛇。

3. 血虚风燥证

【主症】皮肤干燥脱屑，阵发瘙痒，抓后出血，面黄，大便秘结，舌质淡，指纹紫滞。

【治法】养血润燥。

【方药】四物汤加减。

熟地黄 12 g，当归 9 g，白芍 9 g，川芎 6 g，制何首乌 6 g，蝉蜕 6 g，蒺藜 6 g，地肤子 6 g。

【加减】皮疹日久不愈、午后或夜间发作者，加僵蚕、乌梢蛇、荆芥。

临证实录

1. 血热生风案（刘老亲诊医案）

程某，男，1 岁。

【初　诊】

1989 年 2 月 24 日。

【主诉】全身散在性红色丘疹瘙痒 5 个月。

【病史】病儿近 5 个月全身出现散在性红色丘疹，瘙痒明显，搔破则流黄水。其母孕期、哺乳期嗜食辛辣。

【现在症】全身散在性红色丘疹，瘙痒明显，搔破则流黄水，大便干结，时带鲜血。晚上吵闹。

【体格检查】舌质红、舌苔白，指纹红。

【诊断】婴儿湿疹，血热生风证。

【治法】清热凉血，祛风止痒。

【选方】凉血祛风止痒汤（刘老自拟方）加减。

【用药】生地黄 7 g，赤芍 7 g，牡丹皮 7 g，女贞子 15 g，玄参 10 g，钩藤 12 g，蝉蜕 7 g，白鲜皮 10 g，炒酸枣仁 10 g，首乌藤 15 g，金银花 10 g，蒲公英 10 g。6 剂。

【二　诊】

3 月 3 日。丘疹较前明显好转，守上方去蒲公英，加僵蚕

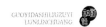
6 g。续服 6 剂。

【三　诊】

3 月 10 日。丘疹又发 2 日，以腹股沟为多。守上方加减：生地黄 7 g，赤芍 7 g，牡丹皮 7 g，女贞子 15 g，玄参 10 g，苦参 10 g，蝉蜕 7 g，白鲜皮 12 g，僵蚕 6 g，酸枣仁 10 g，首乌藤 15 g，蒲公英 10 g。7 剂。

【结　果】

服上药病儿湿疹基本消失，2 个月后因过食煎炸食物，湿疹又发，守上方服用仍获良效。

【按】

《外科正宗·奶癣》论曰："奶癣因儿在胎中，母食五辛，父餐炙煿，遗热与儿，生后头面遍身为奶癣，流滋成片，睡卧不安，瘙痒不绝。"本案病儿其母孕期、哺乳期嗜食辛辣，致病儿既禀受胎毒，又哺毒乳，湿热内生，浸淫肌肤，遂生奶癣。奶癣日久不愈，久病热毒入血，血热生风，故见奶癣色红，瘙痒明显，搔破则流黄水，大便干结，时带鲜血；血分有热，皮疹瘙痒夜甚，故晚上吵闹，舌质红，指纹红。湿热浸淫肌肤，则皮疹瘙痒明显，搔破则流黄水。刘老认为，血热生风，湿热为患是本案湿疹形成的主要病机。根据"治风先治血，血行风自灭"的理论，以血分药为主组方，兼以清热利湿，遂用凉血祛风止痒汤加减。方中生地黄清营解热，活血化瘀以生新血，伍赤芍、牡丹皮、女贞子凉血行血以消斑疹；白鲜皮、玄参清热燥湿，钩藤、蝉蜕祛风止痒；蒲公英清火解毒；酸枣仁、首乌藤安神助眠。诸药相伍，共奏清热凉血，祛风止痒之效，血热行则风自灭，湿毒清则痒疹除。故药用 6 剂即显效，再 13 剂湿疹即基本消失。

2. 血热生风夹湿案（刘老亲诊医案）

董某，男，1岁。

【初 诊】

1992年11月6日。

【主诉】全身散在性红色丘疹瘙痒流水11个月。

【病史】病儿出生1个月即在面颊、额部出现红斑，上布针尖大小密集的丘疹，渐渐延及胸背及上臂。经多家西医院治疗，仍反复发作，遂来寻求中医治疗。

【现在症】面颊、额部及胸背、上臂散在丘疹、水疱，搔后糜烂、流水，部分浸淫成片，有的已结痂，有脱屑，夜卧不安，纳可，二便如常。

【体格检查】舌苔白腻，脉细滑。

【诊断】湿疹，血热生风夹湿证。

【治法】清热凉血，利湿止痒。

【选方】凉血祛风止痒汤（刘老自拟方）加减。

【用药】生地黄7g，赤芍5g，牡丹皮5g，钩藤10g，蝉蜕10g，白鲜皮10g，地肤子10g，酸枣仁10g，生薏苡仁15g，土茯苓10g，甘草10g，重楼10g。7剂。

外洗方：生大黄50g，黄柏30g，苦参5g，青黛10g，黄芩30g，枯矾5g，冰片3g。煎水洗。7剂。

【结 果】

用上法内服、外洗治疗3日，皮疹明显减轻，治疗7日，皮疹瘙痒明显减轻。守上法续治7日，皮疹基本消失。

【按】

奶癣日久不愈，久病热毒入血，血热生风，故见奶癣色红，瘙痒明显；血分有热，皮疹瘙痒夜甚，故晚上吵闹，舌质红，指纹红；湿热浸淫肌肤，则皮疹瘙痒流水。刘老认为，

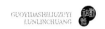
血热夹湿为患是本案湿疹形成的主要病机。故以血分药为主组方，兼以清热利湿。方中生地黄清营解热，活血化瘀以生新血，伍赤芍、牡丹皮凉血行血以消斑疹；白鲜皮、土茯苓、生薏苡仁清热利湿，钩藤、蝉蜕祛风止痒；重楼清火解毒；酸枣仁安神助眠。并用三黄洗剂浸洗局部。如此内外合治，疗效满意。

◎胎 黄

胎黄又称胎疸，是一种母体素蕴湿热，移于胎儿，或胎产之时、出生之后感受湿热、寒湿，使邪郁脾胃，气机不畅，肝失疏泄，胆汁外溢肌肤而发生，以婴儿出生后 24 小时内周身皮肤、面目发黄，日渐加深，持续不退，或退而复现为主要表现的新生儿疾病。

诊断要点

【病史】发于婴儿出生后 24 小时内，或出生后 1 周甚至数周。

【临床表现】有目黄身黄，日渐加深，持续不退，或退而复现等典型表现。

【辅助检查】实验室检查：外周血白细胞可正常或稍增高，血清总胆红素超过 34.2 μmol/L，可出现黄疸，新生儿总胆红素 >239.4 μmol/L，早产儿总胆红素 >171 μmol/L 即为重症黄疸。黄疸出现早且进展快者应查验母子血型，帮助诊断。

刘老经验

刘老认为本病即西医的新生儿高胆红素血症。本病分为生理性与病理性两类。生理性胎黄大多在生后 2~3 日出现，4~6 日达高峰，7~10 日消退，早产儿持续时间较长，除有轻微食欲不振外，一般无其他临床症状。若生后 24 小时内即出现黄疸，3 周后仍不消退，甚或持续加深，或消退后复现，均为病理性黄疸。其发病大抵有传染因素、饮食因素及先天因素。多因母

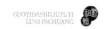
体素蕴湿热，移于胎儿，或胎产之时、出生之后感受湿热、寒湿，引起邪郁脾胃，气机不畅，肝失疏泄，胆汁外溢肌肤所致。其病位在肝胆、脾胃。提出本病以寒湿郁遏、湿热内蕴、瘀血阻滞为基本病机。

刘老临证尤重脾胃，在病机上，认为胎疸总由湿邪困遏脾土所致。湿邪困脾，脾气受损，运化失职，水液内停，阻碍气机及气血的运行，致肝失疏泄，胆汁外溢而发黄；若脾虚水液停聚，痰湿内生，上而泛肺，阻塞气道，可伴见喉喘鸣。在治疗上，认为脾胃为中土之脏，为生化之源，脾胃健旺，则诸脏得养，正气充沛，其病易愈；小儿稚阳之体，易虚易实，只要辨证准确，用药也易于获效。若胎疸化热、兼瘀，则宜在运脾基础上佐以清热、逐瘀，根据兼证之标本虚实缓急的不同，采取相应的治疗方法。

论治特色

1. 寒湿困脾证

【主症】 面目皮肤发黄、色晦暗，食少，大便溏，四肢欠温，舌质淡、舌苔白腻，指纹色淡。

【治法】 健脾温化，稍佐清利。

【方药】 香砂六君子汤合茵陈蒿汤加减。

西党参 5 g，白术 5 g，茯苓 5 g，豆蔻仁 5 g，砂仁 5 g，山楂 5 g，炒麦芽 10 g，茵陈 12 g，炒栀子仁 3 g，金钱草 10 g。

【加减】 若湿重者，加薏苡仁、泽泻；寒重者，加附子（制）；血虚者，加当归、白芍。

2. 湿热内蕴证

【主症】 面目皮肤发黄，鲜明如橘皮色，发热，烦躁不安，拒奶，小便赤，舌质红、舌苔黄腻，指纹紫红。

【治法】清热利湿。

【方药】茵陈蒿汤加减。

茵陈 10 g，栀子 3 g，大黄 3 g，郁金 6 g，田基黄 10 g。

【加减】若恶心呕吐者，加竹茹；发热者，加广藿香、薄荷；拒奶者，加神曲；烦躁不安者，加龙胆；便通热减、舌苔渐化者，加白术、茯苓。

3. 瘀血阻滞证

【主症】面目皮肤黄而晦暗，腹胀如鼓，青筋暴露，胁下痞块，或衄血便血，舌质紫暗，指纹紫滞。

【治法】化瘀退黄。

【方药】茵陈蒿汤合血府逐瘀汤加减。

茵陈 12 g，栀子 3 g，大黄 2 g，桃仁 6 g，红花 3 g，当归 3 g，生地黄 3 g，川芎 2 g，赤芍 2 g，牛膝 3 g，桔梗 2 g，柴胡 2 g，枳壳 2 g，甘草 2 g，田基黄 10 g。

【加减】胁下痞块者，加棱木、莪术、鳖甲；恶心呕吐者，加旋覆花、前胡；脘腹痞胀者，加莱菔子、木香；拒乳者，加鸡内金、神曲。

▌临证实录

寒湿困脾案（刘老亲诊医案）

陈某，男，50 日。

【初　诊】

2006 年 3 月 10 日。

【主诉】身目黄染 48 日。

【病史】病儿未足月出生，生后即出现黄疸，且日益加重，至 48 日时往省人民医院检查，示巨细胞病毒抗体阳性，诊断为巨细胞病毒感染。查胆红素 57.5 μmol/L，直接胆红素 24.8 μmol/L，总胆

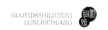

汁酸 52.2 μmol/L。经抗病毒、抗炎、保肝退黄等治疗，疗效不显，且黄疸加深，并出现喉中哨鸣、痰鸣音，遂出院，改用中药治疗。

【现在症】 面色晦暗，形体瘦弱，喉中喘鸣，纳食少，大便溏。

【体格检查】 舌质淡、苔白腻，脉濡缓，指纹淡红。

【诊断】 西医：新生儿高胆红素血症，巨细胞病毒感染；中医：胎疸（阴黄）并喉喘鸣，寒湿困脾证。

【治法】 健脾温化，稍佐清利。

【选方】 香砂六君子汤合茵陈蒿汤加减。

【用药】 西党参 5 g，白术 5 g，茯苓 5 g，豆蔻仁 5 g，砂仁 5 g，山楂 5 g，炒麦芽 10 g，茵陈 12 g，炒栀子仁 3 g，金钱草 10 g。2 剂，每日 1 剂，煎水，分次喂服。

【二 诊】

复诊黄疸稍退。上方去栀子仁，加白花蛇舌草 10 g，2 剂。

【三 诊】

黄疸已退，唯喉喘鸣如故。曾用吴茱萸粉调敷涌泉穴亦无效。处方：黄芪 10 g，党参 5 g，白术 5 g，茯苓 5 g，五味子 6 g，炒麦芽 10 g，鸡内金 6 g，山楂 10 g，砂仁 5 g，白花蛇舌草 15 g，紫苏叶 6 g，陈皮 6 g。1 剂。

【结 果】

服药后，喉中痰鸣消失，大便转实。继服三诊方 2 剂以巩固疗效。病儿至今 7 岁，身体健康。

【按】

病儿先天禀赋不足，湿毒蕴结不解，故黄疸不退；脾虚不运，寒湿中阻，故见体瘦、纳少、便溏、舌质淡苔腻；脾虚水液不得运化，痰湿内生，上而泛肺，阻塞气道，故见喉中喘鸣有声。可见诸症皆由脾虚所致，故当健脾以治本；湿浊久郁，有化热之机，故当温化中稍佐清利。如《医宗金鉴·黄疸门》谓："阴黄者，乃脾湿、肾寒，两虚而成，此最为危候。温脾去黄，以理中汤加茵陈主之；温肾去黄，以茵陈四逆汤主之。"刘老用香砂六君子汤合茵陈蒿汤化裁，并以豆蔻仁代木香以增芳化醒脾之力；用金钱草代大黄，利湿退黄而无泻下之弊。二诊黄疸稍退，因栀子仁性寒而利，脾虚者不宜久用，故改用白花蛇舌草以清热散瘀、退黄解毒。三诊时黄疸已无，仍遵前法，加五味子、陈皮、紫苏叶宣肃肺气、止咳化痰。四诊时喘鸣即失，且大便正常。本案从健脾助运入手治疗，略加对症之药，数剂而黄疸、喘鸣皆愈，显效之速，出乎意料。

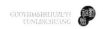
◎小儿疖

小儿疖又称疮疖，是一种因感受暑热邪毒，或因皮肤不洁、损伤，感染邪毒而发生，邪毒郁遏于肌肤引起，以局部潮红、肿痛、灼热，疮形虽肿突，但浮浅无根为主要表现的外科病。

诊断要点

【病史】好发于夏秋。有感受暑热邪毒、痤痱破损史，或皮肤不洁，衣物摩擦、皮肤损伤史。

【临床表现】好发于面、颈、背及臀部。初期局部潮红，次日发生肿痛、灼热，疮形虽肿突，但浮浅无根，随处可生；肿势局限，范围多在3 cm左右；易肿、易脓、易溃、易敛，常出脓即愈，愈后留有瘢痕。附近淋巴结肿大、压痛，重者可有发热、头痛及全身不适等症状。

疖有石疖与软疖之分。石疖是单个毛囊及其所属皮脂腺的化脓性感染，以在硬结的红色肿块上有一个脓头为特点；软疖为皮肤浅表的小脓肿，以皮肤局部有一个红肿无头而软的脓疱为特点。

【辅助检查】严重及多发性疖病，血中白细胞总数可增多，中性粒细胞增高。慢性复发性疖病，常伴发肾炎、贫血或其他导致机体抵抗力低下的疾病。

刘老经验

刘老认为本病包括暑疖和蝼蛄疖，属于中医疔疮、肿毒范畴。其发病乃因感受暑热邪毒、痱痹破损史，或皮肤不洁，衣物摩擦、皮肤损伤，致邪毒郁遏肌肤引起。其病位在皮肤肌表。提出本病以热毒蕴结、正虚邪恋为基本病机。其治疗既要重视祛邪，以清热解毒为主，暑疖需兼清暑化湿；正虚邪恋者又要重视扶正祛邪，即兼以益气养阴或健脾和胃；对合并肾炎等慢性病者，则需积极治疗相关疾病。

论治特色

1. 暑毒蕴结证

【主症】局部红肿结块，焮赤灼热，疼痛较甚，伴发热口渴，烦躁溲赤，胸闷泛恶，舌质红、苔薄黄或黄腻，脉洪数。指纹紫。

【治法】清暑解毒。

【方药】五味消毒饮合清暑汤加减。

金银花10g，蒲公英10g，紫花地丁6g，野菊花6g，玄参5g，女贞子5g，火麻仁5g，鸡内金5g，山楂10g，合欢皮6g，车前草5g，人中黄10g。

【加减】若壮热口渴者，加生石膏、天花粉；若热毒炽盛者，加黄芩、焦栀子。

2. 正虚邪恋证

【主症】患处软疖三五枚，脓水淋漓，皮下溃空相连如囊状，或见肉芽苍白、晦滞，伴低热，纳呆神疲，大便溏薄，舌质淡、边有齿印、舌苔薄，脉虚数。

【治法】扶正祛邪，托里消疮。

【方药】四妙汤加减。

生黄芪30g，金银花10g，当归6g，生甘草3g，白芷6g，玄参10g，炮穿山甲2g。

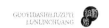

【加减】若阴津不足而咽干口渴者，加麦冬、石斛、天花粉；余毒尚盛者，加焦栀子、连翘、蒲公英。

临证实录

暑毒蕴结案（刘老亲诊医案）

罗某，男，1岁，长沙人。

【初　诊】

1997年8月29日。

【主诉】头部疖肿反复半个月。

【病史】8月15日始头部生疖肿，由1个渐发为多个，因反复不愈，遂来求治。

【现在症】头部多个红色疖肿，饮水多，食纳减少，大便干结，睡眠不安。

【体格检查】舌质红、苔薄黄，指纹红。

【诊断】西医：急性化脓性毛囊炎；中医：暑疖，暑毒蕴结证。

【治法】清暑解毒。

【选方】五味消毒饮合清暑汤加减。

【用药】金银花10g，蒲公英10g，紫花地丁6g，野菊花6g，玄参5g，女贞子5g，火麻仁5g，鸡内金5g，山楂10g，合欢皮6g，车前草5g，人中黄10g。7剂。水煎服，每日1剂。另鱼石脂软膏1支外涂。

【结　果】

服上药并局部外涂鱼石脂软膏，4日后疖肿脓成者已溃，未溃者渐消；7剂尽，头部疖肿皆消。

【按】

《外科启玄》认为疖的病因乃"夏月受暑热而生"。夏秋气候炎热，毛孔开张，易于感受暑热邪毒；或因汗出不畅，暑湿遏于皮肤而生痱疮，搔抓之后皮肤破损，感染邪毒。小儿皮肤柔嫩，加上夏季易生痱疮，故患疖较成人为多。暑为阳邪，头面背部为诸阳之会，故头面背部好发疮疖。本案病儿疖肿正于夏季发于头部，其色红，饮水多，大便干结，是为暑毒蕴结之明证；睡眠不安乃因疖肿疼痛之故；食纳减少，亦暑热湿邪蕴阻脾胃，影响脾胃运化功能所致；饮水多，为暑热伤阴之象；舌质红、苔薄黄，指纹红，亦为暑热内蕴之象。治宜清暑解毒，方用五味消毒饮合清暑汤加减。方中金银花、蒲公英、紫花地丁、野菊花、人中黄清热解毒；车前草清暑利尿；玄参、女贞子、火麻仁滋阴通便；合欢皮安神除烦；鸡内金、山楂运脾和胃。诸药相合，令暑毒解，阴津生，神魂安，脾胃运，大便畅，而疖肿可愈。

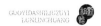
◎小儿白疕

小儿白疕又称牛皮癣，是一种易于复发的慢性红斑鳞屑性皮肤病。因血分伏热，营血亏耗，外受风邪，风热相搏于肌肤，生风生燥，使肌肤失养而发生，以红斑、丘疹、鳞屑损害为主要表现的慢性易反复发作的皮肤病。

诊断要点

【病史】多有六淫外感、饮食不节等病史。多有家族史。

【临床表现】皮损好发于头皮、四肢伸侧及胸背部，常对称分布，可局限或泛发全身，形态呈点滴状、分布状、环状、蛎壳状、地图状等。基本损害为大小不等的丘疹或斑丘疹，色红，可融合成大片，边缘清楚，红斑上覆有多层干燥银白色鳞屑，易脱落，刮除鳞屑可见透明薄膜，基底部露出针头大小筛状出血点，称为露滴现象或点状出血现象。有瘙痒感。发于头皮者，毛发可呈束状，但不脱发，部分病人指甲可变厚，失去光泽，表面出现顶针箍样点状小凹陷。病程缓慢，易复发。

据病情发展，可分为进行期、静止期和退行期。

根据临床特征，可分为四型，除以上寻常型外，尚有脓疱型，以在出现皮肤红斑的同时全身皮肤或掌跖部伴发无菌型小脓疱为特点；另有关节型，以在皮疹发生的同时伴有小关节肿胀、变形、疼痛为特点；还有红皮病型，以周身皮肤潮红、大量脱屑为特点。后三型为非寻常型银屑病。

刘老经验

刘老认为本病相当于西医的银屑病。其病因在外多为风、热、湿、燥、毒之邪侵袭肌肤，在内可为素体血热、饮食不节、情志内伤等。其发病乃因血分伏热，营血亏耗，外受风邪，风热相搏于肌肤，生风生燥，使肌肤失养所致。初起多由血分伏热，风寒或风热外客，以致营卫失和，气血不畅，阻于肌表而发；若病久或反复发作，则邪郁化火，耗伤阴血，以致阴虚血燥，肌肤失养。此外，外受风热，复感湿邪，湿热蕴积，外不能宣泄，内不能利导，日久化毒，阻于肌表而发；或风湿阻于经络，致使气滞血瘀而成；或毒热入营，伤阴耗血，使病情加重。总属邪留营分，血热生风。

刘老认为，本病血热所致者颇多，其发病急、病情重者多属血热生风，常见红色斑丘疹，食辛热性食物后发作或加重，瘙痒夜甚，治疗重用凉血活血之药，如生地黄，常与牡丹皮、赤芍配伍；其病程长，病尤顽固者，常见红疹融合成片，疹色暗，上覆白色鳞屑，且瘙痒明显者，为热伤营分，瘀血内结，治以滋阴活血化瘀，刘老习用犀角地黄汤加减，活血化瘀则重用水蛭。

论治特色

1. 风淫血热证

【主症】其病迅发，身起点点红疹，新疹不断出现，延及全身，疹色鲜红，上积鳞屑，搔之出血，瘙痒难忍，抓破皮肤则诱发新疹，为"同形反应"。伴心烦、口渴咽痛，溲赤便结，舌质红、舌苔黄，脉弦滑。

【治法】清热凉血，祛风解毒。

【方药】凉血地黄汤加减。

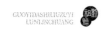

生地黄 15 g，赤芍 15 g，牡丹皮 15 g，地龙 10 g，白鲜皮 10 g，甘草 7 g。

【加减】若瘙痒甚者，加乌梢蛇、露蜂房、僵蚕；心烦口渴咽痛者，加大青叶、玄参；鼻塞流清涕者，加荆芥、防风；易感冒者，加黄芪。

2. 湿热化毒证

【主症】红斑上覆鳞屑，全身皮肤或掌跖部伴大小不等的浅在性小脓疱，此起彼伏，痒痛兼作，可有身热口渴、面赤、心烦易怒，尿黄便结，舌质红、苔黄腻，脉滑数。

【治法】清热解毒利湿。

【方药】五味消毒饮加减。

金银花 10 g，野菊花 6 g，蒲公英 10 g，紫花地丁 10 g，黄芩 3 g，车前子 10 g，泽泻 10 g，六一散 10 g，薏苡仁 10 g。

【加减】发热、面赤者，加生石膏、栀子；心烦易怒者，加黄连；尿赤者，加黄柏、木通；大便结者，加生大黄。

3. 风湿阻络证

【主症】皮疹色红或暗红，鳞屑较厚，伴肢体关节疼痛，尤以指趾等小关节为著，红肿变形，活动不利，舌苔薄或白腻，脉濡或弦滑。

【治法】祛风除湿，活血通络。

【方药】独活寄生汤加减。

独活 10 g，桑寄生 10 g，秦艽 10 g，防风 10 g，桂枝 6 g，杜仲 10 g，当归 10 g，川芎 10 g，白芍 10 g，茯苓 10 g，甘草 6 g。

【加减】关节疼痛，肿胀变形者，加威灵仙、徐长卿。

4. 血虚风燥证

【主症】病程日久，皮疹色淡，瘙痒不著，皮肤干燥，鳞屑层叠，皮损稳定或部分消退，舌质红、苔少，脉细数。

【治法】养血润燥，搜风止痒。

【方药】养血润肤饮加减。

当归 10 g，丹参 10 g，生地黄 10 g，熟地黄 10 g，玄参 10 g，生何首乌 3 g，僵蚕 10 g，乌梢蛇 6 g，豨莶草 10 g。

【加减】若皮疹日久，反复发作者，加鸡血藤、三棱、莪术、枳壳；口干便秘者，加天花粉。

5. 气滞血瘀证

【主症】病程较长，皮疹肥厚浸润更著，色暗红，鳞屑厚如蛎壳，面积大者，形如铠甲，舌质紫暗或有瘀点，脉涩或细缓。

【治法】活血化瘀，通络软坚。

【方药】活血散瘀汤加减。

桃仁 10 g，红花 3 g，三棱 10 g，莪术 10 g，丹参 10 g，鬼箭羽 10 g，土茯苓 10 g，白花蛇舌草 10 g，薏苡仁 10 g，陈皮 10 g。

【加减】瘙痒甚者，加乌梢蛇、露蜂房、僵蚕；鳞屑厚如铠甲者，加土鳖虫、穿山甲。

临证实录

风淫血热案（刘老亲诊医案）

刘某，女，11 岁。

【初　诊】

2012 年 5 月 11 日。

【主诉】全身散布斑丘疹半年。

【病史】半年前，病人感冒后不久即出现全身红疹，上覆白色鳞屑，瘙痒明显，经医院诊断为银屑病，但常规治疗未效。

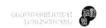
因其外祖母亦曾患本病，在刘老处治愈，因而前来求治。

【现在症】全身散在黄豆、花生大小红色斑丘疹，覆白色鳞屑，瘙痒明显；畏冷，鼻塞，流清涕。

【体格检查】舌质红、苔白，脉细。

【诊断】西医：银屑病；中医：白疕，风淫血热证。

【治法】清热凉血，祛风解毒。

【处方】凉血地黄汤加减。

【用药】荆芥 10 g，防风 10 g，生地黄 15 g，赤芍 15 g，牡丹皮 15 g，地龙 10 g，白鲜皮 10 g，甘草 7 g。7 剂，每日 1 剂，水煎，早晚分服。

【二　诊】

斑疹色转淡，未出现新发皮疹。宗原方，续服 14 剂。

【三　诊】

斑疹基本消退，仅臀部有一硬币大小斑疹，色亦变淡。仍进上方，14 剂。

【四　诊】

皮损本已完全消失，但 1 周前患感冒，又新发数处红疹，伴肢冷。自诉半年来每患感冒，则病有加重，且较易感冒。此卫外之阳气已虚，予上方加黄芪 30 g 以固表。

【结　果】

五诊时四肢已温，红疹消退。续以上方 14 剂以巩固疗效。

【按】

本案病起于感冒之后，乃因外感风邪侵袭肌表，而风为百病之长，其在瘙痒的形成过程中起了重要作用。风邪致病，先伤表卫，风邪客于肌肤则为瘙痒，故《内经》有云："风邪客于肌中，则肌虚，真气发散，又夹寒搏皮肤，外发腠理，开毫毛，淫气妄行，则为痒也。"外感风邪日久入里化热，瘀滞于里，故临床见瘙痒反复发作，缠绵不愈。其治宜使邪从肌腠而解，药用防风、荆芥，既可外散风邪，又可疏风止痒；生地黄、赤芍、牡丹皮养血滋阴，取"治风先治血，血行风自灭"之意；地龙、白鲜皮、甘草清热解毒止痒。四诊时加用黄芪固表，预防外邪侵袭，全方丝丝入扣，故收卓效。

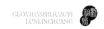
附　录

方剂索引

二　画

二仙汤（上海中医学院《方剂学》）：仙茅、淫羊藿、当归、巴戟天、黄柏、知母

二至丸（《医方集解》）：女贞子、墨旱莲

二妙散（《丹溪心法》）：黄柏、苍术

二陈汤（《太平惠民和剂局方》）：法半夏、陈皮、茯苓、甘草、生姜、乌梅

八正散（《太平惠民和剂局方》）：车前子、瞿麦、萹蓄、滑石、栀子、甘草、木通、大黄、灯心草

八珍汤（《正体类要》）：人参、白术、茯苓、当归、川芎、白芍、熟地黄、甘草、生姜、大枣

人参乌梅汤（《温病条辨》）：人参、乌梅、木瓜、山药、莲子、甘草

三　画

三拗汤（《太平惠民和剂局方》）：麻黄、苦杏仁、甘草

三子养亲汤（《韩氏医通》）：紫苏子、白芥子、莱菔子

大补元煎（《景岳全书》）：人参、山药、杜仲、熟地黄、当归、枸杞子、山茱萸、甘草

大定风珠（《温病条辨》）：白芍、阿胶、生龟甲、生地黄、火麻仁、五味子、生牡蛎、麦冬、甘草、生鸡蛋黄、生鳖甲

大黄牡丹汤（《金匮要略》）：大黄、牡丹皮、桃仁、冬瓜子、芒硝

小柴胡汤（《伤寒论》）：柴胡、黄芩、人参、法半夏、甘草、生姜、大枣

小蓟饮子（《严氏济生方》）：生地黄、小蓟、滑石、木通、蒲黄、藕节、淡竹叶、当归、栀子、甘草

小半夏加茯苓汤（《金匮要略》）：法半夏、生姜、茯苓

四 画

开郁二陈汤（《万氏女科》）：法半夏、陈皮、茯苓、甘草、苍术、香附、川芎、青皮、莪术、槟榔、木香、生姜

天麻钩藤饮（《杂病证治新义》）：天麻、钩藤、石决明、栀子、黄芩、川牛膝、杜仲、益母草、桑寄生、首乌藤、茯神

无比山药丸（《备急千金要方》）：山药、杜仲、菟丝子、五味子、肉苁蓉、茯神、巴戟天、牛膝、山茱萸、生地黄、泽泻、赤石脂

五子衍宗丸（《医学入门》）：枸杞子、菟丝子、五味子、覆盆子、车前子

五子缩泉止遗汤（《刘祖贻临证精华》）：菟丝子、覆盆子、枸杞子、金樱子、熟地黄、山药、山茱萸、益智仁、乌药、桑螵蛸

五苓散（《伤寒论》）：猪苓、泽泻、白术、茯苓、桂枝

五味消毒饮（《医宗金鉴》）：金银花、野菊花、蒲公英、紫花地丁、天葵子

止崩汤（《嵩崖尊生》）：当归、川芎、白芍、生地黄、荆芥、黄芩、防风、升麻、白术、蒲黄、阿胶、地榆、黄柏

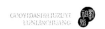
少腹逐瘀汤（《医林改错》）：小茴香、干姜、延胡索、没药、当归、川芎、肉桂、赤芍、蒲黄、五灵脂

内补丸（《女科切要》）：鹿茸、菟丝子、沙苑子、紫菀、黄芪、肉桂、桑螵蛸、肉苁蓉、制附子、茯神、蒺藜

贝母瓜蒌散（《医学心悟》）：贝母、瓜蒌、天花粉、茯苓、橘红、桔梗

丹参饮（《时方歌括》）：丹参、檀香、砂仁

丹栀逍遥散（《内科摘要》）：柴胡、白芍、茯苓、当归、白术、牡丹皮、栀子、甘草

六君子汤（《医学正传》）：人参、白术、茯苓、甘草、陈皮、法半夏、生姜、大枣

六味地黄丸（《小儿药证直诀》）：熟地黄、山茱萸、山药、泽泻、牡丹皮、茯苓

五　画

玉屏风散（《医方类聚》）：防风、黄芪、白术

甘露消毒丹（《续名医类案》）：滑石、黄芩、茵陈、石菖蒲、川贝母、木通、广藿香、连翘、豆蔻仁、薄荷、射干

艾附暖宫丸（《仁斋直指方》）：艾叶、香附、吴茱萸、川芎、白芍、黄芪、续断、生地黄、肉桂、当归

龙胆泻肝汤（《医方集解》）：龙胆、黄芩、栀子、泽泻、木通、当归、生地黄、柴胡、车前子、甘草

左归丸（《景岳全书》）：熟地黄、山茱萸、山药、枸杞子、川牛膝、菟丝子、鹿角胶、龟甲胶

左归饮（《景岳全书》）：熟地黄、山茱萸、山药、枸杞子、茯苓、甘草

右归丸（《景岳全书》）：附子、肉桂、熟地黄、山茱萸、山药、枸杞子、菟丝子、鹿角胶、杜仲、当归

右归饮（《景岳全书》）：附子、肉桂、熟地黄、山茱萸、山药、枸杞子、杜仲、甘草

石斛夜光丸（《原机启微》）：天冬、麦冬、生地黄、熟地黄、人参、茯苓、山药、枸杞子、牛膝、石斛、决明子、苦杏仁、菊花、菟丝子、羚羊角、肉苁蓉、五味子、防风、甘草、沙苑子、黄连、枳壳、川芎、水牛角、青葙子

平肝通络汤（《刘祖贻医案精华》）：白芍、石决明、天麻、钩藤、丹参、川芎、蒺藜、全蝎、延胡索、山楂、甘草

归脾汤（《严氏济生方》）：白术、茯神、黄芪、龙眼肉、酸枣仁、人参、木香、当归、远志、甘草

四君子汤（《太平惠民和剂局方》）：人参、白术、茯苓、甘草

四妙汤（《外科说约》）：黄芪、当归、金银花、甘草

四物汤（《仙授理伤续断秘方》）：熟地黄、当归、白芍、川芎

四神丸（《内科摘要》）：肉豆蔻、补骨脂、五味子、吴茱萸、生姜、大枣

四逆散（《伤寒论》）：柴胡、枳实、白芍、甘草

生脉散（《医学启源》）：人参、麦冬、五味子

生四物汤（《医门八法》）：白芍、生地黄、知母、黄芩、川芎、当归身

白虎汤（《伤寒论》）：石膏、知母、甘草、粳米

白物神散（《产科发蒙》）：土茯苓、当归、川芎、薏苡仁、牡丹皮、人参、甘草

白虎承气汤（《重订通俗伤寒论》）：知母、石膏、粳米、甘草、大黄、玄明粉、荷叶

玄麦甘桔汤（《中国药典》）：玄参、麦冬、桔梗、甘草

加减当归补血汤（《傅青主女科》）：当归、黄芪、三七、桑叶

加减苁蓉菟丝子丸（《中医妇科治疗学》）：肉苁蓉、菟丝子、覆盆子、枸杞子、桑寄生、熟地黄、当归、艾叶

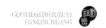
六 画

巩堤丸（《景岳全书》）：熟地黄、菟丝子、白术、五味子、益智仁、补骨脂、附子、茯苓、韭菜子

芍药甘草汤（《伤寒论》）：白芍、甘草

达原饮（《温疫论》）：槟榔、厚朴、知母、白芍、黄芩、草果、甘草

当归六黄汤（《兰室秘藏》）：当归、生地黄、黄芩、黄柏、黄连、熟地黄、黄芪

当归补血汤（《内外伤辨惑论》）：黄芪、当归

曲麦枳术丸（《奇效良方》）：神曲、麦芽、枳实、白术

血府逐瘀汤（《医林改错》）：桃仁、红花、当归、生地黄、川芎、赤芍、牛膝、桔梗、柴胡、枳壳、甘草

导赤散（《小儿药证直诀》）：生地黄、木通、甘草梢、淡竹叶

导痰汤（《重订严氏济生方》）：法半夏、南星、橘红、枳实、赤茯苓、甘草、生姜

异功散（《小儿药证直诀》）：人参、白术、茯苓、甘草、陈皮、生姜、大枣

防己黄芪汤（《金匮要略》）：防己、黄芪、白术、甘草、生姜、大枣

七 画

寿胎丸（《医学衷中参西录》）：菟丝子、续断、桑寄生、阿胶

苍耳子散（《严氏济生方》）：辛夷、苍耳子、白芷、薄荷

苍莎导痰丸（《万氏妇科》）：香附、苍术、陈皮、茯苓、枳壳、法半夏、天南星、甘草

芪丹护心饮（《刘祖贻临证精华》）：黄芪、人参、葛根、丹参、郁

金、降香、水蛭、山楂

芪苏宣肺汤（《刘祖贻临证精华》）：黄芪、党参、紫苏叶、前胡、苦杏仁、桔梗、旋覆花、茯苓、麦芽、甘草

苏叶黄连汤（《温热经纬》）：黄连、紫苏叶

苏杏止咳汤（《刘祖贻临证精华》）：紫苏叶、防风、苦杏仁、前胡、重楼、矮地茶、薄荷、甘草

苏葶丸（《医宗金鉴》）：葶苈子、紫苏子

杞菊地黄丸（《医级》）：熟地黄、山茱萸、山药、泽泻、牡丹皮、茯苓、枸杞子、菊花

两地汤（《傅青主女科》）：生地黄、玄参、白芍、麦冬、地骨皮、阿胶

连翘败毒散（《伤寒全生集》）：连翘、栀子、黄芩、玄参、薄荷、防风、桔梗、升麻、川芎、柴胡、牛蒡子、当归、羌活、白芍、红花

身痛逐瘀汤（《医林改错》）：秦艽、川芎、桃仁、红花、羌活、没药、当归、五灵脂、香附、牛膝、地龙、甘草

完带汤（《傅青主女科》）：白术、山药、人参、白芍、车前子、苍术、甘草、陈皮、荆芥、柴胡

补中益气汤（《脾胃论》）：黄芪、甘草、人参、当归、陈皮、升麻、柴胡、白术

补肺散（《普济方》）：人参、黄芪、熟地黄、五味子、紫菀、桑白皮、人参、白术、茯苓、秦艽、甘草、黄蜡、蜂蜜

补脾丹（《百一选方》）：山药

附子理中丸（《阎氏小儿方论》）：人参、白术、干姜、附子、甘草

佛手散（《删补名医方论》）：当归、川芎

八　画

青蒿鳖甲汤（《温病条辨》）：青蒿、鳖甲、生地黄、知母、牡丹皮

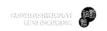

苓桂术甘汤（《金匮要略》）：茯苓、桂枝、白术、甘草

固阴煎（《景岳全书》）：人参、熟地黄、山药、山茱萸、远志、甘草、五味子、菟丝子

固下益气汤（《临证指南医案》）：人参、白术、熟地黄、阿胶、白芍、甘草、砂仁、艾叶

固表防感冲剂（《刘祖贻临证精华》）：黄芪、大枣

知柏地黄丸（《医宗金鉴》）：熟地黄、山茱萸、山药、泽泻、牡丹皮、茯苓、知母、黄柏

金匮肾气丸（《金匮要略》）：熟地黄、山茱萸、山药、泽泻、牡丹皮、茯苓、桂枝、附子

肥儿丸（《医宗金鉴》）：麦芽、胡黄连、人参、白术、茯苓、黄连、使君子、神曲、山楂、甘草、芦荟

定痫丸（《医学心悟》）：法半夏、天麻、川贝母、茯苓、茯神、胆南星、石菖蒲、全蝎、僵蚕、琥珀、陈皮、远志、丹参、麦冬、朱砂、竹沥、生姜汁、甘草

泻心汤（《金匮要略》）：大黄、黄连、黄芩

泻黄散（《小儿药证直诀》）：广藿香、栀子、石膏、甘草、防风

泻心导赤汤（《医宗金鉴》）：木通、生地黄、黄连、甘草、灯心草

参苏饮（《太平惠民和剂局方》）：人参、紫苏叶、葛根、法半夏、前胡、茯苓、木香、枳壳、桔梗、陈皮、甘草

参附龙牡汤（上海中医学院《方剂学》）：人参、附子、龙骨、牡蛎

参苓白术散（《太平惠民和剂局方》）：莲子、薏苡仁、砂仁、桔梗、白扁豆、人参、白术、茯苓、山药、大枣

九　画

茵陈蒿汤（《伤寒论》）：茵陈、栀子、大黄

荆防败毒散（《摄生众妙方》）：羌活、柴胡、前胡、枳壳、茯苓、

荆芥、防风、桔梗、川芎、甘草

茶菱清肺汤（《刘祖贻临证精华》）：矮地茶、全瓜蒌、重楼、金银花、薄荷、蝉蜕、百部、桔梗、甘草

香苏散（《太平惠民和剂局方》）：香附、紫苏叶、陈皮、甘草

香砂六君子汤（《古今名医方论》）：人参、白术、茯苓、甘草、陈皮、法半夏、砂仁、木香、生姜

重订独活寄生汤（《刘祖贻临证精华》）：独活、桑寄生、青风藤、威灵仙、防己、寻骨风、狗脊、牛膝

保和丸（《丹溪心法》）：山楂、神曲、法半夏、茯苓、陈皮、连翘、莱菔子

保阴煎（《景岳全书》）：生地黄、熟地黄、白芍、山药、续断、黄芩、黄柏、甘草

独活寄生汤（《备急千金要方》）：独活、桑寄生、杜仲、牛膝、细辛、秦艽、茯苓、肉桂、防风、川芎、人参、当归、白芍、生地黄、甘草

养血润肤饮（《外科证治全书》）：当归、熟地黄、生地黄、黄芪、天冬、麦冬、升麻、黄芩、桃仁、红花、天花粉

养阴肃肺汤（《刘祖贻临证精华》）：沙参、石斛、麦冬、玉竹、百部、旋覆花、款冬花、紫菀、佛手、甘草

养阴清肺汤（《重楼玉钥》）：生地黄、麦冬、甘草、玄参、川贝母、牡丹皮、薄荷、白芍

养胃增液汤（《中医儿科学》）：石斛、乌梅、沙参、玉竹、白芍、甘草

养血壮筋健步丸（《杂病源流犀烛》）：熟地黄、牛膝、杜仲、当归、黄柏、苍术、白芍、黄芪、补骨脂、山药、五味子、枸杞子、人参、菟丝子、白术、虎骨、龟甲、防风、防己、羌活、猪脊髓

活血散瘀汤（《外科正宗》）：川芎、当归尾、赤芍、苏木、牡丹皮、枳壳、瓜蒌子、桃仁、槟榔、大黄

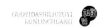

举元煎（《景岳全书》）：人参、黄芪、甘草、升麻、白术

十　画

都气丸（《医贯》）：熟地黄、山茱萸、山药、泽泻、牡丹皮、茯苓、五味子

桂枝汤（《伤寒论》）：桂枝、白芍、甘草、生姜、大枣

桂枝甘草汤（《伤寒论》）：桂枝、甘草

桂枝茯苓丸（《金匮要略》）：桂枝、茯苓、牡丹皮、桃仁、芍药

桃仁汤（《千金要方》）：桃仁、大黄、芒硝、肉桂、当归、甘草、虻虫、水蛭

柴芍六君子汤（《医宗金鉴》）：人参、白术、茯苓、法半夏、陈皮、柴胡、白芍、钩藤、甘草

柴胡疏肝散（《景岳全书》）：陈皮、柴胡、川芎、香附、枳壳、白芍、甘草

柴郁清肺汤（《刘祖贻临证精华》）：柴胡、郁金、佛手、桑叶、薄荷、蝉蜕、重楼、金银花、鱼腥草、甘草

逍遥散（《太平惠民和剂局方》）：柴胡、白芍、白术、茯苓、当归、甘草

射干麻黄汤（《金匮要略》）：射干、麻黄、生姜、细辛、紫菀、款冬花、法半夏、五味子、大枣

凉血地黄汤（《外科大成》）：当归尾、生地黄、赤芍、黄连、枳壳、黄芩、槐角、地榆、荆芥、升麻、天花粉、甘草、生侧柏叶

凉血祛风止痒汤（《刘祖贻临证精华》）：生地黄、赤芍、牡丹皮、白鲜皮、地肤子

消瘰丸（《医学心悟》）：玄参、牡蛎、浙贝母

消风导赤汤（《医宗金鉴》）：生地黄、赤茯苓、牛蒡子、白鲜皮、金银花、薄荷、木通、黄连、甘草、灯心草

消疳理脾汤（《医宗金鉴》）：芜荑、三棱、莪术、青皮、陈皮、芦

荟、槟榔、使君子、甘草、黄连、胡黄连、麦芽、神曲、灯心草

益肾复冲汤（《刘祖贻临证精华》）：熟地黄、山茱萸、菟丝子、覆盆子、枸杞子、黄柏、仙茅、生牡蛎、生龙骨

调肝汤（《傅青主女科》）：山药、阿胶、当归、白芍、山茱萸、巴戟天、甘草

桑杏汤（《温病条辨》）：桑叶、苦杏仁、沙参、川贝母、淡豆豉、栀子皮、梨子皮

桑白皮汤（《审视瑶函》）：桑白皮、泽泻、玄参、甘草、麦冬、黄芩、旋覆花、菊花、地骨皮、桔梗、茯苓

通气散（《医林改错》）：柴胡、香附、川芎

通窍活血汤（《医林改错》）：赤芍、川芎、桃仁、红花、老葱、生姜、大枣、麝香、黄酒

十一画

黄参通络汤（《刘祖贻临证精华》）：生黄芪、淫羊藿、枸杞子、山茱萸、沙苑子、葛根、丹参、川芎、生蒲黄、石菖蒲、郁金、五味子、山楂

黄芪桂枝五物汤（《金匮要略》）：黄芪、白芍、桂枝、生姜、大枣

萆薢渗湿汤（《疡科心得集》）：萆薢、薏苡仁、滑石、黄柏、赤茯苓、牡丹皮、泽泻、茯苓、白术、莲子心

银翘散（《温病条辨》）：金银花、连翘、桔梗、薄荷、竹叶、甘草、荆芥、淡豆豉、牛蒡子、鲜芦根

银蚕宣肺汤（《咳嗽》）：金银花、重楼、鱼腥草、紫苏叶、薄荷、蝉蜕、前胡、百部、桔梗、紫菀、苦杏仁、甘草

银翘马勃散（《温病条辨》）：连翘、牛蒡子、金银花、射干、马勃、芦根

银翘红藤解毒汤（《妇产科学》）：金银花、连翘、大血藤、败酱草、牡丹皮、栀子、赤芍、桃仁、薏苡仁、延胡索、乳香、没药、

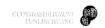

川楝子

羚角钩藤汤（《重订通俗伤寒论》）：羚羊角、钩藤、桑叶、菊花、生地黄、白芍、川贝母、竹茹、茯神木、甘草

麻黄杏仁甘草石膏汤（《伤寒论》）：麻黄、苦杏仁、甘草、石膏

清经散（《傅青主女科》）：牡丹皮、地骨皮、白芍、熟地黄、茯苓、青蒿、黄柏

清暑汤（《外科证治全生集》）：连翘、天花粉、赤芍、金银花、甘草、滑石、车前草、泽泻

清肝化痰丸（《医门补要》）：生地黄、牡丹皮、海藻、贝母、柴胡、昆布、海带、夏枯草、僵蚕、当归、连翘、栀子

清咽利膈汤（《经验喉科紫珍集》）：连翘、黄芩、桔梗、荆芥、甘草、防风、栀子、薄荷、金银花、黄连、牛蒡子、玄参、大黄、朴硝、竹叶

清热固经汤（《简明中医妇科学》）：龟甲、牡蛎、阿胶、生地黄、地骨皮、栀子、黄芩、地榆、棕榈炭、藕节、甘草

清热调血汤（《古今医鉴》）：当归、川芎、白芍、黄连、香附、桃仁、红花、延胡索、牡丹皮、莪术

清暑益气汤（《温热经纬》）：西洋参、石斛、麦冬、黄连、竹叶、荷梗、知母、粳米、西瓜翠衣、甘草

十二画

葛根黄芩黄连汤（《伤寒论》）：葛根、黄芩、黄连、甘草

温经汤（《校注妇人良方大全》）：当归、川芎、肉桂、莪术、牡丹皮、人参、牛膝、甘草

温胆汤（《三因极一病证方论》）：法半夏、竹茹、枳实、陈皮、甘草、茯苓、生姜、大枣

温下清上汤（《中医儿科学》）：附子、黄连、磁石、海蛤粉、天花粉、补骨脂、覆盆子、菟丝子、桑螵蛸、莲须

滋血汤（《御药院方》）：人参、茯苓、川芎、当归、白芍、山药、黄芪、熟地黄

犀角地黄汤（《备急千金要方》）：犀角、生地黄、赤芍、牡丹皮

十三画及以上

摄阳汤（《辨证录》）：人参、黄芪、熟地黄、白芍、麦冬、五味子、山茱萸

新加香薷饮（《温病条辨》）：香薷、厚朴、金银花、连翘、鲜白扁豆花

膈下逐瘀汤（《医林改错》）：五灵脂、当归、川芎、桃仁、牡丹皮、赤芍、乌药、延胡索、香附、红花、枳壳、甘草

增液汤（《温病条辨》）：玄参、麦冬、生地黄

镇惊丸（《医宗金鉴》）：茯神、麦冬、朱砂、远志、石菖蒲、酸枣仁、牛黄、黄连、珍珠、胆南星、钩藤、天竺黄、水牛角、甘草

薏苡附子败酱散（《金匮要略》）：薏苡仁、附子、败酱草

藿香正气散（《太平惠民和剂局方》）：大腹皮、白芷、紫苏叶、茯苓、法半夏、白术、陈皮、厚朴、桔梗、广藿香、甘草、生姜、大枣

图书在版编目（CIP）数据

国医大师刘祖贻论临床. 妇儿疾病证治 / 周慎，刘芳总主编；杨维华分册主编.-- 长沙 ：湖南科学技术出版社，2020.9
ISBN 978-7-5710-0408-8

Ⅰ．①国… Ⅱ．①周… ②刘… ③杨… Ⅲ．①中医妇科学－中医临床－经验－中国－现代②中医儿科学－中医临床－经验－中国－现代 Ⅳ．①R249.7

中国版本图书馆 CIP 数据核字(2019)第 260361 号

GUOYI DASHI LIUZUYI LUN LINCHUANG FUER JIBING ZHENGZHI

国医大师刘祖贻论临床　妇儿疾病证治

总 主 审：刘祖贻

总 主 编：周 慎 刘 芳

分册主编：杨维华

责任编辑：梅志洁

文字编辑：唐艳辉

出版发行：湖南科学技术出版社

社　　　址：长沙市湘雅路 276 号

　　　　　　http://www.hnstp.com

印　　　刷：长沙市宏发印刷有限公司

　　　　　　（印装质量问题请直接与本厂联系）

厂　　　址：长沙市开福区捞刀河大星村 343 号

邮　　　编：410000

版　　　次：2020 年 9 月第 1 版

印　　　次：2020 年 9 月第 1 次印刷

开　　　本：710mm×1000mm　1/16

印　　　张：28.5

插　　　页：10

字　　　数：359 千字

书　　　号：ISBN 978-7-5710-0408-8

定　　　价：109.00 元